成人先心病相关性肺动脉高压

（中文翻译版）

Pulmonary Hypertension in Adult Congenital Heart Disease

主编 〔英〕康斯坦丁诺斯·迪莫普洛斯
　　　（Konstantinos Dimopoulos）
　　　〔德〕格哈德–保罗·迪勒
　　　（Gerhard-Paul Diller）

主译 罗 勤 金 旗

主审 柳志红 熊长明

译者（以姓氏笔画为序）

邓　丽　李　欣　杨　凯　张　毅
罗　勤　金　旗　赵　青　赵智慧
胡海波　段安琪　禹　雪　晏　露
黄浩佳

U0227474

科学出版社

北 京

内 容 简 介

　　本书系统介绍了成人先天性心脏病和肺动脉高压领域的基本理论与临床实践知识,共分为24章,1～8章介绍了疾病的病理生理学和临床分类,9～14章详细阐述了常见的诊断方法和思路,15～24章对疾病的治疗策略进行了重点讨论。

　　本书内容丰富,图文并茂,以理论为基础,面向临床实践,充分论述了先天性心脏病相关性肺动脉高压领域的最新研究进展,特别适合先天性心脏病和肺动脉高压专业的医务工作者及相关专业医学生阅读,对于心血管内科、呼吸内科、重症医学科、心胸外科、影像科等专业的读者亦有相应的参考价值。

图书在版编目(CIP)数据

成人先心病相关性肺动脉高压/(英)康斯坦丁诺斯·迪莫普洛斯,(德)格哈德-保罗·迪勒主编;罗勤,金旗主译.—北京:科学出版社,2022.3
书名原文:Pulmonary Hypertension in Adult Congenital Heart Disease
ISBN 978-7-03-070558-7

Ⅰ.①先… Ⅱ.①康… ②格… ③罗… ④金… Ⅲ.①先天性心脏病-诊疗②肺性高血压-诊疗 Ⅳ.① R541.1 ② R544.1

中国版本图书馆 CIP 数据核字(2021)第 228255 号

责任编辑:路 弘/责任校对:张 娟
责任印制:赵 博/封面设计:龙 岩

First published in English under the title
Pulmonary Hypertension in Adult Congenital Heart Disease
edited by Konstantinos Dimopoulos and Gerhard-Paul Diller
Copyright © Springer International Publishing AG, 2017
This edition has been translated and published under licence from Springer Nature Switzerland AG.

科 学 出 版 社 出版
北京东黄城根北街 16 号
邮政编码:100717
http://www.sciencep.com

三河市春园印刷有限公司 印刷
科学出版社发行　各地新华书店经销
*
2022 年 3 月第 一 版　开本:787×1092　1/16
2022 年 3 月第一次印刷　印张:17
字数:120 000
定价:120.00 元
(如有印装质量问题,我社负责调换)

原著前言

肺动脉高压（PH）是一种与多种疾病相关的异常血流动力学状态。不同类型的PH在管理方式上差异极大，深入理解PH及其潜在病因相关的专业知识对于患者结局的改善至关重要，特别是在先天性心脏病相关性肺动脉高压（PAH-CHD）这一复杂人群中。

先天性心脏病是人类最常见的出生缺陷。约每100名出生的儿童中就有1人存在不同程度的先天性心脏病。PH是先天性心脏病最常见且最为凶险的并发症之一，在1897年由Victor Eisenmenger首次描述，随后Paul Wood、Heath和Edwards等里程碑式的工作揭示了PAH-CHD的病理生理学，他们的研究成果不仅适用于PAH-CHD患者，而且基本可以推广至其他类型的PAH。20世纪50年代后，随着心脏手术的推广、外科和介入治疗的进展，以及侵入性和非侵入性诊断手段的进步，先天性心脏病患者得到了更早期的诊断和治疗，多数先天性心脏病儿童特别是艾森门格综合征患儿可存活至成年，其罹患PH的风险也进一步降低。尽管如此，PAH-CHD的患病率仍然很高，缺损修复术后残余或新进展的PAH在临床中也愈发常见。

最新的全国性PH数据表明，PAH-CHD是最常见的PAH类型之一，其发病率与特发性PAH相近。PAH-CHD患者在解剖学和病理生理学上个体差异很大，临床医师需要同时具备PH和CHD领域的专业知识。在大多数发达国家，对PH和CHD患者的日常治疗和护理集中于具有相关经验的三级诊疗中心。尽管PAH-CHD的肺血管病理生理学与其他类型的PAH（如特发性PAH和结缔组织疾病相关性PAH）相似，但两者在发病机制、疾病自然史和管理策略上存在极大差异。由于专业知识的缺乏和相关经验的滞后，当前在这类患者的管理方面仍存在较多误区。

在过去的30年里，我们在PAH的治疗手段上取得了巨大的飞跃。如今，不止一种药物可用于PAH的治疗，它们的安全性和有效性也得到了有力的证据支持。人们对PAH认识的提高也使包括PAH-CHD在内的更多患者得到了早期诊断和及时治疗，从而改善了他们的生活质量和结局。即便如此，PAH目前仍然是一种无法治愈的疾病，其致残率和致死率依然很高。

本书是Springer出版的"青少年和成人先天性心脏病"丛书中的一部。在本书中，ACHD和PH领域的国际知名学者根据现有的证据和专家意见，系统详尽地梳理了成人先天性心脏病相关性肺动脉高压领域的知识和经验。本书分为3个部分，包括成人先天性心脏病相关性肺动脉高压的病理生理学和临床分类、成人先天性心脏病相关性肺动脉高压的诊断，以及成人先天性心脏病相关性肺动脉高压的管理。一些新兴的议题，如节段性肺动脉高压、成人先天性心脏病相关毛细血管后肺动脉高压、持续性体肺分流、心脏小缺损及缺损修复术后的先天性肺动脉高压也都独立成章，由相应领域的知名专家精心撰写。在PAH-CHD的诊断相关章节，从体格检查和心电图到更为复杂的检查手段，如心脏磁共振（CMR）和计算机断层扫描（CT），再到侵入性的血流动力学评估，内容涵盖了诊断中的每一个步骤。在本书的第三部分，介绍了PAH-CHD的药物治疗和非药物治疗，并针对妊娠的PAH-CHD患者以及其他特殊人群，如Fontan患者和唐氏综合征患者设立了相关章节。最后，本书综述了PAH-CHD姑息治疗领域的最新进展。

本书旨在为读者提供成人先天性心脏病和肺动脉高压领域最全面的知识，并以一种简明易懂的形式予以呈现。这是一本综合性的PAH-CHD手册和管理指南，也将成为ACHD和PH专业领域乃至心内科和急诊科的广大医疗工作者不可缺少的参考资料。本书代表了这一领域目前最先进的实践经验，我们希望它能为这一复杂患者群体的诊疗和日常护理带来更多帮助。

Konstantinos Dimopoulos

Gerhard-Paul Diller

译者前言

肺动脉高压是一种常见的血流动力学异常状态，在多种病因和不同发病机制下肺血管的结构或功能发生改变，造成肺血管阻力和肺动脉压力的升高，其病因复杂，病情进展迅速，若不尽早确诊和及早治疗，很容易出现右心衰竭并导致死亡。

先天性心脏病是人类最常见的出生缺陷，我国每年有超过13万名先天性心脏病患儿出生。随着早期诊断技术、外科手术和介入技术的进步，90%以上的患儿有望存活至成年。然而，这些成人先天性心脏病患者中有5%～10%可能发展为肺动脉高压，导致他们的生活质量下降和预期寿命缩短。在我国，先天性心脏病已成为动脉性肺动脉高压最常见的原因，但知晓率低、诊断率低、治疗不规范的问题在临床中普遍存在。放眼全球，成人先天性心脏病和肺动脉高压带来的疾病负担日益沉重，相关领域的医学教育和优秀专著严重匮乏，在此背景下，*Pulmonary Hypertension in Adult Congenital Heart Disease* 的问世可谓适逢其时。

本书是Springer推出的"青少年和成人先天性心脏病"丛书中的一本，由欧洲心脏病学会和欧洲儿科心脏病学协会的成人先天性心脏病工作组资助出版，其主编为成人先天性心脏病和肺动脉高压领域的资深专家Konstantinos Dimopoulos教授和Gerhard-Paul Diller教授。本书旨在对成人先天性心脏病和肺动脉高压进行全面、系统的介绍，主要内容包括三大部分，从疾病的病理生理学和临床分类起笔，详细介绍了常见的诊断方法与临床应用，最后对疾病的治疗策略进行重点讨论，从一般治疗到靶向药物治疗，从介入治疗到"治疗-修复"的理念，内容翔实，图文并茂。此外，本书还对成人先天性心脏病和肺动脉高压中的特殊人群，包括孕产妇、接受Fontan手术的患者和唐氏综合征患者等单独成章，从而给予更为具体的诊疗建议。本书一经出版，便得到了学界的广泛认可，成为相关领域专业医师和学生的重要参考教材。因此，我们决定将其译为中文，以飨国内读者，为本学科的发展贡献绵薄之力。

本书的翻译得到阜外医院同仁的大力协助，在此向他们表示衷心感谢。在忠实原著和科学严谨的原则下，我们力求使译文贴近中文的阅读习惯，并对其中的诊断名词和专业术语一一核查。为此，我们查阅了大量文献，对翻译中存在的疑问也细心求证。在本书的翻译完成之际，欧洲心脏病学会发布了《2020 ESC成人先天性心脏病管理指南》，新版指南对疾病的分类分层、风险评估、干预方式及干预时机进行了更新，因此，书中部分内容可能与最新指南略有差异。然而，本书仍代表了成人先天性心脏病和肺动脉高压领域最前沿的概念和见解，并对近年来的最新进展和成果进行了系统呈现，相信它将为我国心血管内科、呼吸内科、重症医学科、心胸外科、影像科等相关专业的读者带来启发和帮助。

由于译者水平有限，翻译过程难免有疏漏之处，恳请各位同道不吝批评指正。

国家心血管病中心

中国医学科学院阜外医院

主任医师　教授

柳志红

2022年1月

目　录

第一部分　成人先天性心脏病
相关性肺动脉高压的病理生理和临床分类

第二部分　成人先天性心脏病相关性肺动脉高压的诊断

第三部分　成人先天性心脏病相关性肺动脉高压的管理

第一部分
成人先天性心脏病相关性肺动脉高压的病理生理和临床分类

先天性心脏病和肺动脉高压：
Heath-Edwards 分类

第1章

Konstantinos Dimopoulos，Elizabeth Orchard and Annalisa Angelini

缩略词

ANG	angiotensin	血管紧张素
ASD	atrial septal defect	房间隔缺损
AVSD	atrioventricular septal defect	房室间隔缺损
CHD	congenital heart disease	先天性心脏病
CO	cardiac output	心排血量
CTEPH	chronic thromboembolic pulmonary hypertension	慢性血栓栓塞性肺动脉高压
DPG	diastolic pressure gradient	肺动脉舒张压差
ECG	electrocardiogram	心电图

K. Dimopoulos（✉）
Adult Congenital Heart Centre and Centre for Pulmonary Hypertension，Royal Brompton Hospital and Imperial College，London，UK
e-mail：k.dimopoulos02@gmail.com
E. Orchard
Adult Congenital Heart and Pulmonary Hypertension Unit，John Radcliffe Hospital，Oxford，UK
A. Angelini
Department of Cardiac，Thoracic and Vascular Sciences，University of Padua，Padua，Italy

© Springer International Publishing AG 2017
K. Dimopoulos，G.-P. Diller（eds.），*Pulmonary Hypertension in Adult Congenital Heart Disease*，Congenital Heart Disease in Adolescents and Adults，DOI 10.1007/978-3-319-46028-4_1

ET	endothelin	内皮素
LA	left atrium	左心房
LV	left ventricle	左心室
NO	nitric oxide	一氧化氮
PA	pulmonary artery	肺动脉
PAH-CHD	pulmonary arterial hypertension related to congenital heart disease	先天性心脏病相关性肺动脉高压
PAH	pulmonary arterial hypertension	动脉性肺动脉高压
PAP	pulmonary arterial pressure	肺动脉压
PAWP	pulmonary artery wedge pressure	肺动脉楔压
PDA	patent ductus arteriosus	动脉导管未闭
PGI2	prostacyclin	前列环素
PH	pulmonary hypertension	肺动脉高压
PVD	pulmonary vascular disease	肺血管疾病
PVR	pulmonary vascular resistance	肺血管阻力
PVRI	pulmonary vascular resistance indexed	肺血管阻力指数
RA	right atrium	右心房
Rp/Rs	ratio of pulmonary-to-systemic resistance	肺血管阻力与体循环阻力比值
RV	right ventricle	右心室
RVEDP	right ventricular end diastolic pressure	右室舒张末压
TCPC	total cavopulmonary connection	全腔静脉－肺动脉连接术
VSD	ventricular septal defect	室间隔缺损
WU	Wood unit	Wood 单位

一、引言

肺动脉高压（PH）是一种与先天性心脏病（CHD）等多种心血管和呼吸疾病有关的血流动力学和病理生理学状态。国际指南将 PH 定义为：静息状态下，右心导管测定的肺动脉平均压（mPAP）≥25 mmHg。静息时，mPAP 的正常值为（14±3）mmHg，上限为 20 mmHg。mPAP 在 21～24 mmHg 存在"灰色区域"，其临床意义尚不清楚。目前，由于缺乏数据支持，运动诱发的肺动脉高压尚无可靠定义。

国际上根据临床表现、病理、血流动力学和治疗上的相似之处，对不同病因的肺动脉高压进行了临床分类，如表 1.1 所示。在血流动力学上，根据平均左心房压/平均肺动脉楔压/左室舒张末压（正常≤15 mmHg）是否升高，PH 可分为毛细血管前性和毛细心血管后性。第 1 类动脉性肺动脉高压（PAH）为毛细血管前 PH，其血管阻力（PVR）>3 Wood 单位（WU），同时需要除外其他可导致毛细血管前 PH 的病因，如肺部疾病引起的 PH（第 3 类）、慢性血栓栓塞性肺动脉高压（CTEPH）（第 4 类）或其他罕见疾病（第 5 类）。

CHD 可导致毛细血管前 PH 和毛细血管后 PH。后者可能是解剖心室功能障碍（如解剖右心室衰竭）、先天性左心室流出道梗阻、左心瓣膜疾病或肺静脉狭窄的结果，即可由任何导致左心房和（或）肺静脉压升高的情况引起。国际 PH 指南根据肺动脉楔压（PAWP）和肺动脉舒张压差（DPG）将毛细血管后 PH 分为单纯性毛细血管后 PH（mPAP≥25 mmHg，PAWP>15

表1.1　肺动脉高压的临床分类

1.动脉性肺动脉高压

1.1　特发性

1.2　遗传性

1.2.1　*BMPR2*基因突变

1.2.2　其他基因突变

1.3　药物和毒素诱发

1.4　疾病相关

1.4.1　结缔组织疾病

1.4.2　HIV感染

1.4.3　门静脉高压

1.4.4　先天性心脏病

1.4.5　血吸虫病

1'.肺静脉闭塞病和（或）肺毛细血管瘤

1'.1　特发性

1'.2　遗传性

1'.2.1　*EIF2AK4*基因突变

1'.2.2　其他基因突变

1'.3　药物、毒物和辐射诱发

1'.4　疾病相关

1'.4.1　结缔组织疾病

1'.4.2　HIV感染

1".新生儿持续性肺动脉高压

2.左心疾病所致肺动脉高压

2.1　左心室收缩功能不全

2.2　左心室舒张功能不全

2.3　心脏瓣膜病

2.4　先天性/获得性左心室流入道/流出道梗阻和先天性心肌病

2.5　先天性/获得性肺静脉狭窄

3.肺部疾病和（或）低氧所致肺动脉高压

3.1　慢性阻塞性肺疾病

3.2　间质性肺疾病

3.3　其他限制性与阻塞性通气障碍的肺部疾病

3.4　睡眠呼吸障碍

3.5　肺泡低通气综合征

3.6　长期居住高原环境

3.7　肺发育异常

4.慢性血栓栓塞性肺动脉高压和其他肺动脉阻塞性疾病

4.1　慢性血栓栓塞性肺动脉高压

4.2　其他肺动脉阻塞性疾病

4.2.1　血管肉瘤

续表

4.2.2	其他血管腔内肿瘤	
4.2.3	动脉炎	
4.2.4	先天性肺动脉狭窄	
4.2.5	寄生虫（包虫病）	
5.机制不明和（或）多种机制所致肺动脉高压		
5.1	血液疾病	
	慢性溶血性贫血	
	骨髓增生性疾病	
	脾切除	
5.2	系统性疾病	
	结节病	
	肺组织细胞增多症	
	淋巴管肌瘤病	
	神经纤维瘤病	
5.3	代谢性疾病	
	糖原贮积病	
	戈谢病	
	甲状腺疾病	
5.4	其他	
	肺肿瘤血栓性微血管病	
	纤维性纵隔炎	
	慢性肾衰竭（接受或未接受透析治疗）	
	节段性肺动脉高压	

BMPR2.骨形成蛋白受体2；*EIF2AK4*.真核翻译起始因子2α激酶4；HIV.人类免疫缺陷病毒

mmHg，DPG＜7 mmHg）及混合性毛细血管后PH（mPAP≥25 mmHg，PAWP＞15 mmHg，DPG≥7 mmHg）。目的是区分单纯由左心（毛细血管后）压力升高引起的PH和左心压力与肺动脉压力升高"不成比例"的PH。后者可以在长期毛细血管后PH的患者（如长期血流动力学显著变化的二尖瓣狭窄或长期解剖性心室功能不全）中出现，并严重影响治疗效果（见第8章）。例如，因大动脉转位接受心房内调转术（Mustard或Senning手术）的患者常出现体循环心室功能不全和三尖瓣（体循环房室瓣）反流，并随时间不断进展恶化，这类患者中肺静脉内压力升高通常由右室舒张末压（RVEDP）升高和显著的三尖瓣反流造成，并逆向传递到肺部，导致单纯毛细血管后PH。随着时间推移，毛细血管前肺小动脉受累重构，单纯性毛细血管后PH演变为混合性毛细血管后PH，进一步影响心脏血流动力学，如果无法逆转，还可能成为心脏移植的禁忌。尽管存在毛细血管前性成分，但这种类型的PH并不是PAH，此时不应遵循PAH的治疗策略。

先天性心脏病相关性肺动脉高压（PAH-CHD）是毛细血管前PH，其特征为PVR升高但左心房压正常。PAH-CHD通常由三尖瓣后大缺损如室间隔缺损（VSD）、动脉导管未闭（PDA）或主-肺动脉窗患者的肺动脉压进行性升高引起，升高的压力和容量负荷继而导致肺小动脉肌型化、纤维化和增殖（图1.1）。

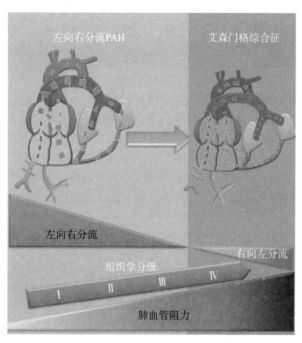

图1.1 **大型室间隔缺损患者发生肺动脉高压的机制。** 当婴儿出生并开始呼吸时，肺血管阻力下降，并通过室间隔缺损发生明显的左向右分流。随着时间的推移，肺循环的压力和容量超负荷导致肺血管病变，从而导致肺血管阻力进行性升高和左向右分流减少。最终，肺血管阻力达到一定水平，形成双向分流，而右向左分流导致发绀（艾森门格综合征）。肺血管疾病发生的时间和严重程度在个体之间差异很大

国际PH指南根据疾病严重程度、分流方向、缺损大小和既往修复情况将PAH-CHD分为4种类型（表1.2）。第1类艾森门格综合征是最严重且最多见的类型。指南并未关注另外两种与CHD相关的PH：节段性PH和Fontan术后PH，而所有与CHD相关的PH在本书各章节均有详细阐述。

表1.2 **PAH-CHD分类**

A. 艾森门格综合征	包括各种由体肺分流的大缺损引起的PVR重度升高和右向左分流或双向分流，常表现为发绀、红细胞增多和多器官受累等症状
B. 体肺分流相关性PAH	中到大缺损的先天性心脏患者中，PVR轻到中度增加，多出现左向右分流，静息状态下无发绀
C. PAH合并小缺损	临床表现与特发性肺动脉高压非常相似，存在（巧合性的？）小缺损
	- 室间隔缺损＜1 cm
	- 房间隔缺损＜2 cm
D. 缺损修复后PAH	先天性心脏病矫正后PAH
	- 术后即刻出现的PAH
	- 无明显术后残余分流或手术损伤，PAH于术后数月或数年复发
其他与CHD相关的肺血管疾病类型	
节段性PH	在这些病例中，部分肺血管发生病变，而其他区域可能灌注正常或不足
Fontan术后PVR升高	尽管肺动脉压力不高，但既往接受Fontan手术的患者PVR可能升高

二、CHD-PAH的病理形态学

Heath和Edwards首次对"肺动脉压力升高的肺血管疾病"进行了细致的组织学分类。此分类基于对67例CHD和2例特发性肺动脉高压患者的分析,其中55例证实有PH,9例从临床或病理学结果推断出存在PH,以mPAP＜30 mmHg的5例房间隔缺损患者作为对照。根据内膜反应类型(无病变/细胞性病变/纤维和纤维弹性病变/丛状病变)及肺动脉和肺动脉中膜的状态(中膜肥厚/弥漫性血管扩张/局部丛状病变/肺含铁血黄素沉着/坏死性动脉炎)分为6类,见图1.2。继而将该病理分级应用于32例接受修复手术的患者,其中组织学分级≤3级的患者术后即刻的肺动脉收缩压＜55 mmHg。因此,肺动脉肌性肥厚、肺小动脉肌型化和内膜下纤维化被归类为潜在可逆(组织学3级或3级以下),而血管瘤样和丛状("扩张")病变和坏死性动脉炎被归类为不可逆(组织学4级或4级以上)。但是,Heath和Edwards强调了一个事实,即在4级病变中也可能遇到某种程度的可逆性,修复后可见PAP下降,但肺动脉收缩压从未低于50 mmHg。他们认识到,不同分级之间可以逐渐演变,PH的结构性改变在全肺各级肺动脉中也并不一致。他们还指出,在先天性心脏病患者中,三尖瓣后分流患者出生时即存在的PAH,与ASD患者后天发生的PAH之间存在潜在差异。

Heath-Edwards分类具有开创性,但它并未对先天性心脏病合并PH病变的可逆性和缺损修复的可操作性方面存在的问题提供明确的解决方案,目前临床主要使用该分类的改良版本(图1.3和图1.4)。对PH患者进行肺活检存在风险,并且肺动脉结构改变与心脏缺损封堵术后PAP

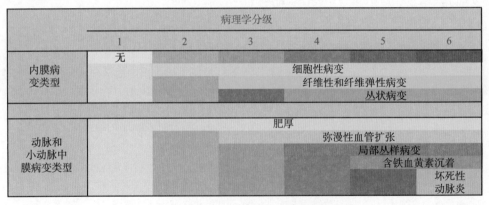

图1.2　肺血管疾病的Health-Edwards组织学分级

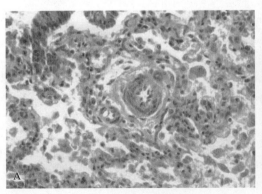
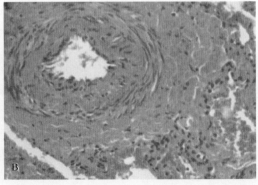

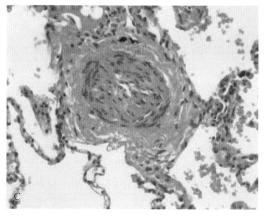
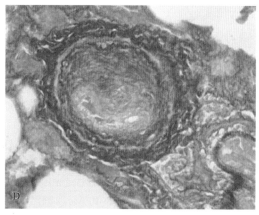

图1.3　现行改良的Heath-Edwards肺动脉高压分级：Ⅰ～Ⅲ级。目前采用的改良Heath-Edwards分级从组织学上将肺动脉高压性肺动脉病理改变分为4个等级。旧的Ⅳ级、Ⅴ级和Ⅵ级在修改后的分类中被归入Ⅳ级。A.Ⅰ级病理改变的室间隔缺损新生儿的肺活检，组织学显示肥厚的小动脉中膜，不伴内膜增生。苏木精伊红染色，原始放大率×10。B.Ⅱ级病理改变的肺活检组织学显示动脉内膜平滑肌细胞增生及中膜肥厚，外膜纤维化程度增加。苏木精伊红染色，原始放大率×20。C.Ⅲ级病理改变的肺活检表现为内膜向心性阻塞型增生，中膜变薄，外膜纤维化。苏木精伊红染色，原始放大率×20。在图D中，对一名4个月大患有房室间隔缺损的Ⅲ级病理改变的男婴进行了肺活检，病理学特征为闭塞性偏心性纤维细胞增生的肺小动脉内膜。可见两期病变，靠近中膜的基部有纤维增厚（红色纤维染色），靠近腔内有较多的细胞成分（黄色平滑肌细胞）。中膜变薄、扩张，外膜纤维化。弹性纤维Van Gieson染色，原始放大率×20

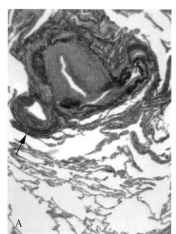
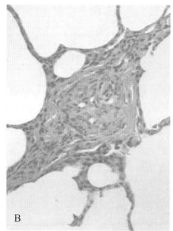
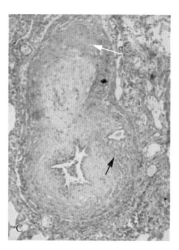

图1.4　现行改良的Heath-Edwards肺动脉高压分级：Ⅳ级。A.Ⅳ级肺活检组织学可见动脉严重扩张和亚闭塞性纤维化。注意左侧小动脉的洋葱样外观（黑色箭头）。弹性纤维VanGieson染色，原始放大率×10。B.Ⅳ级肺活检组织学示典型的丛状病变。苏木精伊红染色，原始放大率×20。C.一位Ⅳ级病理改变的ASD患者，肺活检组织学出现典型的动脉瘤样病变，管腔闭塞、管壁纤维素样坏死（白色箭头）和新生血管增殖（黑色箭头），患者死于反复的肺动脉高压危象

变化之间的密切相关性也尚未得到证实。此外，在研究队列中，有些PAP下降的患者仍有残余PH，多年后可能会消退或进展（见PAH-CHD分类第4类）。

　　PVD的其他最新分类法也有报道。Rabinovitch等使用组织学标本的定量分析方法，重点关注肌肉延伸（所在肺小动脉的大小和位置）、动脉中膜肌层厚度和单位面积肺泡数肺细小动脉数。基于与血流动力学数据的相关性，将PVD分为3级。

·A级：外周肺动脉开始肌型化，此时肺血流量增加，PAP正常，此期至少部分病变可逆。

·B级：动脉壁厚度百分比增加（中膜肌层，在50～100 μm的小型腺泡内动脉中定量评估），严重时与肺动脉压升高相关，并通常与肺小动脉肌型化同时出现（A级）。中膜轻度增厚的病例可能可逆。重度中膜肥厚可能与PVR升高有关，可能无法逆转。

·C级：外周小动脉数量减少。此现象常与A级和B级的特征共存，可见于Heath-Edwards 3级或更高级别，可能由血流阻塞或肺血流不足导致。但是，在不太严重的情况下也能观察到这种现象（可能是由于儿童期新动脉的生长能力低于肺泡）。大多数C级患者的PVR指数升高（＞3.5 WU×m²）。这一改变可能在闭塞性PVD出现之前就已经发生，可用于识别手术修复后可能进展为PVD的患者。作者认为PVD的可逆性取决于肺血管床生成新动脉的能力。

作者认为，A级和B级是对Heath-Edwards肺动脉高压Ⅰ级的改进，而C级反映了动脉正常增殖能力的缺失，这是Heath-Edwards分类中未提及的一个新发现。因此，这一分类方法重点关注了在内膜纤维化损伤出现之前的早期结构变化。

任何分类方法都不是完美的，在评估可逆性时，活检的结果应结合患者的临床状况来进行解释。Wagenvoort等报道了28例先天性心脏病和肺动脉高压患者，在PA束带术和缺损修复后对他们进行了肺活检。虽然较早期的病变可以消退，但更严重的病变如向心性内膜纤维化没有消退的趋势，甚至经常进展。纤维素样坏死和丛状病变即使只累及少部分动脉，也往往是不可逆的。就可逆性而言，Wagenvoort等后来提出了一个"不返回点"，它介于轻度和重度内膜向心性纤维化之间，如果术前肺活检显示中至极严重的内膜纤维化，往往提示预后不良。在各种情况下，尤其是当患者肺血管的组织学改变处于"灰色区域"时，都需要结合临床和血流动力学的状况，以决定心脏矫正手术是否可行。在实践中，大多数患者肺小动脉都介于轻度中膜肥厚和广泛的扩张病变之间。因此，近年来已不对患者进行常规肺活检。

三、常见CHD中肺血管疾病的演变

PAH常发生在三尖瓣后大缺损分流的CHD患者中，与分流导致的肺循环容量和压力超负荷有关。内皮细胞作为肺血管血流和血管壁结构的交界面发挥着重要作用，它相当于一个抗血栓的半透性屏障，并发挥着代谢功能。内皮细胞影响着血管张力、平滑肌细胞的生长分化及对血管损伤（缺氧、剪切力改变、炎症和毒素等）的反应。内皮损伤导致（内皮依赖的）血管舒张能力受损、血管性血友病因子水平异常及纤溶状态、原位血栓形成、程序性细胞死亡和小血管损失。活化的内皮细胞还会合成更多的血管收缩和增殖因子，如内皮素-1（ET-1）、血管紧张素Ⅱ（ANG Ⅱ）、血栓素A2，而血管扩张和抗增殖因子如NO和前列环素（PGI2）的合成减少。实际上，由于先天性心脏缺损，PAH-CHD患者血浆ET和血栓素B2的浓度升高。腺泡内和腺泡前的肌性肺小动脉壁增厚和新内膜形成，与α肌动蛋白阳性的平滑肌细胞的过度增殖和迁移有关。这可能是一个起源于干细胞或纤维细胞的特殊细胞亚群，并可能转化成纤维细胞或内皮细胞或两者兼之。

丛状病变是晚期PVD的特征，首先在CHD中被描述，但也见于其他类型的PAH，如特发性PAH。虽然丛状病变的发病机制尚不确切，但据研究者推测，CHD患者肺血流量的增加会引起反射性的血管收缩和内皮功能障碍。剧烈的血管痉挛可导致血管的坏死和动脉炎，由于活跃的细胞重构和血栓的机化再通，局灶性纤维素样坏死的部位发生丛状病变。据推测，丛状病变是肺动脉在出现梗阻性病变时对建立旁路的一种失败尝试。仅有的丛状病变动物模型在体肺分流后出现严重PH的犬中建立。有趣的是，在特发性肺动脉高压患者的丛状病变中可见单克隆的内皮细胞增殖，而在继发于CHD或结缔组织病的PAH中却没有这种现象。

缺损的大小和位置决定了 PAH 的发展速度和最终的严重程度。在三尖瓣前分流（如 ASD）患者中，肺循环可能有明显的容量超负荷，但没有明显的压力超负荷。调动先前未充分灌注的肺血管床储备后，肺部能够容纳更大体积的血液，PAH 可能发生在生命后期，而且只在罕见情况下才会发生显著的 PVD。事实上，ASD 造成的容量超负荷只有在肺血管本身存在某种遗传易感性时，才会导致 PVR 的显著上升。目前已发现了大量与 PAH 相关的基因，这些基因被认为与遗传性 PAH 和唐氏综合征患者早期发生严重 PVD 的易感性有关，支持了遗传因素在 PAH 中的重要作用。出现严重 PVD 的 ASD 儿童通常存在严重的肺动脉内膜纤维化和血管阻塞，类似于大 VSD 患者，因此无法接受手术。有研究者把这类 PH 称为与心房间交通有关的特发性 PAH，特别是当房间隔缺损较小时（直径＜ 2 cm），从而强调肺血管的遗传易感性在其中的重要作用。

在三尖瓣后分流中，容量和压力超负荷的联合效应常导致 PVD 的早期发展，以及在生命早期已形成基本不可逆转的高 PVR。大 VSD 患者肺血管在婴儿早期肌性成分就开始增加，在 1 岁前出现内膜增殖，在 3 岁前出现内膜纤维化。因此，手术应在 1 岁前进行。在少数病例中，早期即可发生肺血管阻塞性的内膜增生，伴随 PVR 的显著升高。在大动脉转位合并大 VSD 的患者中，出生时肺血管并未重塑，内膜增生在 2 个月时出现，在 5 个月后变得显著。到 7 ～ 9 个月时，由于 PVR 升高，患者可能无法接受手术。同样，在完全性房室间隔缺损（AVSD）患者中，与 VSD 孤立存在的情况相比，内膜增生在更早期出现且更为严重，需要尽早修复。因此，即使在三尖瓣后大型缺损的患者之间，"不可逆的"严重 PAH 的发生时间也有很大差异，有些人在生命的最初几个月内就出现无法逆转的 PVD，而另一些人则直到青少年或成年时还未进入逆向分流（艾森门格综合征）阶段。此外，即使长期生存的艾森门格综合征患者中，也可能存在某种轻微的可逆性，并对预后产生影响。

四、心脏手术的可行性与术后的生存率

左向右分流修复后的短期和长期结局在很大程度上取决于手术时肺血管床的状况。不可逆的严重 PVD 患者不应接受缺损修复，因为其发生肺动脉高压危象和右心室功能障碍的风险很高，而且可能致命。此外，缺损可以作为高压 RV 的安全阀，关闭缺损可能导致类似于特发性 PAH 的 RV 扩张和功能障碍（异长适应；见下文），并对预后产生不利影响。

在 PVD 较轻的情况下，医师经常面对心脏缺损的"手术可行性"问题。侵入性的血流动力学评估对于解答这一问题必不可少，尽管迄今为止，很少有证据指导对患者的临床处理。Steele 等报道了 40 例 ASD 合并 PVD（PVRI ＞ 7 WU× m^2）的成年患者在药物或外科治疗后 4 年的结果。所有未接受手术的患者病情均有进展。而接受手术矫正且术前 PVRI 在（9 ～ 14）WU× m^2 的患者无疾病进展迹象，而术前 PVRI 在（7 ～ 9）WU× m^2 的患者在术后获得改善。该研究中缺损关闭前未进行急性肺血管反应性试验。INOP 试验 I 是一项多中心的研究，收集了 CHD-PAH 患者的术前血流动力学数据 [肺血管阻力与体循环阻力比值（Rp/Rs）≥ 0.33]，包括吸氧和一氧化氮后血管的可逆性。研究获取了来自 10 个机构的 124 名患者（中位年龄 28 个月，年龄范围为 1 个月～ 47 岁）的数据。其中 74 名患者接受了修复手术或移植。结果显示，单独吸氧后 Rp/Rs ＜ 0.42，以及同时吸氧和一氧化氮后 Rp/Rs ＜ 0.27 为决定手术是否可行（术后死亡或右心室衰竭风险较低）的最佳 cut-off 值，其 ROC 曲线下面积为 0.86，此类患者中手术效果良好，但仍有部分"低"Rp/Rs 的患者预后也很差。考虑到此前一些储备血管被招募用于适应肺血流量的增加，肺血管的"去招募"可能解释了缺损关闭后 PVR 下降低于预期的原因。

2015 年的 PH 指南引入了 PVRi 的 cut-off 值，基于专家共识用以判断手术的可行性，PVRI 在

（4～8）WU×m²存在一个较宽的"灰色区域"（图1.5）。对于使用血管扩张药后达到的PVR是否可参照上述标准，指南并未给出明确建议。显然，没有一个单一的临床参数（或参数组合）能够准确预测修复后肺血管的反应，因为手术可行性绝不等同于导管室（或组织活检）观察到的可逆性指标。

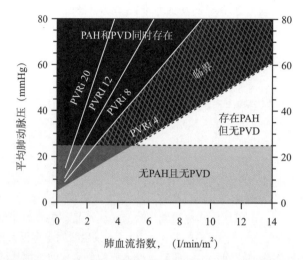

图1.5　肺血管阻力指数（PVRi）的计算公式如下（其中PA指肺动脉，LA指左心房）：
$PVRI = \dfrac{平均PA压力 - 平均LA压力}{肺血流指数}$。假设正常平均LA压力为5 mmHg，我们绘制了不同水平的PVR指数（PVRI）下平均PA压力随肺血流量增加的变化。这张图表明了在心导管术中准确计算PVRi（或肺血流量）的重要性。因为仅凭PA压力无法判断CHD患者有无PVD。在左向右分流引起肺血流量增加的患者中，PA压力的升高仅由流量增加导致，而PVR正常（右侧的白色区域，PAH no PVD，存在PAH但无PVD），在这种情况下，关闭缺损是可行的。根据国际指南，当PVRI低于4时，应考虑关闭缺损，但如果PVRI高于8（左上角黑色区域，PAH&PVD，PAH和PVD同时存在），则应避免关闭缺损。处于"灰色"区域（PVRI在4～8，标着网格线区域）的患者应在专家中心接受个体化评估。在Fontan循环的患者中，PVRI的升高通常导致肺血流量的下降。因此，患者可能PVR上升，而平均PA压力并不升高（左下角深灰色区域）。但对于这些患者，准确估计PVRI可能比较困难，特别是当其存在多个肺血流来源［如从Glenn吻合和全腔静脉肺动脉连接（TCPC）的人工血管来源的血流］

　　在左向右大量分流（体肺分流）患者中，对PAH和PVD的明确区分十分重要。事实上，PH（即PAP升高）的发生可能是PVR升高（存在PVD）的结果，也可能仅与肺血流量的增加有关，而不存在PVD（图1.5）。对肺血流量（在计算PVR的公式中作为分母）的准确估计十分重要，它有助于识别可手术的缺损、应当保持开放并作为RV安全阀的缺损，以及可能受益于PAH治疗的患者，并指导医师做出相应决策（见第4章和第14章）。

五、艾森门格综合征：Victor Eisenmenger 与 Paul Wood

　　Victor Eisenmenger在1897年发表的题为"先天性室间隔缺损"的论文中描述了1例典型艾森门格综合征患者。患者是一位身材强壮的32岁男性，从婴儿期开始就有中度呼吸困难和发绀的病史，并在运动时加重。他一直过着积极的生活，直到32岁时在呼吸困难和周围水肿加重数月后住院。入院时，患者明显发绀，远端关节增厚出现杵状指（趾），并伴有"红细胞增多症"。患者的静脉压升高，肝脏增大且伴有广泛水肿；右心增大，三尖瓣反流可触及震颤。随后出现舒张期杂音，可能与肺动脉瓣反流有关。患者在休息和经洋地黄治疗后，尽管获得了一些改善，但最后还是死于大咯血。尸检发现，患者存在膜周的大型VSD、RV和三尖瓣环扩张，以及主动脉骑跨。尸检报告还描述了肺动脉的"动脉粥样硬化"，但主动脉未见此类病变，患者左上肺叶和右下肺叶的出血性梗死被认为可能继发于多次血栓形成。

Eisenmenger博士将这种情况解释为：通过VSD的大量左向右分流导致肺的僵硬度增加，影响了正常的通气，而肺部的充血则阻碍了气体交换。因此，他认为发绀是由心排血量（CO）降低和氧气输送减少造成的，而不是中枢性的（即与逆向分流有关），尽管他确实承认，肺血管阻力增加可以使肺循环压力达到与体循环同等的水平。

后来，在1924年，Abbott和Dawson将发绀归因于右向左分流，Baumgartner和Abbott描述了7个类似的病例。他们仍将收缩期杂音归因于VSD。1947年，Taussig将右向左分流归因于主动脉骑跨，尽管他认为发绀的原因尚不清楚，并指出肺血管床的改变可能阻碍血液在流经肺时的氧合。

Bing等在同年证实了艾森门格综合征患者存在压力升至体循环水平的PH和双向分流。此研究及随后的研究提出了如下概念：在艾森门格综合征中，发绀是由高PVR和双向分流所致。

Paul Wood于1958年在英国医学杂志上发表的两篇开创性论文中系统描述了艾森门格综合征。他指出，艾森门格综合征的特征并非由潜在心脏缺损的解剖结构决定，而是取决于肺循环的状况。他将艾森门格综合征定义为由于PVR升高（＞800 dynes·sec/cm^{5}或10 WU）和大VSD（1.5～3 cm）处的反向或双向分流，肺动脉压力升高至体循环水平。他接着指出，分流发生的部位并不重要，因为当大分流合并体循环水平的PVR时，其所处的生理状况是相似的。Wood描述了艾森门格综合征中可能存在的12种不同的解剖结构（表1.3），并对其进行了一系列重点观察。他还指出，艾森门格综合征患者的发病年龄和性别分布在毛细血管前（ASD）或毛细血管后（PDA或VSD）缺损之间存在差异，并提示发生艾森门格综合征的ASD与原发性（特发性）PAH之间可能在生理学上存在共同点。Wood观察到，合并PDA的艾森门格综合征患者症状往往较少，并将其归因于差异性发绀时，头颈部血流的血氧饱和度正常。在外周化学感受器被发现之前，Wood就发表了一项开创性的声明："艾森门格综合征的呼吸困难是由于通过头颈部化学感受器的动脉血液血氧饱和度低"他还描述了各种症状的频率，其中包括心绞痛、晕厥、咯血和充血性心力衰竭。Wood强调，艾森门格综合征患者咯血的频率高于特发性肺动脉高压（IPAH），且在成人中更为常见，占死亡原因的29%。Paul Wood还详细描述了艾森门格综合征患者的临床特点、心电图和X线胸片表现。

尽管此后许多研究者进一步扩展了我们对艾森门格综合征的认识，但Victor Eisenmenger、Paul Wood、Heath和Edwards的贡献仍是当今PAH-CHD临床实践的基石。

表1.3　艾森门格综合征的原因和出现频率，根据Paul Wood在1958年的描述

缺损的类型	艾森门格综合征的出现频率（%）（根据Paul Wood的报道）
动脉导管未闭	16
主肺动脉间隔缺损（窗）	60
（永存）动脉干	100
大动脉转位伴VSD	58
（先天性）矫正型大动脉转位伴VSD	100
功能性单心室	100
室间隔缺损	16

续表

缺损的类型	艾森门格综合征的出现频率（%） （根据Paul Wood的报道）
共同房室通道或永存原发孔（房室间隔缺损，完全性或部分性）	43
房间隔缺损	6
（部分性）肺静脉异位引流	0
完全性肺静脉异位引流	17

六、动脉性肺动脉高压对心脏的影响：右心室的等长适应和异长适应

PH的病理生理学基础之一是心室重构，这也是大多数心血管疾病的重要组成部分。心室重构是由心脏负荷或损伤引起的，导致基因表达分子、细胞和间质的变化，临床表现为心脏的大小、形状和功能的变化。血流动力学负荷的类型和严重程度、神经激素激活及其他因素影响着心脏的重构。它可以是适应性的，也可以是适应不良性的。

在PH中，后负荷的轻度增加导致心肌适应性肥大（等长适应）而RV很少扩张，心肌收缩力随之增加，心排血量（CO）得以保留（图1.6）。随着后负荷的进一步增加或慢性化，RV不再相应地增加收缩力，并与肺循环失偶联。随着RV收缩的延长，充盈压进一步增加，RV扩张（异长适应）。RV扩张使三尖瓣环伸长，导致三尖瓣反流，RV的负荷也进一步增加，对CO和充盈压产生影响。左心室与右心室在舒张期的相互作用影响了左心室前负荷，而RV壁的张力增加和RV肥大也会促进心肌缺血，特别是当患者存在低血压时。RA压力的增加和CO的下降同样对RV产生了负面影响，导致失代偿性心力衰竭的恶性循环。此外，RA严重扩张引起的室上性心律失常可使CO急剧下降，导致重度PH患者的失代偿性心力衰竭、低血压和死亡。

上述事件对于理解PH的管理策略十分重要。PAH治疗的目的是减少PVR和RV后负荷，从而使RV与肺循环之间有更好的偶联。多巴酚丁胺或其他强心药物可用于突发不适的患者以增加其RV收缩力。去甲肾上腺素可用于治疗低血压，并减轻低血压对心肌和其他器官灌注的有害影响。利尿药或补液可用于调整RV充盈压，使其保持在Starling曲线上的最佳状态，通常在10～12 mmHg；过高或过低的充盈压会导致RV排血量的进一步恶化。

许多艾森门格综合征患者在成年后病情相对稳定，这与RV最大程度地适应（等长适应）严重升高的PVR有关。事实上，许多成年艾森门格综合征患者并不发生RV扩张，但RV肥大明显，保持了整体的心肌收缩力。上述发现主要在三尖瓣后分流患者观察到，可能与胎儿的RV表型有关，或者是RV与LV通过大的心室间交通从而良好地相互作用的结果。三尖瓣前分流（大ASD）的艾森门格综合征患者，甚至一些大型动脉导管未闭的患者，则往往出现RV扩张和功能障碍，提示RV适应能力不佳。

七、PAH对肺部大动脉的影响

PA扩张是PH的一个常见特征，也是疾病的标志，最常见于艾森门格综合征患者，常与原位血栓形成有关，可在多达1/5的艾森门格综合征患者中观察到。扩张PA的形态学和机械特性不仅增加了出现严重并发症的风险，如PA夹层或破裂，而且还可能对右心室功能及RV与肺循

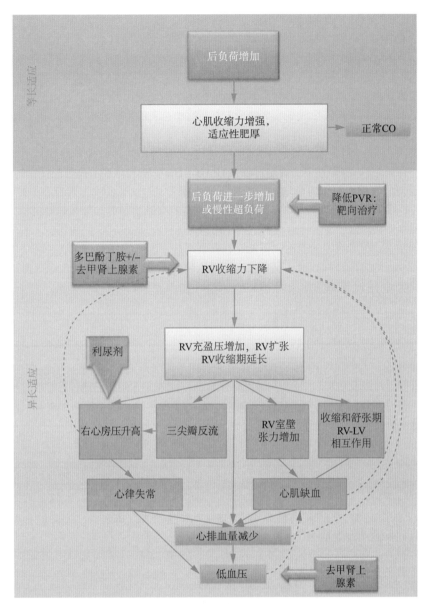

图 1.6　右心室（RV）对肺动脉高压（PH）的等长和异长适应性改变。PH 中的等长适应包括：在 RV 后负荷上升时，心肌适应性肥大和收缩力的增加，很少出现心室扩张，心排血量得到保持。长时间的后负荷过重可能使 RV 无法继续等长适应，导致 RV 充盈压和容量的增加（异长适应），以试图通过 Starling 原理维持一定的射血量，导致 RV 收缩期延长，RV 与肺循环失耦联。RV 扩张进一步导致三尖瓣反流，而 RV 室壁的张力增加则影响心肌灌注。上述过程，再加上 RV 和左心室（LV）之间不良的相互作用，导致 RV 充盈压进一步增加，随后心排血量下降，带来心力衰竭、低血压和休克的恶性循环。严重扩张的 RA 易发生室上性心律失常，引起心排血量急剧下降，并导致重度 PH 患者发生失代偿性心力衰竭、低血压和死亡。减少 RV 后负荷，增加 RV 收缩力，避免低血压和保持最佳的 RA/RV 充盈压（橙色）可用于阻断这样的恶性循环，并辅助心肌的等长适应

环之间的偶联产生影响：近端 PA 的动脉硬化是非先天性 PAH 患者死亡率的预测因子，而 PAH-CHD 患者近端 PA 的顺应性降低、PA 硬度增加也是功能状态不佳的预测因子。近端 PA 的硬度增加会影响 RV 搏动的负荷，而硬化的、导管状的 PA 则通过搏动性血流的增多进一步损伤远

端PA。

PAH-CHD患者的主肺动脉扩张可能与高压下血管壁张力增加有关，也与PA壁的内在变化有关。Prapa等在PAH-CHD患者近端PA中观察到了血管的纤维化和弹性异常，这些改变会影响血管的力学性能。在重度扩张的PA血管中这些改变更为显著，其中膜的肥厚程度也更为严重。在PA中膜可以观察到与主动脉相似的表型，但囊性结构和中层坏死比较罕见，这可能解释了在PAH-CHD中肺动脉瘤样扩张但夹层发生率低的现象。在这些患者的主动脉中也观察到了组织学变化，这表明大血管壁的固有成分可能存在异常。

虽然正常人的PA很少发生动脉粥样硬化，但在所有类型的PAH中都观察到了动脉粥样硬化的加速，在Prapa等的研究中，有超过2/3的PAH-CHD受试者存在上述情况。在PA的分叉水平，由于血流的异常和剪切力的增加，内膜增厚也很常见。30%的受试者存在原位血栓形成，常见于女性，多位于PA分支处，并与该处的动脉瘤样扩张和潜在的动脉粥样硬化相联系。原位血栓形成可能是局部血管损伤（由动脉粥样硬化病变的存在所支持）、高凝状态、血流迟滞和红细胞聚集的结果。尽管远端栓塞时也可能存在新鲜凝块，但研究观察到的所有凝块均具有与陈旧机化血栓相似的多层结构，这一发现也支持了原位血栓形成的主张。原位血栓形成表明疾病可能进展到严重时期，表现为运动能力低下、心室功能较差和利钠肽水平较高。

总结

过去50年间，人们在对PAH-CHD的理解和管理上均取得了重大进展，但在CHD中PVD发展的确切机制上，以及在RV适应和与肺循环耦合的不同模式方面，仍然存在着大量的未知和挑战。未来，基因和蛋白质组学上的进展无疑将会进一步揭示这一罕见疾病的奥秘，然而，临床上的细致观察仍然具有重要的价值。

（金　旗　译）

参考文献

[1] Galiè N，Humbert M，Vachiery J-L，et al. 2015. 2015 ESC/ERS Guidelines for the diagnosis and treatment of pulmonary hypertension. Eur Respir J，46：903-975

[2] Dimopoulos K，Wort SJ，Gatzoulis MA. 2014. Pulmonary hypertension related to congenital heart disease：a call for action. Eur Heart J，35：691-700

[3] Heath D，Edwards JE. 1958. The pathology of hypertensive pulmonary vascular disease：a description of six grades of structural changes in the pulmonary arteries with special reference to congenital cardiac septal defects. Circulation，18：533-547

[4] Heath D，Helmholz HF，Burchell HB，et al. 1958. Relation between structural change in the small pulmonary arteries and the immediate reversibility of pulmonary hypertension following closure of ventricular and atrial septal defects. Circulation，18：1167-1174

[5] Rabinovitch M，Haworth SG，Castaneda AR，et al. 1978. Lung biopsy in congenital heart disease：a morphometric approach to pulmonary vascular disease. Circulation，58：1107-1122

[6] Dimopoulos K，Peset A，Gatzoulis MA. 2008. Evaluating operability in adults with congeni-tal heart disease and the role of pretreatment with targeted pulmonary arterial hypertension therapy. Int J Cardiol，129：163-171

[7] Haworth SG. 1987. Pulmonary vascular disease in ventricular septal defect：structural and functional correlations in lung biopsies from 85 patients，with outcome of intra-cardiac repair. J Pathol，152：157-168

[8] Wagenvoort CA，Wagenvoort N，Draulans-Noë Y. 1984. Reversibility of plexogenic pulmonary arteriopathy following banding of the pulmonary artery. J Thorac Cardiovasc Surg，87：876-886

[9] Wagenvoort CA. 1988. Morphological substrate for the reversibility and irreversibility of pul-monary hyper-

tension. Eur Heart J, 9（Suppl J）：7-12

［10］Haworth SG, Rabinovitch M. 2009. Pulmonary circulation. In: Anderson R, Baker EJ, Redington A, Rigby ML, Penny D, Wernovsky G（eds）Paediatric cardiology: expert con-sult—online and print, 3rd edn. Churchill Livingstone, London

［11］Morrell NW. 2011. Pulmonary vascular remodeling and pathobiology of pulmonary hyper-tension. In: Peacock AJ, Naeije R, Rubin LJ（eds）Pulmonary circulation: diseases and their treatment, 3rd edn. CRC Press, London, pp 59-77

［12］Rabinovitch M, Andrew M, Thom H, et al. 1987. Abnormal endothelial factor VIII associated with pulmonary hypertension and congenital heart defects. Circulation, 76: 1043-1052

［13］Yoshibayashi M, Nishioka K, Nakao K, et al. 1991. Plasma endothelin concentrations in patients with pulmonary hypertension associated with congenital heart defects. Evidence for increased production of endothelin in pulmonary circulation. Circulation, 84: 2280-2285

［14］Fuse S, Kamiya T. 1994. Plasma thromboxane B2 concentration in pulmonary hypertension associated with congenital heart disease. Circulation, 90: 2952-2955

［15］Dorfmüller P. 2011. Pathology of pulmonary vascular diseases. In: Peacock AJ, Naeije R, Rubin LJ（eds）Pulmonary circulation: diseases and their treatment, 3rd edn. CRC Press, London

［16］Yaginuma G, Mohri H, Takahashi T. 1990. Distribution of arterial lesions and collateral path-ways in the pulmonary hypertension of congenital heart disease: a computer aided reconstruc-tion study. Thorax, 45: 586-590

［17］Cool CD, Stewart JS, Werahera P, et al. 1999. Three-dimensional reconstruction of pulmonary arteries in plexiform pulmonary hypertension using cell-specific markers. Evidence for a dynamic and heterogeneous process of pulmonary endothelial cell growth. Am J Pathol, 155: 411-419

［18］Saldaña ME, Harley RA, Liebow AA, 1968. Experimental extreme pulmo-nary hypertension and vascular disease in relation to polycythemia. Am J Pathol, 52: 935-981

［19］Lee SD, Shroyer KR, Markham NE, 1998. Monoclonal endothelial cell proliferation is present in primary but not secondary pulmonary hypertension. J Clin Invest, 101: 927-934

［20］Daliento L, Rebellato L, Angelini A, 2002. Fatal outcome in Eisenmenger syndrome. Cardiovasc Pathol, 11: 221-228

［21］Warnes CA, Williams RG, Bashore TM, et al. 2008. ACC/AHA 2008 guidelines for the man-agement of adults with congenital heart disease. J Am Coll Cardiol, 52: e143-e263

［22］Machado RD, Southgate L, Eichstaedt CA, 2015. Pulmonary arterial hypertension: a current perspective on established and emerging molecular genetic defects. Hum Mutat, 36: 1113-1127

［23］D'Alto M, Romeo E, Argiento P, 2013. Therapy for pulmonary arterial hyperten-sion due to congenital heart disease and Down's syndrome. Int J Cardiol, 164: 323-326

［24］Chi T, Krovetz J. 1975. The pulmonary vascular bed in children with Down syndrome. J Pediatr, 86: 533-538

［25］Soudon P, Stijns M, Tremouroux-Wattiez M, 1975. Precocity of pulmonary vascular obstruction of Down's syndrome. Eur J Cardiol, 2: 473-476

［26］Hall SM, Haworth SG. 1992. Onset and evolution of pulmonary vascular disease in young children: abnormal postnatal remodelling studied in lung biopsies. J Pathol, 166: 183-193

［27］D'Alto M, Romeo E, Argiento P, et al. 2010. Pulmonary vasoreactivity predicts long-term outcome in patients with Eisenmenger syndrome receiving bosentan therapy. Heart, 96: 1475-1479

［28］Lanigan MJ, Chaney MA, Tissot C, et al. 2014. CASE 10—2014 Eisenmenger syndrome: close the hole? J Cardiothorac Vasc Anesth, 28: 1146-1153

［29］Balzer DT, Kort HW, Day RW, et al. 2002. Inhaled Nitric Oxide as a Preoperative Test（INOP Test I）: the INOP Test Study Group. Circulation, 106: I76-I81

［30］Baumgartner E, Abbott M. 1929. Interventricular septal defect with dextroposition of aorta and dilatation of the pulmonary artery（"Eisenmenger complex"）terminating by cerebral abscess. J Med Sci, 177: 639-647

［31］Wood P. 1958. The Eisenmenger syndrome or pulmonary hypertension with reversed central shunt. I. Br Med J, 2: 701-709

[32] Taussig HB，Blalock A. 1947. Observations on the volume of the pulmonary circulation and its importance in the production of cyanosis and polycythemia. Am Heart J，33：413-419

[33] Bing RJ，Vandam LD，Gray FD. 1947. Physiological studies in congenital heart disease：results obtained in five cases of Eisenmenger's complex. Bull Johns Hopkins Hosp，80：323-347

[34] Wood P. 1958. The Eisenmenger syndrome or pulmonary hypertension with reversed central shunt. Br Med J，2：755-762

[35] Cohn JN，Ferrari R，Sharpe N. 2000. Cardiac remodeling—concepts and clinical implications：a consensus paper from an international forum on cardiac remodeling. J Am Coll Cardiol，35：569-582

[36] Naeije R，Manes A. 2014. The right ventricle in pulmonary arterial hypertension. Eur Respir Rev，23：476-487

[37] Hopkins WE. 2005. The remarkable right ventricle of patients with Eisenmenger syndrome. Coron Artery Dis，16：19-25

[38] Moceri P，Kempny A，Liodakis E，et al. 2015. Physiological differences between various types of Eisenmenger syndrome and relation to outcome. Int J Cardiol，179：455-460

[39] Broberg CS，Ujita M，Prasad S，et al. 2007. Pulmonary arterial thrombosis in Eisenmenger syndrome is associated with biventricular dysfunction and decreased pulmonary flow velocity. J Am Coll Cardiol，50：634-642

[40] Silversides CK，Granton JT，Konen E，et al. 2003. Pulmonary thrombosis in adults with Eisenmenger syndrome. J Am Coll Cardiol，42：1982-1987

[41] Gan CT-J，Lankhaar J-W，Westerhof N，et al. 2007. Noninvasively assessed pulmonary artery stiffness predicts mortality in pulmonary arterial hypertension. Chest，132：1906-1912

[42] Berger RMF，Cromme-Dijkhuis AH，Hop WCJ，et al. 2002. Pulmonary arterial wall distensibility assessed by intravascular ultrasound in children with congenital heart dis-ease：an indicator for pulmonary vascular disease? Chest，122：549-557

[43] Bogren HG，Klipstein RH，Mohiaddin RH，et al. 1989. Pulmonary artery distensibility and blood flow patterns：a magnetic resonance study of normal subjects and of patients with pulmonary arterial hypertension. Am Heart J，118：990-999

[44] Kang K-W，Chang H-J，Kim Y-J，et al. 2011. Cardiac magnetic resonance imaging-derived pulmonary artery distensibility index correlates with pulmonary artery stiffness and predicts functional capacity in patients with pulmonary arterial hypertension. Circ J，75：2244-2251

[45] Naeije R，Brimioulle S，Dewachter L. 2014. Biomechanics of the right ventricle in health and disease（2013 Grover Conference series）. Pulm Circ，4：395-406

先天性心脏病中肺动脉高压的定义和分类

第2章

Gerhard-Paul Diller

一、肺动脉高压的定义

肺动脉高压（PH）是由多种病因和不同发病机制引起的一种血流动力学和病理生理状态，患者可合并多种以血管和呼吸系统疾病。PH定义为静息状态下，右心导管测得肺动脉平均压（mPAP）≥25 mmHg。静息时mPAP的正常水平约15 mmHg，上限约为20 mmHg。mPAP在21～24 mmHg的临床意义尚不清楚，但此类患者存在发生PH的风险，应严密随访。基于肺动脉楔压（PAWP），PH可进一步分为毛细血管前PH（PAWP≤15 mmHg）和毛细血管后PH（PAWP＞15 mmHg）。

根据目前指南，毛细血管前PH包括动脉性肺动脉高压（PAH）、肺部疾病引起的PH、慢性血栓栓塞性PH和机制尚不清楚和（或）多因素引起的PH。PAH（第1大类）患者PAWP≤15 mmHg和肺血管阻力（PVR）＞3 Wood单位（WU），并且不存在可引发毛细血管前PH的其他原因，如肺部疾病引起的PH、慢性血栓栓塞性PH或其他罕见疾病导致的PH。如前所述，PAH与多种临床疾病相关，其中包括先天性心脏病（CHD）。

毛细血管后PH定义为mPAP≥25 mmHg和PAWP＞15 mmHg，包括左心疾病导致的PH和机制尚不清楚和（或）多因素导致的PH。左心疾病所致PH（第2大类）是PH最常见的原因，尽管该组患者很少发生重度PH。

二、肺动脉高压的分类

PH的分类在过去几十年中不断发展，并在定期举行的国际会议上持续更新。因此，当前分类是对最初基于组织学的分类进行一系列修订后的结果。PH分类在Evian（1998）、Venice

G.-P. Diller

National Heart and Lung Institute，Imperial College London，London，UK

Division of Adult Congenital and Valvular Heart Disease，Department of Cardiovascular Medicine，University Hospital Muenster，Münster，Germany

e-mail：gerhard.diller@ukmuenster.de; gerhard.diller@gmail.com

© Springer International Publishing AG 2017

K. Dimopoulos，G.-P. Diller（eds.），*Pulmonary Hypertension in Adult Congenital Heart Disease*，Congenital Heart Disease in Adolescents and Adults，DOI 10.1007/978-3-319-46028-4_2

（2003）、Dana Point（2008）和Nice（2013）召开的世界肺动脉高压大会中逐步完善，其关注重点从组织学转向疾病的临床特征。基于相似的病理生理学表现和对治疗的反应，当前的分类对不同类型的PH进行了分组。因此，它不仅仅是一个定义PH的系统，也是针对该疾病进行循证治疗的基础。

当前的PH分类是根据病理学和病理生理学将疾病分为5大类（表2.1）。这种粗略的分类构成了临床研究的框架，并可用于明确PH和CHD患者的病因和最佳治疗策略。虽然大多数先天性心脏病 – 肺动脉高压（CHD-PH）病例属于PAH（第1大类），但患者也可能发生各种类型的PH，CHD-PH也可能完全由第2大类或第5大类PH造成，后两种情况通常对靶向药物治疗没有反应。该分类仅能为评估CHD-PH患者提供一个出发点。基于分流位置、分流方向、缺损大小、血流动力学结局和相关心外异常等的疾病亚分类已被提出，见表2.2。临床实践中强调的限制性和非限制性分流仅代表缺损两侧的压力梯度，其结果可能有误导性，而限制性缺损在某些患者中很可能与血流动力学相关。就临床目的而言，简化的CHD-PH四分类足以应对多数情况。该分类将CHD-PH分为艾森门格综合征、左向右分流相关的PH、无血流动力学相关分流的PH和既往缺损关闭患者的CHD-PH。

表2.1　欧洲心脏病学会和欧洲呼吸学会肺动脉高压临床分类

1.	动脉性肺动脉高压（PAH）			
	1.1	特发性肺动脉高压		
	1.2	遗传性肺动脉高压	1.2.1	BMPR2突变
			1.2.2	其他突变
	1.3	药物和毒素诱发		
	1.4	疾病相关的	1.4.1	结缔组织疾病
			1.4.2	HIV感染
			1.4.3	门静脉高压
			1.4.4	先天性心脏病
			1.4.5	血吸虫病
1'.	肺静脉闭塞病和（或）肺毛细血管瘤			
	1'.1	特发性		
	1'.2	遗传性	1'.2.1	EIF2AK4突变
			1'.2.2	其他突变
	1'.3	药物、辐射和毒物诱发		
	1'.4	疾病相关	1'.4.1	结缔组织疾病
			1'.4.2	HIV感染
1''.	新生儿持续性肺动脉高压			
2.	左心疾病所致肺动脉高压			
	2.1	左心室收缩功能不全		
	2.2	左心室舒张功能不全		
	2.3	心脏瓣膜病		
	2.4	先天性/获得性左心室流出道/流入道梗阻和先天性心肌病		
	2.5	先天性/获得性肺静脉狭窄		
3.	肺部疾病和（或）低氧所致肺动脉高压			

续表

	3.1	慢性阻塞性肺疾病			
	3.2	间质性肺疾病			
	3.3	其他限制性与阻塞性通气障碍的肺部疾病			
	3.4	睡眠呼吸障碍			
	3.5	肺泡低通气综合征			
	3.6	长期居住高原环境			
	3.7	肺发育异常			
4.	*慢性血栓栓塞性肺动脉高压和其他肺动脉阻塞性疾病*				
	4.1	慢性血栓栓塞性肺动脉高压			
	4.2	其他肺动脉阻塞性疾病	4.2.1	血管肉瘤	
			4.2.2	其他血管腔内肿瘤	
			4.2.3	动脉炎	
			4.2.4	先天性肺动脉狭窄	
			4.2.5	寄生虫	
5.	*机制不明和（或）多种机制所致肺动脉高压*				
	5.1	血液疾病：慢性溶血性贫血、骨髓增生性疾病、脾切除			
	5.2	系统性疾病：结节病、肺组织细胞增多症、淋巴管肌瘤病、神经纤维瘤病			
	5.3	代谢性疾病：糖原贮积病、戈谢病、甲状腺疾病			
	5.4	其他：肺肿瘤血栓性微血管病、纤维性纵隔炎、慢性肾衰竭（接受或未接受透析治疗）、节段性肺动脉高压			

表 2.2　先天性心脏病相关性肺动脉高压的临床分类

艾森门格综合征：包括各种体肺分流大缺损导致的 PVR 重度升高和右向左分流或双向分流，常表现为发绀、红细胞增多和多器官受累等症状
体肺分流相关性 *PAH*：中到大缺损患者，PVR 轻到中度增加，多出现左向右分流，静息状态下无发绀。根据血流动力学/肺血管病的程度，缺损可能可纠正或不可纠正
PAH 合并小缺损：临床表现同特发性肺动脉高压，存在小缺损（通常超声心动图评估室间隔缺损直径＜1 cm，房间隔缺损直径＜2 cm）
缺损修复后 *PAH*：先天性心脏病已矫正，无明显术后残余分流或手术损伤，PAH 在术后即刻、数月或数年复发

　　表 2.3 为 CHD-PH 的分类。艾森门格综合征代表了 CHD-PH 的终末期。其特征为肺动脉压力高于体动脉、双向或右向左分流、发绀及相关征象和多器官功能障碍。

表 2.3　基于缺损大小、分流方向、合并畸形和修补情况的 CHD-PH 的分类

1.	*类型*					
	1.1.	简单的三尖瓣前分流	1.1.1.	房间隔缺损（ASD）	1.1.1.1.	继发孔型
					1.1.1.2.	静脉窦型
					1.1.1.3.	原发孔型
			1.1.2.	完全型或部分型肺静脉异位引流		
	1.2.	简单的三尖瓣后分流	1.2.1.	室间隔缺损（VSD）		
			1.2.2.	动脉导管未闭（PDA）		

	1.3.	混合性分流	
	1.4.	复杂先天性心脏病	1.4.1.	房室间隔缺损
			1.4.2.	永存动脉干
			1.4.3.	肺血流无梗阻型单心室
			1.4.4.	大血管转位合并 VSD（无肺动脉狭窄）和（或）PDA
			1.4.5.	其他
2.	缺损程度		
	2.1.	血流动力学分类	2.1.1.	限制性缺损（缺损两侧存在压力阶差）
			2.1.2.	非限制性缺损
	2.2.	解剖分类	2.2.1.	小缺损（ASD ≤ 2.0 cm，VSD ≤ 1.0 cm）
			2.2.2.	大缺损（ASD > 2.0 cm，VSD > 1.0 cm）
3.	分流方向		
	3.1.	左向右分流为主	
	3.2.	右向左分流为主	
	3.3.	双向分流	
4.	伴随心内或心外畸形		
5.	修补状态		
	5.1.	未手术修补	
	5.2.	部分手术修补	
	5.3.	完全修补	

　　一旦发展为艾森门格综合征，禁忌关闭潜在的心脏缺损。相比之下，左向右分流的 PH 患者或可根据运动中的 PVR 和血流动力学情况决定是否对缺损进行修补。另一类患者的分流缺损较小且对血流动力学的影响不显著，却表现出很严重的 PH。一般情况下将其视为特发性 PAH 偶然合并 CHD，因为从病因学上看，先天性心脏缺损可能是巧合存在的，在肺动脉压力明显升高时缺损部位可以充当一个生理性排泄阀，允许右向左分流以降低右心室负荷，防止右心压力高于体动脉和由此引发的右心衰竭，对严重的 PH 是一种保护因素。

　　CHD-PH 另一个重要类型是接受先天性分流矫治术后仍发生 PH 的患者。这些患者可能本身存在肺血管疾病（PVD）却接受了不恰当的手术或介入治疗关闭缺损，不过更为常见的是，患者患有进行性 PVD，在缺损闭合后进展为 PH。

　　图 2.1 展示了 PAH 的不同类别，同时指出其中部分类别代表着不同的疾病谱。除遗传易感性外，时间是疾病进展的又一重要因素。

　　需要强调的是，将 PH 划为特定类别可能是一种武断的行为，因为很多患者的 PH 是由多种因素共同导致的。例如，房间隔缺损修补术后的患者很可能会发生 PAH［第 1 大类 PH，由于修复太晚和（或）诱发因素如唐氏综合征］及毛细管后 PH（第 2 大类 PH），后者的原因是患者在手术修复后发生了左侧房室瓣病变。此外，许多 CHD 患者会出现呼吸道疾病（第 3 大类 PH）和慢性血栓栓塞性 PH（第 4 大类 PH）以及节段性 PH（第 5 大类 PH），这些因素都可能加重 PH。

　　就临床实践而言，本文提供的分类系统足以应对大多数情况。然而，分类系统处于不断的变化之中，临床医师应该意识到，疾病命名的变化可能会令未了解最新分类的医师感到困惑。因此，在使用数字分类描述疾病时应当谨慎。根据以往经验，描述 PH 的潜在原因比单纯使用数值分类系统更为恰当。国际肺血管研究院（PVRI）提出了更为详细的分类系统，可能适用于个

心脏缺损与血流动力学不相关*　　　　　　　心脏缺损与血流动力学相关

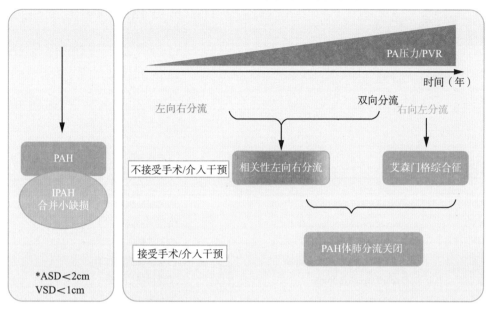

图2.1　先天性心脏病相关性肺动脉高压（PAH-CHD）示意图。血流动力学影响不显著的小缺损患者的PAH可视为IPAH的一种形式。根据疾病的修复情况和进展时间，图中展示了分流相关的PAH、术后PAH和艾森门格综合征在不同时间和治疗干预下的疾病谱

体病例。

（金　旗　译）

参 考 文 献

［1］Galie N，Humbert M，Vachiery JL，et al. 2016. 2015 ESC/ERS Guidelines for the diagnosis and treatment of pulmonary hypertension：The Joint Task Force for the Diagnosis and Treatment of Pulmonary Hypertension of the European Society of Cardiology（ESC）and the European Respiratory Society（ERS）Endorsed by：Association for European Paediatric and Congenital Cardiology（AEPC），International Society for Heart and Lung Transplantation（ISHLT）. Eur Heart J，37（1）：67-119

［2］Oudiz RJ. 2007. Pulmonary hypertension associated with left-sided heart disease. Clin Chest Med，28（1）：233-241

［3］Simonneau G，Gatzoulis MA，Adatia I，et al. 2013. Updated clinical classification of pulmonary hypertension. J Am Coll Cardiol，62（25 Suppl）：D34-D41

［4］Cerro MJ，Abman S，Diaz G，et al. 2011. A consensus approach to the classification of pediatric pulmonary hypertensive vascular disease：report from the PVRI pediatric taskforce，Panama 2011. Pulm Circ，1：286-298

第3章

艾森门格综合征：病理生理学和血液学效应

Craig S. Broberg

缩略词

ASD	atrial septal defect	房间隔缺损
AVSD	atrioventricular septal defect	房室间隔缺损
BNP	b-type natriuretic peptide	脑利尿钠肽
ERA	endothelin receptor antagonist	内皮素受体拮抗剂
ES	Eisenmenger syndrome	艾森门格综合征
LA	left atrium	左心房
LV	left ventricle	左心室
MCV	mean corpuscular volume	平均红细胞体积
PDA	patent ductus arteriosus	动脉导管未闭
PA	pulmonary artery	肺动脉
PH	pulmonary hypertension	肺动脉高压
PVR	pulmonary vascular resistance	肺血管阻力
RA	right atrium	右心房
RV	right ventricle	右心室
SVR	systemic vascular resistance	体循环阻力
VSD	ventricular septal defect	室间隔缺损
6MWD	6-minute walk distance	6分钟步行距离

一、引言

艾森门格综合征（ES）是肺动脉高压（PH）的一种独特形式，在一些重要病理生理特征上

C.S. Broberg，M.D.，M.C.R.

Adult Congenital Heart Program，Knight Cardiovascular Institute，Oregon Health and Science University，UHN 62，3181 SW Sam Jackson Pk Rd，Portland，OR 97239，USA

e-mail：brobergc@ohsu.edu

© Springer International Publishing AG 2017

K. Dimopoulos，G.-P. Diller（eds.），*Pulmonary Hypertension in Adult Congenital Heart Disease*，Congenital Heart Disease in Adolescents and Adults，DOI 10.1007/978-3-319-46028-4_3

的表现与其他类型的 PH 不尽相同。ES 患者的 3 个显著特征是：心脏缺损、肺动脉压力升高和血液通过缺损分流导致发绀。肺血管阻力（PVR）的增加和左、右心之间的交通共同导致不饱和的静脉血从右向左分流进入体循环。

ES 在很多方面都与其他病因的 PH 相区别。这些区别中最重要的是与发绀相关的问题，如红细胞生成及其对多器官系统的影响，此外，还包括与肺动脉（PA）和右心室（RV）相关的因素。这些细微差别对治疗和预后都有重要意义。由于长期处于远低于正常血氧饱和度之下的状态，ES 患者可能功能严重受损且预后极差。这些患者在早年未能接受修复手术或无法进行手术，多数不能存活至成年。因此，成年 ES 患者属于幸存者，但尽管他们的身体状况存在种种局限，部分患者仍然生活充实且寿命超出预期。

二、病理学

出生时两侧心脏之间有非限制性交通的患者（包括大动脉之间的交通）存在发生或持续高 PVR 的风险。心室的缺损为射血提供了 2 个出口（即半月瓣或间隔缺损），血流在出口处的流量最大，阻力最小。在幼儿期，随着 PVR 下降，缺损处为完全左向右分流，肺部的循环血量过多。随着时间的推移，在压力负荷下肺循环发生了内皮损伤和血管重建，PVR 也随之升高，左向右分流的驱动力减低，最终造成了同一缺损部位的双向分流。界定右向左分流的具体标准存在争议，ES 则定义为动脉血氧饱和度在静息时＜92% 或运动时＜87%。

由于双向分流的程度取决于肺循环和体循环的相对阻力大小，氧饱和度也与改变血管床阻力的因素有关。例如，肺血管扩张剂可以在降低 PVR 的同时降低体循环阻力（SVR），这对右向左分流和氧饱和度产生的净效应可能难以预测。

尽管 PH 的存在是根据 PA 压力来确定的，高 PA 流量可能只增加 PA 的压力而不增加阻力，分流下的 PH 不一定伴随着 PVR 的增加（图 1.5）。因此，不同于其他 PH 亚型，PVR 的升高（而不仅仅是肺动脉压力升高）是诊断 ES 的必要指标。在进行诊断时，医师不应依赖超声心动图估测的右心室收缩压。例如，狭窄的肺动脉可以产生必要的阻力，从而避免肺血管床暴露于高压力和高流量之下。尽管患者存在右心室收缩压升高、右向左分流和发绀三联征，但在大量分流的情况下，肺动脉狭窄的存在可防止发展成艾森门格综合征。是否存在肺动脉狭窄（包括既往束带的肺动脉）成为 ES 和其他类型的发绀型先天性心脏病之间的重要区别。正因如此，心脏基底部收缩期杂音响亮的发绀患者很可能并无 ES。

不同于其他解剖学定义的先天性心脏病变，ES 是一种生理学诊断。正如 Paul Wood 博士首次解释的那样，该过程可能由多种不同类型的分流导致（图 3.1）。最常见的是患者有未修复的室间隔缺损（VSD）或动脉导管未闭（PDA），其次为大型房间隔缺损（ASD）。同样的生理学过程也可能出现在更罕见疾病的患者身上，包括房室间隔缺损（AVSD）、单心室、未纠正的大动脉转位或主肺动脉窗的患者（图 3.1）。缺损尺寸越大，缺损处血流的阻力就越小，发生 ES 的可能性也越高。患者之间存在着显著差异：ES 可能在出生时就存在（例如新生儿的持续性 PH），也可能在几十年后才出现。存在 PDA 的 ES 患者也很特别，其右向左分流将不饱和血输送至主动脉弓远端，血氧饱和低的现象仅在下肢表现出来，即差异性发绀。

ES 中的肺血管病变未必像通常认为的那样单纯由高流量导致。很多存在大型三尖瓣前分流即 ASD 的患者，可能有大量的左向右分流，但其 PVR 并未增加。相反，存在大型三尖瓣后分流（如 VSD 或 PDA）压力为体循环水平的患者往往存在 PVR 增加并随时间推移发生反向分流的情况，不过也有少数例外。相对于三尖瓣后分流的 ES 患者，伴有 ASD 的 ES 患者年龄更大，脑利尿钠肽（BNP）水平更高，运动能力更差，这可能是因为后者 PVR 的增高更晚发生或由其他疾

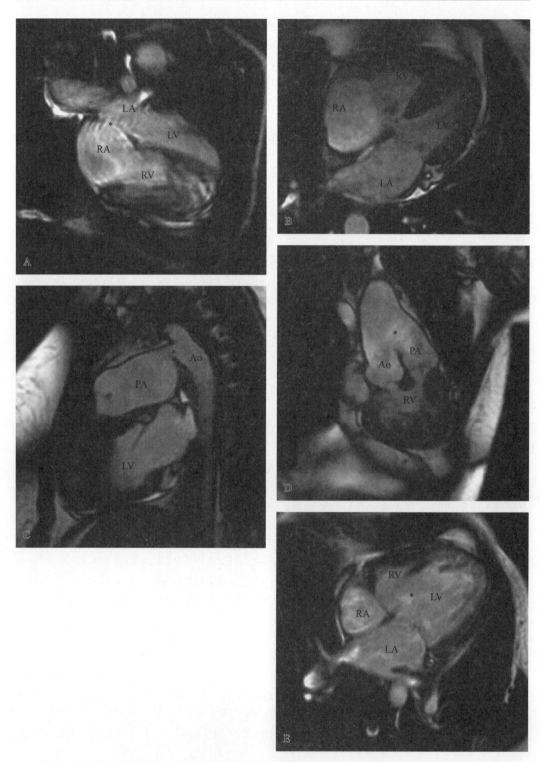

图3.1　先天性心脏病相关性艾森门格综合征的磁共振成像示例。A.房间隔缺损。其RV远大于LV。B.室间隔缺损：RV和LV在形态和室壁厚度上相似。C.动脉导管未闭。D.主肺动脉窗。E.单心室（左心室双入口）。RV.右心室；LV.左心室；RA.右心房；LA.左心房；PA.肺动脉；Ao.主动脉（星号表示每例缺损的位置）

病引发。尽管存在这些病理生理学差异，大多数对ES的定义纳入了合并ASD的情况，因为这些患者存在很多与慢性右向左分流和发绀相关的临床问题，他们通常被认为是ES的一部分。

将ES与其他类型的PH区别开来的另一个关键特征是RV的结构和功能。正常个体，包括后来进展为PH的个体，出生后正常的RV因为PVR的逐渐降低而变得较胎儿期薄弱；ES患者从出生时RV就处于压力负荷下，RV在子宫内的形态（包括其较厚的游离壁）得以维持，这在理论上有助于为整个生命周期内提供全身水平所需的压力。如后文所述，ES同其他类型的PH一样，其预后与心室功能有关，因此，预适应的RV可能是ES患者比特发性PH患者生存状况更好的原因之一。

三、血液系统的问题

（一）继发性红细胞增多症

继发性红细胞增多症，或红细胞增多，是对慢性低氧血症的一种必要的预先适应。红细胞增多症包括血红蛋白和血细胞比容的同时升高，前者是全身氧输送的决定因素（氧结合能力、氧饱和度和心排血量）。这里的红细胞增多症不同于真性红细胞增多症，因为白细胞和血小板计数没有类似的升高。因为白细胞尤其容易导致高黏滞血症（见下文），而ES中的血小板计数通常低于正常值，这一区别尤其重要。

患者的血红蛋白水平应由组织缺氧程度决定，而组织缺氧程度应由平均氧饱和度反映，并维持在足以实现正常全身氧转运的水平。然而，除了受到右到左分流程度的影响，外周血氧饱和度还可能受到通气/灌注不匹配、血流效应或运动中代谢需求的影响，且在一天内同一位患者的血氧饱和度会有很大的波动。氧饱和度的变化与心率成反比，两者也均随着个体的代谢需求动态变化（图3.2）。考虑到这一变动范围，血红蛋白水平反映的是患者分流的总体负担，类似于HbA1c对一段时间中血糖趋势的反映。然而，许多因素可能会破坏最佳的血红蛋白/氧饱和度

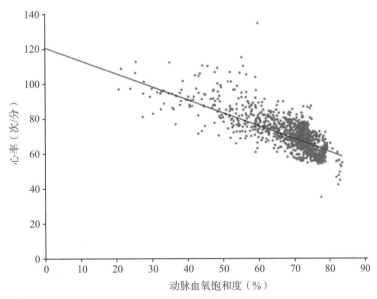

图3.2 一例VSD伴艾森门格综合征的女性患者24小时内动脉血氧饱和度及心率的散点图。全天动脉血氧饱和度的动态变化与心率成反比，反映了活动时氧饱和度的下降和心率的上升。经皮氧饱和度监测的准确性在低饱和度时下降

关系，使血红蛋白水平低于预期。其他应对缺氧的机制包括血红蛋白氧解离曲线 P_{50} 改变以促进组织的氧输送。

（二）缺铁

铁缺乏是血红蛋白水平不足的常见病因，可见于接受过量放血治疗或发生过明显出血事件的患者。由于发绀患者有巨红细胞症的倾向，平均红细胞体积（MCV）不足以用于筛查铁缺乏，其正常值不能表示铁利用度正常。相反，应监测铁蛋白和转铁蛋白饱和度。尽管理论上过量的铁会导致红细胞生成失代偿，但有铁缺乏证据的患者应补充铁，直至铁储备充足。

（三）高黏滞血症

尽管红细胞增多应被首先视为适应性的而不是适应性不良的结果，但红细胞的过度生成仍有着潜在的负面影响。血细胞比容升高会增加血液黏滞度，理论上这一现象会影响微动脉血流并减少氧气的输送。因此，需要在充分的氧气输送和正常的血液黏度之间保持平衡。

对于血液黏度及其在 ES 中发挥的作用，目前我们的理解尚不充分。体外测得的血液黏度与血细胞比容有关，但高血黏度的症状和患者的运动能力无关，血细胞比容较高者的运动能力也可能更强。血液黏度在血细胞比容＞65%时呈指数上升，不同类型的血管和不同剪切区域的黏滞度差异很大，血液黏滞度对人体血流的影响也因此非常复杂。事实上，在血液高黏滞度的状态下，SVR 是由毛细血管而不是小动脉决定的。过去有学者主张血细胞比容应保持在65%以下，必要时可行静脉切开术以避免血液黏滞度升高的不良影响。然而，这种做法几乎没有证据支持，常规的静脉切开术既不必要，也不被推荐。

高黏滞血症的症状是非特异性的，因此行静脉切开术治疗之前，应对其他可能的原因进行全面的临床评估。对于可疑高黏滞血症的患者，合理的治疗策略是先补水（口服或静脉注射），然后重新测量血细胞比容。若症状持续存在且血细胞比容在补水后仍然很高，可行静脉切开术，并在此后使用等量的替代盐水进一步水化。

血液的高黏滞度也可能影响凝血功能，如纤维蛋白原功能。过去在择期手术前或咯血时推荐行静脉切开术以改善凝血功能。然而，在这种做法被认为真正有益之前还需要了解更多的内容。从根本上讲，医师应记住红细胞增多是 ES 的必然特征，因此，只要情况允许，患者自身固有的红细胞生成机制就应当不受干扰。

（四）肺动脉血栓形成和咯血

出血和血栓形成在 ES 中的发生率相对较高。具体而言，约20%的患者可发现肺动脉血栓形成。鼻出血和咯血也并不少见。咯血是 ES 特有的特征，并且是常见的死亡原因之一，在 Eisenmenger 博士发现的第一个病例中即出现。咯血有几种可能的机制，包括远端肺血管的微血栓导致梗死和小动脉暴露于气道。微血栓可能由静脉栓子或大型肺动脉中慢性血栓的碎片所致。无论是早期左向右分流继发的容量负荷，还是随着 PVR 的升高引起的压力负荷，都会使肺动脉扩张。大血管壁动脉粥样硬化改变（如钙化）并不少见，且与 PA 血栓形成相关。动脉粥样硬化样改变、血管扩张和血流缓慢可能促进了原位附壁血栓的形成，在某些情况下附壁血栓会显著增大。而即使在没有大血管血栓形成的情况下，也能观察到外周肺灌注异常，这可能反映静脉血栓的远端栓塞。

与其他 PH 的队列研究不同，迄今为止有限的回顾性研究发现，ES 患者不管是否接受抗凝治疗，其血管/出血事件无显著差异，不过这些研究规模都较小。实验室证据表明，ES 患者的凝血因子紊乱可导致低凝和高凝状态，尽管不是总能引起相应的临床症状。

尽管基于非随机研究的数据，推荐特发性肺动脉高压患者接受抗凝治疗，但此建议并不适用于 ES 患者。ES 患者同时存在血栓形成和出血的证据，抗凝是否获益并不明确，在治疗上存在矛盾。还应注意的是，对血细胞比容升高的患者，考虑到其血浆量较少，在测量国际标准化比值（INR）时需要在抽血之前调整采集管内的枸橼酸盐的体积。使用新型口服抗凝剂的经验尚未见报道。目前数据尚不能得出长期抗血小板或抗凝治疗的建议。正因如此，不同于其他 PH 亚型，大多数 ES 患者不需要抗凝，除非存在抗凝的次要指征。

咯血通常采用保守治疗。在安静观察并使用止咳药和抗生素（当怀疑支气管肺炎时）的情况下，出血通常会随后停止。可给予血液制品以维持血细胞比容与饱和度相适应，并纠正可能存在的凝血异常。支气管镜检查通常无获益。支气管动脉栓塞术被用于治疗难治性咯血病例，不过支气管动脉的大小与血栓形成或咯血无关，该操作也不应作为常规推荐。

（五）其他器官系统的问题

1. 脑血管事件　脑血管事件在某种程度上也是 ES 患者特有的，通常在慢性右向左分流和发绀的情况下发生。在最近一项采用脑部 MRI 的描述性研究中，72 位患者中接近 50% 的 MRI 图像显示出既往脑血管损伤的证据，通常累及多个区域。受累患者的血细胞比容、血小板计数或铁代谢水平均无差异。脑部病变可以反映血栓或空气栓塞（如静脉插管）或组织供氧不足所致的缺血。后者的原因可能包括次优或超优血红蛋白、高代谢状态或全身血供不佳。因此，铁缺乏、鼻出血、咯血、感染或收缩功能障碍等都是脑血管事件的可能诱因。长期右向左分流也会使患者易患脑脓肿，这一现象在 ES 中极为普遍。

2. 呼吸力学和气体交换　对于大多数患者来说，吸氧可使静息氧饱和度增加几个百分点，可见尽管发绀由心内分流引起，肺血管仍有一定程度的反应性。虽然吸氧可能在紧急情况下有用，也可以暂时缓解症状如头痛，但大多数 ES 患者不需要持续补充氧气。有些医师为使患者恢复正常的氧饱和度而过度使用氧气，这种做法是无效且毫无依据的。一些患者可能更愿意吸氧，但如果吸氧限制了患者的活动或造成鼻出血，结果会适得其反。

缺氧会引发机体过度通气，尽管循环中的 CO_2 也同时从右向左分流，理论上 CO_2 的清除率会降低，但呼吸性碱中毒和代偿性代谢性酸中毒仍然很容易发生。由于过度通气是一种自然的代偿趋势，应避免可能影响通气的情况，如过量吸氧、麻醉剂和肺炎等。

（六）运动生理学

在各类先天性心脏缺损中，ES 患者的最大运动能力（峰值摄氧量）是最差的。所有患者在运动过程中都会表现出氧饱和度下降，并常在休息后的最初几分钟内进一步下降。基线氧饱和度是测定运动能力最重要的决定性因素之一，但运动过程中氧饱和度下降的幅度似乎并不能反映运动的表现或结局。

运动受到全身氧输送和二氧化碳清除率受损的限制，这一点可以从 ES 患者很高的 VE/VCO_2 斜率中得到证实。然而，由于存在影响运动能力的其他因素，如肺功能、肌肉强度或不同类型的心内血流，峰值摄氧量可能并非运动能力较差者的最佳鉴别指标。患者的亚极限运动量通常也会受损，与峰值 VO_2 相比，它可以作为区别患者和（或）评估治疗反应更敏感的指标。

肺血管扩张治疗　毫无疑问，ES 患者从肺血管扩张剂特别是内皮素受体拮抗剂（ERA）的治疗中获益。各种药物对患者的积极影响如表 3.1 所描述。最值得关注的是，内皮素拮抗剂波生坦的治疗研究（BREATHE-5）是首个在 ES 人群中进行的随机对照试验，该方案在治疗方面取得显著突破。此后，几项小型的非随机研究同样证实了这一发现。针对 ES 患者靶向治疗的已发表研究共纳入了 1000 多名患者（表 3.1），他们的 6 分钟步行距离（6MWD）在治疗后均发生了持续改善，还表现出 WHO 功能分级改善、肺动脉压力或 PVR、BNP 降低，甚至在 RV 功能的各种指标上也出现了有利变化。患者的氧饱和度并未因此恶化，这意味着尽管肺血管扩张剂有可能引起 SVR 降低，但并不造成损害。事实上，有研究发现，随着血流动力学的改善，静息血氧饱和度和血红蛋白也得到改善。这些疗效可能与缺损部位或复杂程度无关，并且也适用于唐氏综合征患者。越来越多的证据表明 1 种以上药物联合治疗对患者有益，这与本书其他章节探讨的多条通路靶向药物作用于肺血管扩张相一致（见第 16 章）。

表3.1　已发表的关于ES患者肺血管活性药物治疗相关的研究

第一作者	时间（年）	治疗药物	人数	随访	改善的变量	评价
Galiea[a]	2006	波生坦	54	4个月	6MWD，PVR	氧饱和度无变化
Diller	2007	波生坦	15	2.3年	6MWD和WHO分级	获得的改善随时间持续
van Loon	2007	波生坦	30[b]	2.7年	6MWD	儿童获得的改善未能像成人一样持续
D'Alto	2007	波生坦	22	1年	6MWD，PVR，PBF，SVR，SBF，氧饱和度	
Gatzoulis	2008	波生坦	37	6个月	6MWD	安慰剂组患者也有改善，氧饱和度无变化
Mehta	2008	ERA	24	1.5年	6MWD，PA压力	
Diaz-Caraballo	2009	波生坦	10	2年	6MWT和NYHA功能分级	均为复杂性先天性缺损
Berger	2010	波生坦	37	3.5个月	VSD和ASD中的6MWD	药物效果与缺损部位无关
Dimopoulos	2010	所有	229	4年	死亡率	多数患者接受波生坦治疗
Iversena	2010	西地那非＋波生坦	21	9个月	6MWD，PBF和PVR	西地那非vs安慰剂交叉对照试验，无进一步改善
Garg	2011	西地那非	22	6个月	6MWD，PA压力，PVR，氧饱和度	
Zhang	2011	西地那非	84	12个月	6MWD，氧饱和度，PA压力和PVR	
Zuckerman	2011	安立生坦	17	2.5年	6MWD，运动氧饱和度，WHO功能分级，血红蛋白浓度	
Mukhopadhyaya	2011	他达拉非	28	6周	6MWD，PVR，WHO功能分级，肺血流量	
Tay	2011	西地那非	12	3个月	6MWD，NYHA分级和CAMPHOR评分	
Williams	2012	波生坦	24	3.3年	6MWD（单纯性或复杂性心脏缺损）	VO_2，氧饱和度与BNP均无变化
Kaya	2012	波生坦	23	2年	6MWD，WHO功能分级，超声心动图和参数所测的PA压力	
D'Alto	2012	西地那非＋波生坦	32	6个月	6MWD，WHO功能分级，PVR，BNP	
Diller	2013	所有	79	3.3年	连续6MWD，氧饱和度	随访中2名患者死亡
Crepaz	2013	波生坦	7	4周	6MWD，超声肺动脉加速时间	唐氏综合征
D'Alto	2013	波生坦	74	12个月	运动和血流动力学	唐氏综合征与非唐氏综合征均改善

续表

第一作者	时间（年）	治疗药物	人数	随访	改善的变量	评价
Sun	2013	西地那非	121	3.5个月	6MWD，血红蛋白浓度和血流动力学	3年后15名患者死亡，西地那非与生存率相独立
Vis	2013	波生坦	57[b]	3.5年	非唐氏综合征患者的6MWD和射血量	13名患者在随访中死亡
Abd El Rahman	2014	波生坦	40	24周	超声RV功能，NT-proBNP	变化很小，估算的Qp/Qs未发生变化

6MWD.6分钟步行距离；PA.肺动脉；BNP.脑利尿钠肽；PVR.肺血管阻力；WHO.世界卫生组织；NYHA.纽约心脏病协会；a.表示随机对照试验；b.表示并非所有参与者为ES患者

除了改善亚极限运动量和肺血流动力学，包括随时间推移的持续效果，观察性研究表明，肺血管扩张剂可为患者带来生存获益。因此，现有文献均强烈推荐给予ES患者这些靶向治疗，并推荐在症状进展时进行联合治疗。

（七）预后

患有ES的成年人是在儿童时期病死率极高的那些先天性心脏缺损的幸存者。对ES进行准确的预后评估较为困难，部分原因是患者的寿命已经超过了以往的预期。很多人被告知他们不会活到18岁，但却可能存活至成年，有些甚至活到七八十岁。因此，对这些人的生存期进行预测在某种程度上有误导性。

横断面的队列研究纳入不同年龄的生存者，从中可获得稳定的死亡率。大多数已发表的系列都不是真正的纵向研究，可能出现生存（生存时间）偏倚。ES患者可能的死因有很多，包括心力衰竭、咯血、心脏性猝死甚至恶性肿瘤。

现有的研究多次强调，患者的预后会随着肺部血流的恶化（表现为氧饱和度的降低）而变差。预后不良也与心室功能障碍及右心房压力有关，间接标记物如BNP可对此予以提示。慢性负荷和缺氧可使心室逐渐纤维化，最终导致心肌功能恶化，同时也容易引发心律失常。如上所述，与其他PH亚型相比，在长期高负荷下适应的RV可能为ES患者带来更好的预后。ES和非ES的先天性心脏病相关性PH患者的存活率在肺血管扩张剂问世后都有所改善，但与其他类型的PH相比，ES的这种生存优势在部分患者中仍然存在。

总结

ES的独有特征使其有别于其他形式的PH。尽管ES患者身体较虚弱，也常处于高风险之中，一些患者通过对慢性发绀的适应延长了寿命。医疗工作者应认识到ES管理的细微差别，对这些特殊患者的护理也最好在三级护理中心或与三级护理协作中心进行。

（金　旗　译）

参考文献

［1］Wood P. 1958. The Eisenmenger syndrome or pulmonary hypertension with reversed central shunt. Br Med J, 2（701-709）：755-762

［2］Beghetti M，Galie N. 2009. Eisenmenger syndrome a clinical perspective in a new therapeutic era of pulmonary arterial hypertension. J Am Coll Cardiol, 53: 733-740

［3］Broberg CS, Bax BE, Okonko DO, et al. 2006. Blood viscosity and its relation to iron deficiency, symptoms, and exercise capacity in adults with cyanotic congenital heart disease. J Am Coll Cardiol, 48: 356-365

［4］Moceri P, Kempny A, Liodakis E, et al. 2015. Physiological differences between various types of Eisenmenger syndrome and relation to outcome. Int J Cardiol, 179: 455-460

［5］Berger RM, Beghetti M, Galie N, 2010. Atrial septal defects versus ventricular septal defects in breathe-5, a placebo-controlled study of pulmonary arterial hypertension related to Eisenmenger's syndrome: a subgroup analysis. Int J Cardiol, 144: 373-378

［6］Gatzoulis MA, Beghetti M, Landzberg MJ, et al. 2014. Pulmonary arterial hypertension associated with congenital heart disease: recent advances and future directions. Int J Cardiol, 177: 340-347

［7］Broberg CS, Jayaweera AR, Diller GP, et al. 2011. Seeking optimal relation between oxygen saturation and hemoglobin concentra-tion in adults with cyanosis from congenital heart disease. Am J Cardiol, 107: 595-599

［8］Harinck E, Hutter PA, Hoorntje TM, et al. 1996. Air travel and adults with cyanotic congenital heart disease. Circulation, 93: 272-276

［9］Opotowsky AR. 2015. Clinical evaluation and management of pulmonary hypertension in the adult with congenital heart disease. Circulation, 131: 200-210

［10］Dedkov EI, Perloff JK, Tomanek RJ, et al. 2006. The coronary microcirculation in cyanotic congenital heart disease. Circulation, 114: 196-200

［11］Warnes CA, Liberthson R, Danielson GK, et al. 2001. Task force 1: the changing profile of congenital heart disease in adult life. J Am Coll Cardiol, 37: 1170-1175

［12］Tsui I, Shamsa K, Perloff JK, et al. 2009. Retinal vascular pat-terns in adults with cyanotic congenital heart disease. Semin Ophthalmol, 24: 262-265

［13］Oya H, Nagaya N, Satoh T, Sakamaki F, et al. 2000. Haemodynamic correlates and prognostic significance of serum uric acid in adult patients with Eisenmenger syndrome. Heart, 84: 53-58

［14］Wykretowicz A, Trojnarska O, Guzik P, et al. 2007. Arterial stiffness in adult patients with cyanotic congenital heart disease. Congenit Heart Dis, 2: 134-138

［15］Diller GP, Alonso-Gonzalez R, Kempny A, et al. 2012. B-type natriuretic peptide concentrations in contemporary Eisenmenger syndrome patients: predictive value and response to disease targeting therapy. Heart, 98: 736-742

［16］Kaemmerer H, Fratz S, Braun SL, et al. 2004. Erythrocyte indexes, iron metabolism, and hyperhomo-cysteinemia in adults with cyanotic congenital cardiac disease. Am J Cardiol, 94: 825-828

［17］Tay EL, Peset A, Papaphylactou M, et al. 2011. Replacement therapy for iron deficiency improves exercise capacity and quality of life in patients with cyanotic congenital heart disease and/or the Eisenmenger syndrome. Int J Cardiol, 151 (3): 307-312

［18］Rim SJ, Leong-Poi H, Lindner JR, et al. 2001. Decrease in coronary blood flow reserve during hyperlipidemia is secondary to an increase in blood viscosity. Circulation, 104: 2704-2709

［19］Jensen AS, Johansson PI, Idorn L, et al. 2013. The haematocrit—an important factor causing impaired haemostasis in patients with cyanotic congenital heart disease. Int J Cardiol, 167: 1317-1321

［20］Roos-Hesselink JW, Meijboom FJ, Spitaels SE. 1999. Eisenmenger syndrome in adults. Ned Tijdschr Geneeskd, 143: 501-505

［21］Silversides CK, Granton JT, Konen E, et al. 2003. Pulmonary thrombosis in adults with Eisenmenger syndrome. J Am Coll Cardiol, 42: 1982-1987

［22］Broberg C, Ujita M, Bouzas B, et al. 2007. Pulmonary artery thrombosis in Eisenmenger syndrome is associated with ventricular dys-function, neurohormonal activation, and poorer exercise capacity. Circulation, 110: 497

［23］Broberg C, Ujita M, Babu-Narayan S, et al. 2004. Massive pulmonary artery thrombosis with haemoptysis in adults with Eisenmenger's syn-drome: a clinical dilemma. Heart, 90: e63

［24］Daliento L, Somerville J, Presbitero P, et al. 1998. Eisenmenger syndrome. Factors relating to deterioration and death. Eur Heart J，19：1845-1855

[25] Eisenmenger V. 1897. Die angeborenen defekte der kammerscheidwand des herzens. Z Klin Med，32：1-28

[26] Broberg CS，Ujita M，Prasad S，et al. 2007. Pulmonary arterial thrombosis in Eisenmenger syndrome is associated with biventricular dysfunction and decreased pulmonary flow velocity. J Am Coll Cardiol 50：634-642

[27] Jensen AS，Idorn L，Thomsen C，et al. 2015. Prevalence of cerebral and pulmonary thrombosis in patients with cyanotic congenital heart disease. Heart，101（19）：1540-1546

[28] Sandoval J，Santos LE，Cordova J，et al. 2012. Does anticoagulation in Eisenmenger syndrome impact long-term survival? Congenit Heart Dis，7：268-276

[29] Broberg CS，Uebing A，Cuomo L，et al. 2007. Adult patients with Eisenmenger syndrome report flying safely on commercial airlines. Heart，93：1599-1603

[30] Jensen AS，Iversen K，Vejlstrup NG，et al. 2009. Eisenmenger syn-drome. Ugeskr Laeger 171：1270-1275

[31] Ekert H，Gilchrist GS，Stanton R，et al. 1970. Hemostasis in cyanotic congenital heart disease. J Pediatr，76：221-230

[32] Archer S，Rich S. 2000. Primary pulmonary hypertension：a vascular biology and translational research "work in progress". Circulation，102：2781-2791

[33] Jensen AS，Johansson PI，Bochsen L，et al. 2013. Response letter to："Hypocoagulable" thromboelastography profiles in patients with cyanotic congenital heart disease：facts or technical artifacts? Int J Cardiol 168：4426

[34] Yoon W，Kim JK，Kim YH，et al. 2002. Bronchial and nonbronchial systemic artery embolization for life-threatening hemoptysis：a comprehensive review. Radiographics，22：1395-1409

[35] Broberg CS，Van Woerkom RC，Swallow E，et al. 2014. Lung function and gas exchange in Eisenmenger syndrome and their impact on exercise capacity and survival. Int J Cardiol，171：73-77

[36] Diller GP，Dimopoulos K，Okonko D，et al. 2005. Exercise intoler-ance in adult congenital heart disease：comparative severity，correlates，and prognostic impli-cation. Circulation 112：828-835

[37] Dimopoulos K，Okonko DO，Diller GP，et al. 2006. Abnormal ventilatory response to exercise in adults with congenital heart disease relates to cyanosis and predicts survival. Circulation，113：2796-2802

[38] Kempny A，Dimopoulos K，Alonso-Gonzalez R，et al. 2013. Six-minute walk test dis-tance and resting oxygen saturations but not functional class predict outcome in adult patients with Eisenmenger syndrome. Int J Cardiol，168：4784-4789

[39] Williams R，Houser L，Miner P，et al. 2012. Efficacy and safety of bosentan in adults with simple and complex Eisenmenger's syndrome. Congenit Heart Dis，7：12-15

[40] Duffels MG，Vis JC，van Loon RL，et al. 2009. Effect of bosentan on exercise capacity and quality of life in adults with pulmonary arterial hypertension associated with congenital heart disease with and without down's syndrome. Am J Cardiol 103：1309-1315

[41] Iversen K，Jensen AS，Jensen TV，2010. Combination therapy with bosentan and sildenafil in Eisenmenger syndrome：a randomized，placebo-controlled，double-blinded trial. Eur Heart J，31：1124-1131

[42] Galie N，Beghetti M，Gatzoulis MA，et al. 2006. Bosentan Randomized Trial of Endothelin Antagonist Therapy I. Bosentan therapy in patients with Eisenmenger syndrome：a multicenter，double-blind，randomized，placebo-controlled study. Circulation 114：48-54

[43] Diller GP，Dimopoulos K，Kaya MG，et al. 2007. Long-term safety，tolerability and efficacy of bosentan in adults with pulmonary arterial hypertension associated with congenital heart disease. Heart，93：974-976

[44] van Loon RL，Hoendermis ES，Duffels MG，et al. 2007. Long-term effect of bosentan in adults versus children with pulmonary arterial hypertension associated with systemic-to-pulmonary shunt：does the beneficial effect persist? Am Heart J，154：776-782

[45] D'Alto M，Vizza CD，Romeo E，et al. 2007. Long term effects of bosentan treat-ment in adult patients with pulmonary arterial hypertension related to congenital heart disease（Eisenmenger physiology）：safety，tolerability，clinical，and haemodynamic effect. Heart，93：621-625

［46］Gatzoulis MA，Beghetti M，Galiè N，et al. 2008. Longer-term bosentan therapy improves functional capacity in Eisenmenger syndrome: results of the breathe-5 open-label extension study. Int J Cardiol，127: 27-32

［47］Mehta PK，Simpson L，Lee EK，et al. 2008. Endothelin recep-tor antagonists improve exercise tolerance and oxygen saturations in patients with Eisenmenger syndrome and congenital heart defects. Tex Heart Inst J 35: 256-261

［48］Diaz-Caraballo E，Gonzalez-Garcia AE，Renones M，et al. 2009. Long-term bosentan treatment of com-plex congenital heart disease and Eisenmenger's syndrome. Rev Esp Cardiol，62: 1046-1049

［49］Dimopoulos K，Inuzuka R，Goletto S，et al. 2010. Improved survival among patients with Eisenmenger syndrome receiving advanced therapy for pulmonary arterial hypertension. Circulation，121: 20-25

［50］Garg N，Tripathy N，Sinha N. 2011. Comparative efficacy of sildenafil in Eisenmenger's syn-drome secondary to atrial septal defect versus ventricular septal defect: a cardiac catheterisa-tion follow-up study. Cardiol Young，21: 631-638

［51］Zhang ZN，Jiang X，Zhang R，et al. 2011. Oral sildenafil treatment for Eisenmenger syndrome: a prospec-tive, open-label, multicentre study. Heart，97: 1876-1881

［52］Zuckerman WA，Leaderer D，Rowan CA，et al. 2011. Ambrisentan for pulmonary arterial hypertension due to congenital heart disease. Am J Cardiol，107: 1381-1385

［53］Mukhopadhyay S，Nathani S，Yusuf J，et al. 2011. Clinical efficacy of phospho-diesterase-5 inhibitor tadalafil in Eisenmenger syndrome—a randomized, placebo-controlled, double-blind crossover study. Con-genit Heart Dis，6: 424-431

［54］Tay EL，Papaphylactou M，Diller GP，et al. 2011. Quality of life and func-tional capacity can be improved in patients with Eisenmenger syndrome with oral sildenafil therapy. Int J Cardiol，149: 372-376

［55］Kaya MG，Lam YY，Erer B，et al. 2012. Long-term effect of bosentan therapy on cardiac function and symptomatic benefits in adult patients with Eisenmenger syndrome. J Card Fail，18: 379-384

［56］D'Alto M，Romeo E，Argiento P，et al. 2012. Bosentan-sildenafil association in patients with congeni-tal heart disease-related pulmonary arterial hypertension and Eisenmenger physiology. Int J Cardiol 155: 378-382

［57］Diller GP，Alonso-Gonzalez R，Dimopoulos K，et al. 2013. Disease targeting therapies in patients with Eisenmenger syndrome: response to treatment and long-term efficiency. Int J Cardiol，167: 840-847

［58］Crepaz R，Romeo C，Montanaro D，et al. 2013. Long-term results of treatment with bosentan in adult Eisenmenger's syndrome patients with down's syndrome related to congeni-tal heart disease. BMC Cardio-vasc Disord，13: 74

［59］D'Alto M，Romeo E，Argiento P，et al. 2013. Therapy for pulmonary arterial hyperten-sion due to con-genital heart disease and down's syndrome. Int J Cardiol，164: 323-326

［60］Sun YJ，Yang T，Zeng WJ，et al. 2013. Impact of sildenafil on survival of patients with Eisenmenger syndrome. J Clin Pharmacol 53: 611-618

［61］Vis JC，Duffels MG，Mulder P，et al. 2013. Prolonged beneficial effect of bosentan treatment and 4-year survival rates in adult patients with pulmonary arterial hypertension associated with congenital heart disease. Int J Cardiol 164: 64-69

［62］Abd El Rahman MY，Rentzsch A，Scherber P，et al. 2014. Effect of bosentan therapy on ventricular and atrial function in adults with Eisenmenger syndrome. A prospective, multicenter study using conventional and Speckle tracking echocar-diography. Clin Res Cardiol，103: 701-710

［63］Diller GP，Kempny A，Inuzuka R，et al. 2014. Survival prospects of treatment naive patients with Eisen-menger: a sys-tematic review of the literature and report of own experience. Heart，100: 1366-1372

［64］Saha A，Balakrishnan KG，Jaiswal PK，et al. 1994. Prognosis for patients with Eisenmenger syndrome of various aetiology. Int J Cardiol，45: 199-207

［65］Koyak Z，Harris L，de Groot JR，et al. 2012. Sudden cardiac death in adult congenital heart disease. Cir-culation 126: 1944-1954

［66］Moceri P，Dimopoulos K，Liodakis E，et al. 2012. Echocardiographic predictors of outcome in Eisen-menger syndrome. Circulation，126: 1461-1468

［67］Oya H，Nagaya N，Uematsu M，et al. 2002. Poor prognosis and related factors in adults with Eisen-menger syndrome. Am Heart J，143：739-744

［68］Reardon LC，Williams RJ，Houser LS，et al. 2012. Usefulness of serum brain natriuretic peptide to pre-dict adverse events in patients with the Eisenmenger syndrome. Am J Cardiol，110：1523-1526

［69］Broberg CS，Prasad SK，Carr C，et al. 2014. Myocardial fibrosis in Eisenmenger syndrome：a descrip-tive cohort study exploring associa-tions of late gadolinium enhancement with clinical status and survival. J Cardiovasc Magn Reson，16：32

［70］Cantor WJ，Harrison DA，Moussadji JS，et al. 1999. Determinants of survival and length of survival in adults with Eisenmenger syn-drome. Am J Cardiol，84：677-681

［71］Hopkins WE，Ochoa LL，Richardson GW，et al. 1996. Comparison of the hemody-namics and survival of adults with severe primary pulmonary hypertension or Eisenmenger syndrome. J Heart Lung Transplant，15：100-105

［72］Manes A，Palazzini M，Leci E，et al. 2014. Current era sur-vival of patients with pulmonary arterial hypertension associated with congenital heart disease：a comparison between clinical subgroups. Eur Heart J，35：716-724

［73］Bonello B，Renard S，Mancini J，et al. 2014. Life span of patients with Eisenmenger syndrome is not superior to that of patients with other causes of pulmonary hypertension. Cardiovasc Diagn Ther，4：341-349

第4章

体肺分流和心脏小缺损相关性
肺动脉高压

Alessandra Manes

缩略语

APVR	anomalous pulmonary venous return	肺静脉异位引流
CHD	congenital heart disease	先天性心脏病
ES	Eisenmenger syndrome	艾森门格综合征
PAH-CHD	pulmonary arterial hypertension related to congenital heart disease	先天性心脏病相关性肺动脉高压
PAP	pulmonary artery pressure	肺动脉压
PH	pulmonary hypertension	肺动脉高压
PVD	pulmonary vascular disease	肺血管疾病
PVR	pulmonary vascular resistance	肺血管阻力
PVRI	pulmonary vascular resistance indexed	肺血管阻力指数
RCT	randomized controlled trial	随机对照试验
RV	right ventricle	右心室
SPs	systemic-to-pulmonary shunts	体肺分流
SVR	systemic vascular resistance	体循环阻力
VSD	ventricular septal defect	室间隔缺损
WHO	World Health Organization	世界卫生组织

一、引言

动脉性肺动脉高压（PAH）是先天性心脏病（CHD）尤其是体肺分流（SPs）的CHD的一

A. Manes

Institute of Cardiology，University of Bologna，9 Via Massarenti，Bologna 40138，Italy

e-mail：amanes@orsolamalpighi.med.unibo.it

© Springer International Publishing AG 2017

K. Dimopoulos，G.-P. Diller（eds.），*Pulmonary Hypertension in Adult Congenital Heart Disease*，Congenital Heart Disease in Adolescents and Adults，DOI 10.1007/978-3-319-46028-4_4

种严重并发症。大的SPs使肺循环的血流量增加，三尖瓣后的SPs同时引起肺动脉压力升高：持续的容量和压力超负荷引起肺血管内皮功能紊乱和血管重塑，导致远端肺动脉发生阻塞性结构改变，肺血管阻力（PVR）进行性增加；当PVR接近或超过体循环阻力（SVR）时，形成肺体分流或双向分流，患者进展为艾森门格综合征（ES）。

SPs的患者中有很大一部分会发展成肺血管疾病（PVD）和PAH，如果不尽早治疗，可能会进展为不可逆病变。ES代表CHD相关性PAH（PAH-CHD）的终末期，其特征为不可逆的PVD。必须强调的是，尽管PAH-CHD是一种危及生命的并发症，对生活质量和预后有不利影响，但它也是一种可预防的PAH形式：近几十年来，诊断流程和心脏外科的进展已使西方国家大多数患有CHD和SPs的儿童免于发生PAH；但不幸的是，其在发展中国家尚未实现。疾病谱中的各种CHD都可能与PAH有关。事实上，PAH-CHD是一组具有异质性的临床疾病，涵盖从显著左向右分流和大量肺血流量引起的收缩期肺动脉高压（PH），到以PVR不同程度地增加为特征的其他PH表型。此外，相当一部分手术成功修复并存活至成年的CHD患者也可能发生PAH。这种显著异质性使大多数患者难以基于现有证据选择合适的治疗方法，因此，治疗规范的制订仍是一个挑战。

二、体肺分流相关性肺动脉高压的分类

在PH的临床分类中（表4.1），先天性SPs被列为疾病相关的PAH（PH临床分类的第1大类）：事实上，除了CHD的病理生理学特征外，PAH-CHD的组织病理学变化与其他类型的PAH一致。

由于PAH-CHD的临床异质性极大，在2009年第四届世界PH大会上提出了PAH-CHD的临床亚分类；2013年进行了更新，并被2015年欧洲心脏病学会/欧洲呼吸学会（ESC/ERS）的PH诊断和治疗指南采纳（表4.2）。根据临床表现和病理生理，其将PAH-CHD分为4种类型：ES（第1类）、PAH合并显著的SPs（第2类）、PAH合并小缺损（第3类）和术后PAH（第4类）。

表4.1　肺动脉高压临床分类

1.动脉性肺动脉高压
1.1　特发性
1.2　遗传性
1.2.1　*BMPR2*基因突变
1.2.2　其他突变
1.3　药物和毒素诱发
1.4　疾病相关：
1.4.1　结缔组织疾病
1.4.2　HIV感染
1.4.3　门静脉高压
1.4.4　先天性心脏病
1.4.5　血吸虫病
1'.肺静脉闭塞病和（或）肺毛细血管瘤
1'.1　特发性
1'.2　遗传性
1'.2.1　*EIF2AK4*基因突变
1'.2.2　其他突变

　1′.3　药物、毒物和辐射诱发

　1′.4　疾病相关：

　　1′.4.1　结缔组织疾病

　　1′.4.2　HIV 感染

1″.新生儿持续性肺动脉高压

2.左心疾病所致肺动脉高压

　2.1　左心室收缩功能不全

　2.2　左心室舒张功能不全

　2.3　心脏瓣膜病

　2.4　先天性/获得性左心室流入道/流出道梗阻和先天性心肌病

　2.5　先天性/获得性肺静脉狭窄

3.肺部疾病和（或）低氧所致肺动脉高压

　3.1　慢性阻塞性肺疾病

　3.2　间质性肺疾病

　3.3　其他限制性与阻塞性通气障碍并存的肺部疾病

　3.4　睡眠呼吸障碍

　3.5　肺泡低通气综合征

　3.6　长期居住高原环境

　3.7　肺发育异常

4.慢性血栓栓塞性肺动脉高压和其他肺动脉阻塞性疾病

　4.1　慢性血栓栓塞性肺动脉高压

　4.2　其他肺动脉阻塞性疾病

　　4.2.1　血管肉瘤

　　4.2.2　其他血管腔内肿瘤

　　4.2.3　动脉炎

　　4.2.4　先天性肺动脉狭窄

　　4.2.5　寄生虫（包虫病）

5.机制不明和（或）多种机制所致肺动脉高压

　5.1　血液疾病

　　慢性溶血性贫血

　　骨髓增生性疾病

　　脾切除

　5.2　系统性疾病

　　结节病

　　肺组织细胞增多症

　　淋巴管肌瘤病

　　神经纤维瘤病

　5.3　代谢性疾病

　　糖原贮积病

　　戈谢病

续表

| 甲状腺疾病 |
| 5.4　其他 |
| 肺肿瘤血栓性微血管病 |
| 纤维性纵隔炎 |
| 慢性肾衰竭（接受或未接受透析治疗） |
| 节段性肺动脉高压 |

BMPR2.骨形成蛋白受体2；*EIF2AK4*.真核翻译起始因子2α激酶4；HIV.人类免疫缺陷病毒

表4.2　先天性心脏病相关PAH的临床分类

分　类	说　明
艾森门格综合征	包括所有心内和心外大缺损所致的体肺分流，逐渐进展为PVR严重升高及逆向（肺-体）或双向分流，常表现为发绀、继发性红细胞增多症和多器官受累
体肺分流相关PAH	·可纠正的（通过手术或介入）^a ·不可纠正的 包括中到大缺损；PVR轻到中度升高，持续性体肺分流，但静息状态下发绀不明显
PAH合并小缺损/合并缺损	PVR明显升高同时合并小心脏缺损（通常指超声心动图评估的室间隔缺损有效直径＜1 cm、房间隔缺损有效直径＜2 cm），缺损本身并不是导致PVR升高的主要原因；其临床表现与特发性动脉性肺动脉高压相似，修复缺损是禁忌证
缺损修复后的PAH	先天性心脏病纠正后，PAH在术后依然存在或术后术月至数内复发，且无术后残余分流

PAH.动脉性肺动脉高压；PVR.肺血管阻力

a.小缺损的定义适用于成人患者，然而即使在成人中，缺损的直径也不足以决定其血流动力学效应，还应考虑到压力梯度、分流大小和方向，以及肺体流量比

该分类显然并未涵盖所有类型的PH或CHD-PAH。尽管如此，它具有贴近临床和简单实用的优点，可以根据实际情况对绝大多数PAH-CHD患者进行简单分类。PAH-CHD患者的临床分类还有利于不同中心在处理数据时使用一致的标准，从而促进标准化治疗和多中心合作，克服样本量的局限性。PAH-CHD的临床分类尤其有助于设计随机对照临床试验（RCT），从而探究针对PVD的新疗法在这一特殊PAH人群特别是在特定亚组中的真正作用。

4个PAH-CHD亚组均有不同的病理生理学特征，因此，它们的治疗策略和总体结局可能不同。PAH-CHD的许多最新进展集中于疾病的极端情况，即ES患者（第1类）：ES患者的人口学特征、临床特征、血流动力学和预后特点已被广泛描述，一项RCT研究表明，双重内皮素-1受体拮抗剂波生坦对该特定PAH-CHD亚组有效。多数评估靶向药物对PAH疗效的关键性RCT纳入了术后出现PAH且无残余分流的患者（第4类），亚组分析显示无论何种病因的PAH，其治疗效果都是一致的。遗憾的是，关于持续性SPs相关性PAH患者（第2类）和心脏小缺损相关性PAH患者（第3类）的研究数据很少。

本章将重点介绍这两个PAH-CHD亚组的临床特征。

三、显著体肺分流和小缺损患者的肺动脉高压

PAH-CHD伴显著SPs（第2类）和PAH-CHD合并小缺损（第3类）是介于经典ES（大缺损处存在反向或双向分流的患者，被认为不可手术）和术后PAH-CHD（无明显术后残余分流，PAH在缺损修复后持续存在或在术后早期、晚期发生）之间的两个亚组。

有假设认为，第2类和第3类PAH-CHD的患者可能存在PAH遗传倾向和（或）体质易感性。事实上，只有少数小缺损患者（第3类）或三尖瓣前SPs患者（第2类）可能发生PAH和肺血管疾病，这表明除了心脏缺损及其病理生理效应外，还有其他因素影响了肺血管疾病的进展（另见第1章三、四，以及图1.5）。即使在大型三尖瓣后SPs（第2类）中，肺部血流容量和压力的超负荷足以解释肺血管疾病的进展，但还有其他潜在因素也可能干扰疾病的临床进程：实际上，部分患者在青少年时期乃至更大年龄之前一直保持左向右分流，而另一些患者早在婴儿期就出现了艾森门格表型。此外，与非唐氏综合征患者相比，唐氏综合征患者通常在婴儿期就更早地出现了肺血管病变。尽管有明确的临床证据表明肺血管床对相似的血流动力学刺激有不同的反应，但与PVD和PAH易感性有关的特定遗传或体质特征仍然未知。特别是PAH-CHD患者中很少发现导致可遗传PAH的基因突变，因此，尚无证据支持上述潜在的关联。

从流行病学的角度来看，属于第2类和第3类的患者仅占PAH-CHD总人群的一小部分：他们的患病率明显低于ES和术后PAH患者。因此，关于这类PAH-CHD亚组的数据较少，目前所采用的治疗策略既未标准化，也并非基于循证证据。尽管缺乏有效的证据，但PAH靶向治疗已应用于合并小缺损的PAH患者（因为他们的病程可以比ES进展更快，并且与特发性PAH相似）以及存在显著SPs且PVR升高的患者，为了避免或阻止肺血管疾病的进展，这些患者不宜行手术治疗。

在此，我们将分别讨论这两个特殊PAH-CHD亚组的临床特征和治疗要点。

四、体肺分流相关性肺动脉高压

持续性SPs相关性PAH的患者存在较大缺损和轻中度PAH，这些患者主要为左向右分流，并且静息时无发绀（即尚未出现逆向分流）。三尖瓣前分流是该组患者最常见的缺损。由于右心慢性容量超负荷所致的右心室衰竭、重度三尖瓣反流或肺血管随PVR升高发生变化等可能原因，右心房压力的逐渐升高，逆向分流（肺体分流）会随着时间的推移而发生。事实上，逆向分流通常被认为是不可逆性肺血管疾病的标志，也是CHD矫正的禁忌证。

（一）正确识别可矫治与不可矫治的CHD

与显著SPs相关的PAH是介于PVR正常的SPs和ES的中间状态。事实上，中到大缺损的患者可以表现为PH，但不发生广泛、永久的肺血管床病变。事实上，在许多肺血流量高的患者中，平均肺动脉压升高，但PVR可能维持正常；在这些患者中，缺损是可矫治的（图1.5）。修复缺损的可能性无疑是一个与临床和预后密切相关的关键问题。正如ES中所观察到的，及时矫治CHD可防止其进展为永久性不可逆性的肺血管闭塞，从而改善长期预后。此外，外科和介入治疗CHD的最新进展使得修复复杂缺损成为可能，围手术期发生并发症的风险和病死率也逐渐下降。尽管有这些支持证据，但应该强调的是，在一些患者中，潜在的PAH易患倾向可由SPs的存在触发，PAH可能在后期发展，即使在及时修复缺损且没有明显残余分流的情况下仍可发生。这提示对于PAH遗传或体质易感性较高的患者，早期手术或经皮介入干预可能不会改变疾病向PAH和PVD进展。在这些患者中，成功的闭合缺损和良好的短期结果并不一定预示着令人满意的长期结果。当已经发生严重PVD的患者接受缺损修复后，通常长期预后不佳。肺血管病变和右心功能不全通常在缺损闭合后的数周、数月或数年内进展，修复后PAH患者的长期预后比ES患者更差，尽管后者的PAH更为严重。事实上，在ES中，这种缺损被认为是右心室（RV）的"安全阀"，可能有助于维持体循环输出量，但患者会出现发绀。

在最近更新的PAH-CHD临床分类中（表4.2），根据是否可接受手术，"显著SPs相关性

PAH"可分为两类。

（1）可矫治的CHD患者（接受外科手术或经皮介入治疗）。

（2）不可矫治的CHD患者。

判断哪些患者能从手术或经皮封堵术中获益，需要大量的专业知识，对于患者最为关注的问题"分流是否可以关闭？"，医师通常无法解答。

在日常临床实践中，手术机会的问题通常出现在较大的儿童和成人三尖瓣后SPs［室间隔缺损（VSD）或动脉导管未闭（PDA）］或特定的心房水平分流（三尖瓣前）伴有PVR升高的患者（主要是成人）。对于三尖瓣后SPs患者，在PVD发生之前尽早进行缺损修复可使肺动脉压力恢复正常：大多数三尖瓣后SPs患者在出生后1～2年就会出现肺血管病变，因此急需尽早诊断并进行干预。在三尖瓣前SPs患者中，肺血管对肺血流量持续升高的反应可能并不一致，且难以预测，特别是对于儿童期后出现PVR增高的患者，判断是否修复缺损十分困难。近50年来小儿心脏病学及小儿心脏外科和介入心脏病学的迅速发展，使得SPs的早期诊断和治疗得到改善，从而在大多数情况下阻止了PVD的发生。然而，对于发展中国家的患者，三尖瓣后和三尖瓣前的SPs可能在童年甚至成年期之后才被发现，并且在PVD已经发生时才得到诊断。如今，外科手术和介入技术的进步使得大多数CHD都可以很容易得到修复，并且手术风险较低，但不应把技术上是否可行作为外科手术的唯一指征。事实上，不考虑年龄和术前血流动力学的前提下，封堵缺损可改善症状和预后的说法是绝对可疑的，许多病例报告和病例系列中CHD矫治后的不良预后证据引起了广泛关注。38例患者的病例系列数据显示，1/5的患者在术前PVR升高的情况下接受手术封堵VSD，术后短期预后很差：5名患者术后即刻死亡，1名患者术后6个月死亡，2名患者出现持续重度PAH。

该队列缺乏长期随访数据，但手术干预似乎并不能使已存在PVD患者预后获益。最近一项纳入4个临床亚组的大型PAH-CHD队列研究表明（表4.3），心脏缺损矫正后的PAH患者比其他类型的CHD-PAH患者预后更差。其中，ES患者（第1类）的存活率最高，与SPs相关性PAH患者（第2类）的预后相似，并且显著优于术后PAH的患者（第4类）。后者在缺损矫治手术后平均16.9年得到诊断，PAH发生和进展的原因包括手术时机的延误（可能在PVD已经发生后才修复）。该组患者的主要特点为三尖瓣后分流（72.7%），矫正时的平均年龄为11岁。与ES患者相比，术后PAH患者预后更差的原因尚不清楚，可能与PVR升高时RV缺乏"减压阀"有关：事实上，缺损的关闭阻止了RV减压和通过右向左分流维持体循环心排血量。该组预后较差的另一原因可能是，PVD发生在生命的最初数月/年之后，此时RV对后负荷增加的适应能力已经受损。与ES患者相比，缺损修复的患者PVR（后负荷）更低，但是右心房压力（前负荷）较高，这支持了上述假设（表4.3）。值得注意的是，术后PAH患者的生存曲线在首次诊断PAH后2～5年开始显示出与ES患者的差异，但最大差异出现在10～12年后。REVEAL研究提示，在矫治后最初几年，缺损修复和未修复的儿童PAH患者的生存率无显著差异（2年生存率为86%±7%和85%±5%）。然而，英国儿童PAH登记注册研究长达5年的随访表明，与ES患者相比，缺损修复的儿童生存率更低，提示修复后的短期结果与长期预后的相关性有限。在制订PAH-CHD患者的药物或介入治疗策略时应考虑到上述研究结果。最近一项关于PAH-CHD的研究回顾性评估了缺损修复后PAH患者的术前血流动力学特征，发现肺血管阻力（≥5 WU）、肺血管阻力指数（PVRI）（≥6 WU×m²）和PVR/SVR（≥0.33）均较高，提示对亚急性肺血管病患者的治疗应当谨慎。综上所述，对于静息时在中到大缺损处左向右分流的PAH患者，心脏缺损的矫治未必。尤其值得注意的是，晚期PVD患者不太可能从手术或干预中获益，不太可能得到手术或干预的有利影响。正确识别可矫正的先天性心脏病，即可能从先天性心脏病矫正中获得明确和长期益处的患者，需要大量的专业知识，当前的PH指南建议在三级中心对这些患者进行个体评估。

表4.3　192例合并先天性心脏病的肺动脉高压患者的人口学、临床、病理、功能和血流动力学特征

特征	艾森门格综合征	体肺分流相关性PAH	小缺损相关性PAH	缺损修复后的PAH	P
患者人数（%）	90（47）	48（25）	10（5）	44（23）	N/A
年龄（年）	41±16	47±18	25±21	36±17	0.000 2
女性人数（%）	56（63）	34（71）	6（60）	20（45）	0.08
PAH从确诊到转诊经历的时间[a]，人数（%）					
≥0至<1年	29（33）	29（60）	6（60）	26（59）	<0.001
≥1至<5年	2（2）	4（8）	1（10）	8（19）	
≥5年	59（65）	15（31）	3（30）	10（22）	
缺损类型，人数（%）					
房间隔缺损	10（11）	22（46）	4（40）	12（27）	0.000 1
室间隔缺损	36（40）	10（21）	5（50）	18（41）	0.106
动脉导管未闭	15（17）	0	0	3（7）	0.009
部分型APVR-孤立性	0	3（6）	0	0	0.035
部分型APVR＋房间隔缺损	3（3）	10（21）	0	3（7）	0.004
复合型先天性心脏病[b]	11（12）	2（4）	1（10）	2（5）	0.393
复杂性先天性心脏病[c]	15（17）	1（2）	0	6（13）	0.058
6分钟步行距离（m）	367±108	420±128	406±130	415±136	0.066 1
Borg呼吸困难评分	5±3	4±3	4±2	5±3	0.096 1
WHO功能分级，人数（%）					
Ⅰ级	5（5）	4（8）	0	2（5）	0.641
Ⅱ级	23（26）	20（42）	4（40）	16（36）	
Ⅲ级	61（68）	24（50）	6（60）	26（59）	
Ⅳ级	1（1）	0	0	0	
右心房平均压力（mmHg）	7±4	7±3	5±2	10±6	<0.000 1
肺动脉平均压（mmHg）	80±20	52±19	67±34	64±18	<0.000 1

除非特别说明，所有数据均用平均值±标准差表示

PAH.动脉性肺动脉高压；APVR.肺静脉异位引流；WHO.世界卫生组织

a.从初次行右心导管术诊断为动脉性肺动脉高压到转诊至PAH中心的时间

b.除APVR合并房间隔缺损外的其他复合型先天性心脏病

c.房室间隔缺损或功能性单心室

（二）手术可行性的评估

SPs的CHD患者能否接受手术取决于肺血流量和肺动脉压力增加引起PVD的严重程度：肺血管的病变可导致手术的高风险和不良的长期结果。另一方面，如果认为手术是禁忌的，并且SPs持续存在，肺血管的变化可能会进一步进展。在决定是否进行矫正手术时，应考虑可能的结局和受益风险比（另见第1章）。

目前，在手术可行性评估时面临的最大问题仍然是缺乏基于证据的病理、临床或血流动力学标准，以确定患者是否发生了不可逆的肺血管严重病变，因此，患者术后长期预后不良的风

险很高。事实上，对于大SPs继发PVD的患者，其手术可行性数据仅限于回顾性队列和案例研究。在没有可靠证据的情况下，目前只能对这些患者具体分析，以决定管理策略。

通常，在SPs患者的手术决策中考虑的两个主要因素分别是年龄和术前血流动力学特征。一般来说，如果分流（特别是在三尖瓣后SPs）发现时已经较晚，或患者已存在PVR"升高"（即干预不太可能逆转既有的PVD），那么矫正手术不太可能为患者带来远期获益。更重要的是，缺损修复的决定绝不应仅仅基于技术上的可行性、手术减少或消除左向右少量分流的能力，以及轻微改善全身氧饱和度的可能效果。然而，上述重要的规则只是"泛泛的建议"，仅能为SPs的特定患者的决策提供笼统的帮助。事实上，无论是年龄的界限还是基于证据的PVR"cut-off"值都不能准确预测缺损闭合后的长期结果，即使手术在"技术上"取得了成功，外科和介入治疗的不良影响也可能在随后出现。因此，SPs相关性PAH患者的手术适应证仍然存在不确定性，适合多数患者的治疗方法也存在争议。

未来的研究应为识别最可能在术后发生PAH的患者提供更多信息，以便有针对性地治疗先天存在SPs的患者。2013年第五届世界PH大会尝试填补这一空白，大会上提出的建议已被2015年ESC/ERS PH诊断和治疗指南所采纳：基于现有文献数据，指南建议对这些患者的治疗应主要基于基线PVR，并提供了分流关闭的具体标准（表4.4和图1.5）。该标准只支持对没有PVD的患者进行缺陷修复，在这些患者中，干预更可能带来明确的长期获益：事实上，PVR正常或接近正常（<2.3 WU或<4 WU×m^2）的患者在术后很少发生PVD。另一方面，当PVR>2.3 WU时，PVD可能存在，当PVR>4.6 WU（或8 WU×m^2）时，患者很可能进展为不可逆形式的PVD，应视为手术的禁忌证。当PVR介于2.3 WU和4.6 WU [（4～8）WU×m^2] 之间时，存在一个充满不确定性的灰色区域：正如之前讨论的，文献来源的数据存在争议，没有明确证据表明干预对这些患者的长期预后有利，缺损的关闭会对疾病的远期转归产生不利影响，不进行手术治疗反而有更好的生存。

表4.4　关于矫正体肺分流的先天性心脏病的建议

建议			Class[a]	Level[b]	Ref.[c]
PVRI（WU×m^2）	PVR（WU）	可手术矫正[d]			
<4	<2.3	是	Ⅱa	C	[28]
>8	>4.6	否	Ⅱa	C	[28]
4～8	2.3～4.6	在三级中心对患者进行个体化评估	Ⅱa	C	[28]

PVR.肺血管阻力；PVRI.肺血管阻力指数；WU. Wood单位
a.推荐强度
b.证据等级
c.文献支持
d.通过外科或经皮介入手术

在PVR介于2.3 WU和4.6 WU之间的患者中，通常还要参考其他参数来决定是否手术，一般认为提示SPs外科/介入手术后结局良好的特征如下：三尖瓣前分流、单纯性病变、年龄较小（<5岁）、PVR/SVR<0.5及肺循环流量/体循环流量（Qp/Qs）比>1.5。使用100%氧或肺血管扩张剂（如一氧化氮）的血管反应性试验已被用于PVD"可逆"程度的术前评估。然而，它在SPs相关性PAH患者术后中长期预后中的预测作用存在争议。到目前为止，还没有关于使用球囊封堵试验或肺活检评估手术机会的前瞻性数据，而且这些术前评估的总体可靠性不佳。此外，进行肺活检的风险也很高。

（三）"治疗-修复"策略

"治疗-修复"策略是一种对PVR增加的PAH-CHD患者（即处于"PVR灰色地带"）的联合治疗策略，旨在通过药物治疗将PVR降至手术标准：患者接受获批的PAH药物治疗，如果PVR下降到"可接受水平"，则手术修复缺损。这种方法理论上可以大大扩展在这些患者中的手术适应证。然而，此策略的一个显著局限是PAH治疗后PVR减少可能并不是由于PVD的好转，而仅仅是肺血管扩张和（或）肺血流量增加的暂时效应。这样的话，缺损的关闭可能会将疾病转化为更严重的PAH形式，而PVD患者本可能从逆向分流和开放的缺损中获益，特别是考虑到PAH和SPs患者在缺损未修复的情况下接受PAH靶向治疗的预后良好。

出于这些原因，不应基于技术层面的可行性和围手术期生存改善采取"治疗-修复"策略，而必须根据可能的长期结局进行判断。目前，尽管一些病例报告（主要是房间隔缺损患者）表明结局良好，但"治疗-修复"策略仍然缺乏预后数据的支持，并且鉴于缺陷关闭对RV功能的潜在有害影响，不能推荐治疗和修复。

鉴于缺乏关于SPs相关性PAH"临界"患者的手术管理指南，建议存在PVD证据的患者中应慎用缺损关闭手术。丰富的专业知识和经验对于评估术后发生不可逆PAH的风险至关重要。因此，需要对患者进行非常仔细和全面的评估，并建议在三级中心进行个体化的评估（另见第17章）。

五、心脏小缺损相关性肺动脉高压

本组（第3组）患者的特点为重度PAH伴限制性的小缺损［超声心动图评估有效直径，通常VSD＜1 cm和（或）ASD＜2 cm］。这些缺损被定义为"巧合性的"，以强调该组患者与特发性PAH患者的临床相似性。实际上，间隔缺损对PAH的诱发和进展的影响尚不清楚，小缺损与PAH之间不能建立明确的致病相关性：缺损本身并不被认为是发生PAH的原因，因为分流量太小，无法对肺血流量和肺血管结构产生明显的有害影响。因此，有研究者将此类患者诊断为特发性PAH伴CHD，尽管从统计学上来看这种情况较为少见。也有很多假设试图解释PAH-CHD的这种特定类型，如潜在遗传因素的影响，即在诱发PVD的小分流患者中，某种基因突变的存在造成了遗传性PAH；然而，*PAH*基因的突变在PAH-CHD患者中并不常见。在小间隔缺损患者中，也有假设认为，可能存在其他加速PVD进展的遗传性状或体质因素；然而，这些因素尚未被发现。

（一）流行病学

在各个研究中，PAH与CHD偶然共存的患者都是整个PAH-CHD人群中最小的亚组：最近一项大型队列研究按照4个临床亚组对PAH-CHD患者进行了分类，该亚组只占5%。而在一项横断面研究中，使用基于人口的荷兰CONGenital CORvitia（CONCOR）登记数据评估成人CHD中PAH的患病率，该亚组在CHD-PAH中只占4%。由于患者数量少，关于人口学、临床、血流动力学和预后特征及管理的数据也很少。

（二）临床概况

一项关于PAH-CHD患者的大型队列研究比较了4个临床亚组的特征，并分析了小缺损相关性PAH患者的临床特征和预后概况。除了存在间隔缺损外，这些患者的临床概况与特发性PAH非常相似。与其他PAH-CHD亚组的患者相比，小缺损相关性PAH患者的年龄最小，血流动力学表现为右心房平均压最低，因为通过间隔的右向左分流减轻了RV的压力。从预后的角度来看，与ES患者和SPs患者相比，与小缺损相关的PAH-CHD患者远期生存率更低：实际上，ES患者的15年生存率为87%，SPs患者为86%，小缺陷相关性PAH患者则为66%。然而，与特发性PAH患者38%的15年生存率相比，小缺损亚组的预后要好很多。为什么小缺损PAH-CHD患者的生存率介于特发性PAH与未矫正的大缺损PAH患者之间，其原因尚不清楚。可能的解释包括：小缺陷可能允许疾病晚期的体肺分流，部分缓解了RV的超负荷并弥补了体循环心排血量的逐渐减少，对预后具有积极影响。这一机制可能解释了与特发性PAH患者相比更好的生存率，但与大缺损的患者相比，其并不足以获得更有利的预后。

（三）治疗

尽管缺乏正规的疗效证据，但小缺损相关性PAH患者通常接受PAH靶向治疗，因为其特征与特发性PAH相似，且可能比ES危害性更强。多数有经验的PAH中心对这些患者采用的治疗方法与特发性PAH患者相同。

显然，小缺损相关性PAH患者没有外科或介入关闭缺损的指征。

（金　旗　译）

参 考 文 献

［1］Adatia I，Kothari SS，Feinstein JA．2010．Pulmonary hypertension associated with con-genital heart disease：pulmonary vascular disease：the global perspective. Chest，137（6 Suppl）：S52-S61

［2］Galie N，Humbert M，Vachiery JL，et al．2016．2015 ESC/ERS guidelines for the diagnosis and treatment of pulmonary hypertension. Eur Heart J，37（1）：67-119

［3］Beghetti M，Galiè N．2009．Eisenmenger syndrome：a clinical perspective in a new therapeutic era of pulmonary arterial hypertension. J Am Coll Cardiol，53（9）：733-740

［4］Diller GP，Gatzoulis MA．2007．Pulmonary vascular disease in adults with congenital heart disease. Circulation，115（8）：1039-1050

［5］Daliento L，Somerville J，Presbitero P，et al．1998．Eisenmenger syndrome. Factors relating to deterioration and death. Eur Heart J，19（12）：1845-1855

［6］Hopkins WE，Ochoa LL，Richardson GW，et al．1996．Comparison of the hemody-namics and survival of adults with severe primary pulmonary hypertension or Eisenmenger syndrome. J Heart Lung Transplant，15（1 Pt 1）：100-105

［7］Galiè N，Manes A，Palazzini M，et al．2008．Management of pulmonary arterial hypertension associated with congenital systemic-to-pulmonary shunts and Eisenmenger's syndrome. Drugs，68：1049-1066

［8］Brickner ME，Hillis LD，Lange RA．2000．Congenital heart disease in adults. Second of two parts［published erratum appears in N Engl J med 2000 mar 30；342（13）：988］. N Engl J Med，342（5）：334-342

［9］Manes A，Palazzini M，Leci E，et al．2014．Current era sur-vival of patients with pulmonary arterial hypertension associated with congenital heart disease：a comparison between clinical subgroups. Eur Heart J，35（11）：716-724

［10］Engelfriet PM，Duffels MGJ，Moller T，et al．2007．Pulmonary arterial hypertension in adults born with a heart septal defect：the euro heart survey on adult congenital heart disease. Heart，93（6）：682-687

［11］Simonneau G，Robbins I，Beghetti M，et al．2009．Updated clinical classification of pulmonary hypertension. J Am Coll Cardiol，54：S43-S54

［12］Simonneau G，Gatzoulis MA，Adatia I，et al．2013．Updated clinical classification of pulmonary hypertension. J Am Coll Cardiol，62：D34-D41

［13］Dimopoulos K，Inuzuka R，Goletto S，et al．2010．Improved survival among patients with Eisenmenger syndrome receiving advanced therapy for pulmonary arterial hypertension. Circulation，121（1）：20-25

［14］Galie N，Beghetti M，Gatzoulis MA，et al．2006．Bosentan therapy in patients with Eisenmenger syndrome：a multicenter，double-blind，randomized，placebo-controlled study. Circulation，114（1）：48-54

［15］Sztrymf B，Coulet F，Girerd B，et al．2008．Clinical outcomes of pulmonary arterial hypertension in carri-ers of BMPR2 mutation. Am J Respir Crit Care Med，177（12）：1377-1383

［16］Therrien J，Rambihar S，Newman B，et al．2006．Eisenmenger syndrome and atrial septal defect：nature or nurture? Can J Cardiol, 22: 1133-1136

[17] Newman JH, Trembath RC, Morse JA, et al. 2004. Genetic basis of pulmonary arterial hypertension: Current understanding and future directions. J Am Coll Cardiol, 43（12 Suppl S）: 33S-39S

[18] van Riel ACMJ, Schuuring MJ, van Hessen ID, et al. 2014. Contemporary prevalence of pulmonary arterial hypertension in adult congenital heart disease following the updated clinical classification. Int J Cardiol, 174（2）: 299-305

[19] Gatzoulis MA, Alonso-Gonzalez R, Beghetti M. 2009. Pulmonary arterial hypertension in paediatric and adult patients with congenital heart disease. Eur Respir Rev, 18（113）: 154-161

[20] Viswanathan S, Kumar RK. 2008. Assessment of operability of congenital cardiac shunts with increased pulmonary vascular resistance. Catheter Cardiovasc Interv, 71（5）: 665-670

[21] Baumgartner H, Bonhoeffer P, de Groot N, et al. 2010. ESC guidelines for the management of grown-up congenital heart disease（new version 2010）. Eur Heart J, 31: 2915-2957

[22] Haworth SG, Hislop AA. 2009. Treatment and survival in children with pulmonary arte-rial hypertension: the UK pulmonary hypertension Service for Children 2001-2006. Heart, 95（4）: 312-317

[23] Kannan BR, Sivasankaran S, Tharakan JA, et al. 2003. Long-term outcome of patients operated for large ventricular septal defects with increased pulmonary vascular resistance. Indian Heart J, 55（2）: 161-166

[24] Gatzoulis MA. 2011. The management of Eisenmenger syndrome in the modern treatment era: a case report. Eur Respir Rev, 20（122）: 293-296

[25] Barst RJ, McGoon MD, Elliott CG, et al. 2012. Survival in child-hood pulmonary arterial hypertension: insights from the registry to evaluate early and long-term PAH disease management. Circulation, 125（1）: 113-122

[26] D'Alto M, Romeo E, Argiento P, et al. 2013. Hemodynamics of patients developing pulmonary arterial hypertension after shunt closure. Int J Cardiol, 168（4）: 3797-3801

[27] Bando K, Turrentine MW, Sharp TG, et al. 1996. Pulmonary hypertension after operations for congenital heart disease: analysis of risk factors and management. J Thorac Cardiovasc Surg, 112（6）: 1600-1609

[28] Moller JH, Patton C, Varco RL, et al. 1991. Late results（30 to 35 years）after operative closure of isolated ventricular septal defect from 1954 to 1960. Am J Cardiol, 68（15）: 1491-1497

[29] van Albada ME, Berger RM. 2008. Pulmonary arterial hypertension in congenital cardiac dis-ease—the need for refinement of the Evian-Venice classification. Cardiol Young, 18（1）: 10-17

[30] Schulze-Neick I, Beghetti M. 2008. Classifying pulmonary hypertension in the setting of the congenitally malformed heart—cleaning up a dog's dinner. Cardiol Young, 18（1）: 22-25

[31] Lopes AA, Leary PW. 2009. Measurement, interpretation and use of hemodynamic param-eters. Cardiol Young, 19（S1）: 8-12

[32] Balzer DT, Kort HW, Day RW, et al. 2002. Inhaled nitric oxide as a preoperative test（INOP test I）: the INOP test study group. Circulation, 106（12 Suppl 1）: I76-I81

[33] Dimopoulos K, Peset A, Gatzoulis MA. 2008. Evaluating operability in adults with congeni-tal heart disease and the role of pretreatment with targeted pulmonary arterial hypertension therapy. Int J Cardiol, 129（2）: 163-171

[34] Roberts KE, McElroy JJ, Wong WP, et al. 2004. BMPR2 mutations in pulmonary arterial hypertension with congenital heart disease. Eur Respir J 24（3）: 371-374

修复手术后的先天性心脏病相关肺动脉高压

第5章

Shahin Moledina and Paraskevi Theocharis

缩略词

ASD	atrial septal defect	房间隔缺损
AVSD	atrioventricular septal defect	房室间隔缺损
BMPR-2	bone morphogenetic protein receptor type 2	骨形成蛋白受体-2
CHD	congenital heart disease	先天性心脏病
CTD	connective tissue disease	结缔组织疾病
ERA	endothelin receptor antagonist	内皮素受体拮抗剂
ES	Eisenmenger syndrome	艾森门格综合征
FC	functional class	功能分级
IPAH	idiopathic pulmonary arterial hypertension	特发性肺动脉高压
LHD	left heart disease	左心疾病
mPAP	mean pulmonary artery pressure	肺动脉平均压
NT-proBNP	N-terminal prohormone of brain natriuretic peptide	氨基末端B型利尿肽前体
PAH	pulmonary arterial hypertension	动脉性肺动脉高压
PAH-CHD	pulmonary arterial hypertension in congenital heart disease	先天性心脏病相关肺动脉高压
PDE5I	phosphodiesterase 5 inhibitor	磷酸二酯酶Ⅴ型抑制剂
PG	prostaglandin	前列腺素
PVR	pulmonary vascular resistance	肺血管阻力
PVR	pulmonary vascular resistance indexed	肺血管阻力指数
RCT	randomized control trials	随机对照研究
RV	right ventricle	右心室

S. Moledina (✉)

Great Ormond Street Hospital, London, WC1N 3JH, UK

e-mail: Shahin.Moledina@gosh.nhs.uk

P. Theocharis

Department of Paediatric Cardiology-Pulmonary Hypertension, Great Ormond Street Hospital, London, WC1N 3JH, UK

© Springer International Publishing AG 2017

K. Dimopoulos, G.-P. Diller (eds.), *Pulmonary Hypertension in Adult Congenital Heart Disease*, Congenital Heart Disease in Adolescents and Adults, DOI 10.1007/978-3-319-46028-4_5

TGA	transposition of great arteries	大动脉转位
VSD	ventricular septal defect	室间隔缺损
WHO	world health organization	世界卫生组织
6MWT	6-minute walk test	6分钟步行试验

一、引言

动脉性肺动脉高压（PAH）是先天性心脏病（CHD）患者常见的并发症。大部分病例中，肺血管无保护地暴露在非限制性先天性心脏病分流下。增加的肺血流和升高的压力引起肺血管重塑，最终导致肺血管病变。虽然在肺血管疾病发生机制的理解、CHD外科修复技术及药物治疗方面都有了很大进步，成功接受外科矫正手术的先天性心脏病患者仍可能发生PAH，且这类患者的死亡率明显增加。

二、分类和流行病学

近期对先天性心脏病相关肺动脉高压（PAH-CHD）临床分类的更新考虑了多种因素，例如，缺损的类型和大小、血流动力学参数和外科修复情况，并将患者分为4种表型：艾森门格综合征（ES）、体肺分流相关PAH、小缺损相关PAH和缺损纠正后持续性/复发性PAH。

约每1000例活产婴儿中6～10人会患有CHD，预计其中4%～28%可能会发展为PAH。有关心脏缺损矫正后PAH发病率的研究数据有限。在欧洲心脏调查中，既往接受过房间隔缺损（ASD）或室间隔缺损（VSD）矫正术的成人术后PAH患病率分别为12%和13%。在西班牙REHAP注册中心的PAH-CHD成人患者中，23.8%接受了心脏矫正手术。来自荷兰的大型回顾性研究表明儿童先天性心脏病术后PAH占PAH-CHD的15%；在多中心TOPP登记注册研究中术后PAH占PAH-CHD的35%；在英国登记注册研究的早期数据中占45%。

三、术后远期发生肺动脉高压的机制

CHD患者发生肺血管疾病的主要机制是由于增加的肺血流量和压力触发血管重构。异常的血管剪切力导致内皮功能紊乱和损伤、平滑肌细胞肥大和增殖、促血管收缩的血管活性介质表达、白细胞聚集促进炎症和血栓形成及凝血途径激活。

剪切力介导的肺血管重塑假设得到以下观察结果的支持：导致高流量和压力的病变。例如，完全房室间隔缺损（AVSD）、共同动脉干等，相比对剪切力影响小的病变，更早且更易发展为肺血管疾病。此外，代表疾病严重程度的血流动力学和组织学改变也与年龄和病变类型相关。

早期接受先心病矫正手术，肺血管系统的改变很可能是可逆的，如果在出生后几个月内发生PAH，1岁以内的肺血管阻力（PVR）通常是正常的。另一方面，如果手术延迟到2岁以后，PVR水平就可能无法达到正常；而对于已出现PAH的CHD患者来说，心内分流的修复甚至可能加速疾病进展。这表明尽管矫正了相关缺损，但在肺血管床病变进展超出完全或部分可逆性阶段时，可能存在"不可逆点"。

上述观察结果表明，CHD患者出现PAH的最大危险因素可能是肺血管系统所遭受剪切力的累积负荷（即缺损病变的大小、位置及分流持续时间）。

尽管血流介导的肺血管重构无疑是PAH-CHD发生的主要因素，但疾病表达存在个体差异，因此引起 PAH 的因素并不能完全确定。

（一）适应不良 / 发育因素

在儿科队列中，出生后几周内确诊患有 PAH 的 CHD 患者较为常见。此时由剪切力介导的肺血管重塑还来不及起作用，提示有其他导致 PAH 的因素，例如，产后肺血管床的适应不良或胎儿血流异常（例如限制性静脉导管或心房交通）。此外，荷兰注册中心还观察了一个存在三尖瓣后分流的婴儿亚组，该亚组在出生后数周至数月内 PAH 快速发展。所有患者均有综合征异常，包括唐氏综合征，它与 PAH 的高易感性相关。

CHD 患者即使早期接受矫正术或仅仅是小缺损，发生 PAH 的概率仍然远远高于预期概率，这也表明共同遗传及发育因素起重要作用。

（二）修复术后晚期发生 PAH

临床可见外科修复术后晚期发生 PAH 的患者，这些患者在术后数年内没有明显的肺动脉高压。Manes 等报道了一个有关 PAH-CHD 成人患者的队列研究，从手术修复到确诊为 PAH 的中位时间为 16.9 年。这种"晚发性"PAH 的发病机制尚不清楚。有学者认为，分流的存在触发了 PAH 潜在的易患倾向，可能在缺陷关闭数年后才会表现出来。修复后的残余缺损对 PAH 发生的影响也并不清楚。仅存在残余分流似乎不足以引起晚期 PAH，因为在此 PAH-CHD 队列中不超过 20% 的患者存在残余缺损，并且多数缺损较小。

四、遗传因素

在对 PAH-CHD 成人和儿童患者进行的一项小型研究中发现，小部分（约 6%）PAH-CHD 患者存在骨形成蛋白受体 -2（BMPR-2）的错义突变，但远低于特发性 PAH（iPAH）或遗传性 PAH 患者中观察到 *BMPR-2* 基因突变的概率（约 50%）。*BMPR-2* 基因突变与 PAH-CHD 的相关性仍不确定。与肺动脉高压相关并且可能与 PAH-CHD 相关的遗传综合征包括 DiGeorge 综合征、脊椎缺损、肛门闭锁、心脏缺损、气管食管瘘、肾异常及肢体异常（VACTERL）综合征、CHARGE综合征、弯刀综合征、Noonan 综合征、染色体 1p36 缺失和先天性膈疝相关的染色体异常。

术后 PAH 的发病年龄在儿童介于 4.8 ～ 7.5 岁，成人介于 27 ～ 38 岁，并且早于 ES 或分流相关的 PAH 患者。在一些队列中，CHD 患者接受外科修复手术时的中位年龄为 11 岁，平均约 17 年后确诊为 PAH。肺动脉平均压（mPAP）范围为 45 ～ 67 mmHg，肺血管阻力指数（PVRI）范围为（11.8 ～ 15）WU×m²。此外，这些患者的临床特征和血流动力学基本与 IPAH 相似（表 5.1）。

表 5.1　已发表的主要登记注册研究中纳入的术后 CHD 患者人群及其基线特征总结

队列	PAH-CHD（例）	修复术后 PAH-CHD	年龄范围（岁）	治疗	注解
Howarth 等	104	47（45%）	0.2 ～ 19.5	PDE5I，ERA，PG	5 年生存率 59.6%
Barst 等（REVEAL）	77	29（38%）	5	PDE5I，ERA，PG	5 年生存率 71%
Van Loon 等	111	17（15%）	0.3 ～ 4.6	未描述	儿童 PAH-CHD 发病率和患病率比成人高；5 年生存率 47%
Manes 等	192	44（23%）	19 ～ 53	PDE5I，ERA，PG	5 年生存率 83%，20 年生存率 36%

续表

队列	PAH-CHD（例）	修复术后 PAH-CHD	年龄范围（岁）	治疗	注解
Engelfriet 等	1877	652（35%）	21～50	未描述	5年生存率93.9%
Alonso-Gonzalez 等（REHAP）	240	57（24%）	13.6～51.8	未描述	比艾森门格综合征患者预后更差

五、治疗

在第1大类PAH药物治疗的大型随机对照试验中，研究人群缺乏修复术后的PAH-CHD患者。针对PAH-CHD的研究主要集中在ES。因此，修复术后PAH-CHD的治疗策略在很大程度上仍基于专家意见和推断。在上述队列中，对修复术后晚期PAH-CHD患者按照与IPAH患者相同的治疗策略和欧洲心脏病学会（ESC）提出的治疗方案进行了治疗。在进行更具体的研究之前，这种方法似乎是合理的，而且第1大类PAH之间表型和组织学也具有相似性。近期PATENT研究的一项事后分析显示，对于小部分CHD完全修复术后发生持续性/复发性PAH的患者来说，利奥西呱改善了一系列临床结局，包括6分钟步行试验（6MWT）、PVR、世界卫生组织功能分级（WHO FC）和氨基末端利钠肽前体（NT-proBNP）。上述改善在2年随访期间持续存在。此外，近期有两项以致残率/死亡率为联合终点的研究纳入了纠正单纯缺损后发生PAH的CHD患者，认为马西腾坦［一种内皮素受体拮抗剂（ERA）］和司来帕格（一种口服前列环素受体激动剂）可能对此类患者有益。

原发心脏缺损和残余缺损具有内在异质性，这使得治疗指南的实践难度增大。在缺乏心内右向左分流的情况下，静脉内给予前列环素类似物治疗可能是可行的选择。相比之下，ES患者存在右向左分流，其矛盾栓塞的风险可能会限制其使用静脉内前列环素类似物。

对药物治疗无反应的严重病例来说，肺移植或心肺移植仍然是一种可能的选择；但是，考虑到以往心胸外科手术对胸壁和胸膜的影响、残余的心脏缺损和可能造成的人类白细胞抗原（HLA）致敏等，这个选择对许多患者来说可能并不可行。

六、自然病程：结局

目前仍缺乏有关先天性心脏病修复术后PH患者结局的数据，大部分数据来源于伴随偏倚的回顾性队列。大多数儿童队列研究表明，与ES患者相比，此类患者疾病进展更快，结局更差，与IPAH患者更为相似。成人队列研究表明，先天性心脏病术后PH患者生存率高于IPAH患者，但在所有PAH-CHD中该类患者生存率最低。一个值得注意的例外是，成人CHD患者的欧洲心脏调查显示，修复术后PAH-CHD患者的存活率优于ES患者。然而，此研究以超声心动图检测肺动脉收缩压对修复术后PAH进行定义，纳入的患者可能病情较轻。术后PAH的存活优势不能归因于治疗策略的不同，因为与其他两类PAH相比，小缺损和修复术后的PAH-CHD患者更可能得到PAH的靶向药物治疗。

来自英国儿童队列研究的数据表明，在修复术后早期就发现PAH的患者存活率较低。如果PAH未经治疗，预测平均生存期约为3.5年，但治疗后生存期也仅升高至4.1年。患有潜在复杂心脏缺损和唐氏综合征的PAH-CHD患者生存率明显较差。

与ES患者相比，修复术后PAH患者预后更差的原因尚不清楚。一个可能的因素是，随着PVR的增加，未经手术的CHD患者存在右向左分流。存在三尖瓣后分流的患者，其右心室（RV）的血流可以同时进入肺循环和体循环，因此在任何程度的血管疾病下右心后负荷均较低，尽管出现发绀，心排血量却能保持正常。分流的缺乏（如修复术后PAH-CHD）可能导致RV暴露于较高的后负荷，特别是在运动过程中。用于治疗IPAH的三尖瓣后分流术（即Potts分流术）反过来也验证了上述右向左分流的效果。

ES患者有RV肥厚的基因表型，其RV能更好地适应增加的后负荷。而CHD修复术后RV压力降低，面对随后升高的PVR，其RV适应不良。

接受CHD修复术患者体内的某些特定因素可能会进一步影响这些患者的不良结局。残余小缺损导致的分流可能影响PAH发生和RV适应。瓣膜功能不全特别是三尖瓣反流在既往行心脏手术的患者和PAH患者中十分常见。虽然在未发生PAH时，患者对其通常耐受良好，但三尖瓣反流很可能会因肺动脉高压的异常负荷状态而加剧，进而降低心脏泵血的效率。另外，心室手术，特别是既往右心室切开和瘢痕形成也可导致这些患者的RV功能不全。

心律失常（右束支传导阻滞、完全性心脏传导阻滞、房性快速性心律失常）在术后PAH-CHD患者中愈发常见。它可能是一种手术并发症（传导系统损伤、心肌瘢痕），也可能与PH导致的心房扩张相关。心律失常可造成右心室功能不全，增加猝死风险。此外，右束支传导阻滞作为心内修复术后常见的并发症，可能会加剧已经存在的右心室电机械不同步，进一步降低心脏泵功能。

总结

术后PAH患者是一个具有异质性的群体，可能有不同的病因。即使接受靶向药物治疗，术后PAH患者的预后仍比其他类型的CHD-PAH差，但对CHD及时诊断和修复，或进行专家评估并在肺血管疾病确诊后避免手术，可以减少多数术后PAH导致的死亡。

（禹　雪　译）

参 考 文 献

[1] Wood P. 1958. The Eisenmenger syndrome or pulmonary hypertension with reversed central shunt. I. Br Med J, 2（5098）: 701-709

[2] Lowe BS, Therrien J, Ionescu-Ittu R, et al. 2011. Diagnosis of pulmonary hypertension in the congenital heart disease adult population impact on outcomes. J Am Coll Cardiol, 58（5）: 538-546

[3] Diller GP, Gatzoulis MA. 2007. Pulmonary vascular disease in adults with congenital heart disease. Circulation, 115（8）: 1039-1050

[4] Sanatani S, Wilson G, Smith CR, et al. 2006. Sudden unexpected death in children with heart disease. Congenit Heart Dis, 1（3）: 89-97

[5] Simonneau G, Gatzoulis MA, Adatia I, et al. 2013. Updated clinical classification of pulmonary hypertension. J Am Coll Cardiol, 62（25 Suppl）: D34-D41

[6] Marelli AJ, Mackie AS, Ionescu-Ittu R, et al. 2007. Congenital heart dis-ease in the general population: changing prevalence and age distribution. Circulation, 115（2）: 163-172

[7] Adatia I, Kothari SS, Feinstein JA. 2010. Pulmonary hypertension associated with congenital heart disease: pulmonary vascular disease: the global perspective. Chest, 137（6 Suppl）: 52S-61S

[8] Duffels MG, Engelfriet PM, Berger RM, et al. 2007. Pulmonary arterial hypertension in congenital heart disease: an epidemiologic perspective from a Dutch registry. Int J Cardiol, 120（2）: 198-204

[9] Mulder BJ. 2010. Changing demographics of pulmonary arterial hypertension in congenital heart disease.

Eur Respir Rev, 19（118）: 308-313

[10] D'Alto M, Mahadevan VS. 2012. Pulmonary arterial hypertension associated with congenital heart disease. Eur Respir Rev, 21（126）: 328-337

[11] Gatzoulis MA, Alonso-Gonzalez R, Beghetti M. 2009. Pulmonary arterial hypertension in paediatric and adult patients with congenital heart disease. Eur Respir Rev, 18（113）: 154-161

[12] Engelfriet PM, Duffels MG, Moller T, et al. 2007. Pulmonary arterial hypertension in adults born with a heart septal defect: the euro heart survey on adult congenital heart disease. Heart, 93（6）: 682-687

[13] Alonso-Gonzalez R, Lopez-Guarch CJ, Subirana-Domenech MT, et al. 2015. Pulmonary hypertension and congenital heart disease: an insight from the REHAP National Registry. Int J Cardiol, 184: 717-723

[14] van Loon RL, Roofthooft MT, Hillege HL, et al. 2011. Pediatric pulmonary hypertension in the Netherlands: epidemiology and characterization during the period 1991 to 2005. Circulation, 124（16）: 1755-1764

[15] Berger RM, Beghetti M, Humpl T, et al. 2012. Clinical features of paediatric pulmonary hypertension: a registry study. Lancet, 379（9815）: 537-546

[16] Haworth SG, Hislop AA. 2009. Treatment and survival in children with pulmonary arterial hypertension: the UK pulmonary hypertension Service for Children 2001-2006. Heart, 95（4）: 312-317

[17] Rabinovitch M. 1999. Pulmonary hypertension: pathophysiology as a basis for clinical decision making. J Heart Lung Transplant, 18（11）: 1041-1053

[18] Haworth SG. 2002. Pulmonary hypertension in the young. Heart, 88（6）: 658-664

[19] Haworth SG. 1984. Pulmonary vascular disease in different types of congenital heart disease. Implications for interpretation of lung biopsy findings in early childhood. Br Heart J, 52（5）: 557-571

[20] Manes A, Palazzini M, Leci E, et al. 2013. Current era survival of patients with pulmonary arterial hypertension associated with congenital heart disease: a comparison between clinical subgroups. Eur Heart J, 35（11）: 716-724

[21] Roberts KE, McElroy JJ, Wong WP, et al. 2004. BMPR2 mutations in pulmonary arterial hypertension with congenital heart disease. Eur Respir J, 24（3）: 371-374

[22] Vida VL, Padalino MA, Boccuzzo G, et al. 2010. Scimitar syndrome: a European Congenital Heart Surgeons Association（ECHSA）multicentric study. Circulation, 122（12）: 1159-1166

[23] Tinker A, Uren N, Schofield J. 1989. Severe pulmonary hypertension in Ullrich-Noonan syndrome. Br Heart J, 62（1）: 74-77

[24] Slavotinek A. 2003. Chromosome 1p36 deletions. Orphanet encyclopedia [Internet]

[25] Soubrier F, Chung WK, Machado R, et al. 2013. Genetics and genomics of pulmonary arterial hypertension. J Am Coll Cardiol, 62（25 Suppl）: D13-D21

[26] Barst RJ, McGoon MD, Elliott CG, et al. 2012. Survival in childhood pulmonary arterial hypertension: insights from the registry to evaluate early and long-term pulmonary arterial hypertension disease management. Circulation, 125（1）: 113-122

[27] Rosenkranz S, Ghofrani HA, Beghetti M, et al. 2015. Riociguat for pulmonary arterial hypertension associated with congenital heart disease. Heart, 101（22）: 1792-1799

[28] Pulido T, Adzerikho I, Channick RN, et al. 2013. Macitentan and morbidity and mortality in pulmonary arterial hypertension. N Engl J Med, 369（9）: 809-818

[29] Sitbon O, Channick R, Chin KM, et al. 2015. Selexipag for the treatment of pulmonary arterial hypertension. N Engl J Med, 373（26）: 2522-2533

[30] Galie N, Humbert M, Vachiery JL, et al. 2016. 2015 ESC/ERS guidelines for the diagnosis and treatment of pulmonary hypertension: the joint task force for the diagnosis and treatment of pulmonary hypertension of the European Society of Cardiology（ESC）and the European Respiratory Society（ERS）endorsed by: Association for European Paediatric and Congenital Cardiology（AEPC）, International Society for Heart and Lung Transplantation（ISHLT）. Eur Heart J, 37（1）: 67-119

[31] Dimopoulos K, Giannakoulas G, Wort SJ, 2008. Pulmonary arterial hypertension in adults with congenital heart disease: distinct differences from other causes of pulmonary arterial hypertension and management

implications. Curr Opin Cardiol，23（6）：545-554

［32］Daliento L，Somerville J，Presbitero P，et al. 1998. Eisenmenger syndrome. Factors relating to deterioration and death. Eur Heart J，19（12）：1845-1855

［33］Baruteau AE，Belli E，Boudjemline Y，et al. 2015. Palliative Potts shunt for the treatment of children with drug-refractory pulmonary arterial hypertension：updated data from the first 24 patients. Eur J Cardiothorac Surg，47（3）：e105-e110

［34］Perloff JK，Warnes CA. 2001. Challenges posed by adults with repaired congenital heart disease. Circulation，103（21）：2637-2643

［35］Rajdev A，Garan H，Biviano A. 2012. Arrhythmias in pulmonary arterial hypertension. Prog Cardiovasc Dis，55（2）：180-186

［36］Handoko ML，Lamberts RR，Redout EM，et al. 2009. Right ventricular pacing improves right heart function in experimental pulmonary arterial hypertension：a study in the isolated heart. Am J Physiol Heart Circ Physiol，297（5）：H1752-H1759.

第6章

节段性肺动脉高压

Konstantinos Dimopoulos，Claudia Montanaro and Gerhard-Paul Diller

缩略词

CHD	congenital heart disease	先天性心脏病
CT	computed tomography	计算机断层扫描
CXR	chest X-ray	X线胸片
IVC	inferior vena cava	下腔静脉
LA	left atrium	左心房
LPA	left pulmonary artery	左肺动脉
MAPCA	major aortopulmonary collateral artery	大的体肺侧支动脉
MPA	main pulmonary artery	主肺动脉
PA	pulmonary artery	肺动脉
PAH	pulmonary arterial hypertension	动脉性肺动脉高压
PAH-CHD	pulmonary arterial hypertension related to congenital heart disease	先天性心脏病相关性肺动脉高压
PAP	pulmonary artery pressure	肺动脉压力

K. Dimopoulos（✉）

Adult Congenital Heart Centre & Centre for Pulmonary Hypertension，Royal Brompton Hospital and Imperial College，London，UK

National Heart and Lung Institute，Imperial College London，London，UK

e-mail：k.dimopoulos02@gmail.com

C. Montanaro

Adult Congenital Heart Centre & Centre for Pulmonary Hypertension，Royal Brompton Hospital and Imperial College，London，UK

G.-P. Diller

National Heart and Lung Institute，Imperial College London，London，UK

Division of Adult Congenital and Valvular Heart Disease，Department of Cardiovascular Medicine，University Hospital Muenster，Münster，Germany

© Springer International Publishing AG 2017

K. Dimopoulos, G.-P. Diller（eds.），*Pulmonary Hypertension in Adult Congenital Heart Disease*，Congenital Heart Disease in Adolescents and Adults，DOI 10.1007/978-3-319-46028-4_6

PDA	patent ductus arteriosus	动脉导管未闭
PH	pulmonary hypertension	肺动脉高压
PS	pulmonary stenosis	肺动脉狭窄
PVD	pulmonary vascular disease	肺血管疾病
RA	right atrium	右心房
RPA	right pulmonary artery	右肺动脉
RV	right ventricle	右心室
TOF	tetralogy of Fallot	法洛四联症
TPG	transpulmonary gradient	跨肺压力梯度
VSD	ventricular septal defect	室间隔缺损

一、引言

　　肺动脉高压（PH）在最新的欧洲指南中被定义为一种病理生理学综合征，其特征是肺动脉系统的平均压力增加。自1998年以来，已有许多PH分类被提出，以识别各种病因PH的共同点，并确定具有相似病理和血流动力学特征的亚组，从而指导对患者的管理。2013年，在尼斯举行的世界肺动脉高压大会确立了最新的PH分类，儿童和成人患者均使用共同的分类标准。在这一分类中，引入了一个新的概念，称为"节段性PH"，并将其归入第5大类［机制不明和（或）多种机制所致］肺动脉高压。

二、节段性肺动脉高压：定义和分类

　　节段性PH在最近的指南中被描述为"在先天性心脏病（如肺动脉或三尖瓣闭锁）中由体肺动脉（AP）侧支灌注的局部肺部观察到的肺动脉高压"。尼斯世界PH大会上发布的节段性PH的定义有所不同："累及单侧或双侧肺的一个或多个肺叶的PH。"过去的研究者则使用更宽泛，或许也更全面的节段性PH定义：指分布不均匀的PH，部分肺野比其他区域暴露于更高的压力。事实上，"节段"一词是指受累肺的任何部分（一个或多个肺段、肺叶甚至整个肺）中，但至少有一个节段的压力正常。

　　先天性心脏病（CHD）相关性肺动脉高压（PAH）通常由长期存在的肺循环容量和（或）压力负荷增加引起。肺血管内皮细胞在剪切力下增殖肥大，导致肺血管进行性狭窄和阻力增加。引发肺血管疾病（PVD）的两个主要病理改变是肺动脉自身结构的肥厚和纤维化，两者均导致血管失去了固有的弹性（由于内弹力层的断裂和丛状病变的形成），从而加剧了管腔的僵硬和狭窄（图6.1；另见第1章）。

　　虽然节段性PH的病理生理学尚未得到充分研究，但CHD患者发生节段性PH的潜在组织学变化应该不会与大多数与先天性心脏病相关性肺动脉高压（PAH-CHD）（或其他类型的PAH）有很大不同。然而，在心血管的解剖结构及节段性PH对肺灌注和心脏的影响方面，两者有很大的差异，上述因素都会影响疾病的管理和PAH靶向治疗的效果。

　　很多先天性或后天性的疾病可以导致节段性PH。可能导致节段性PH的先天性病变包括肺动脉闭锁、肺动脉起源异常、单侧肺动脉（PA）缺如/闭锁和起源于主动脉的肺动脉供血肺野（图6.2）。此外，任何大型三尖瓣后心脏缺损（室间隔缺损、房室间隔缺损、动脉导管未闭、主肺动脉窗和共同动脉干）都可以在伴有外周肺动脉狭窄（PS）的情况下导致节段性PH，狭窄的外周

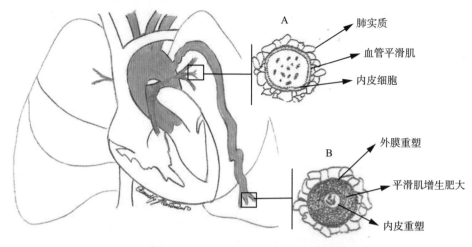

图6.1 复杂性肺动脉闭锁中的肺血管疾病。虽然低灌注区和正常灌注区的肺血管可能正常（A），但由主动脉的粗大侧支供血的区域可能出现类似于PAH的肺血管疾病（B）

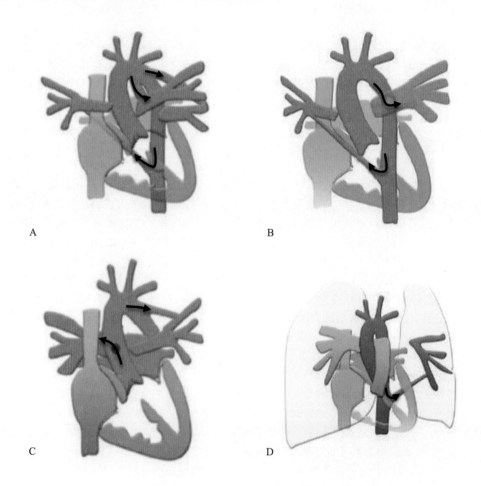

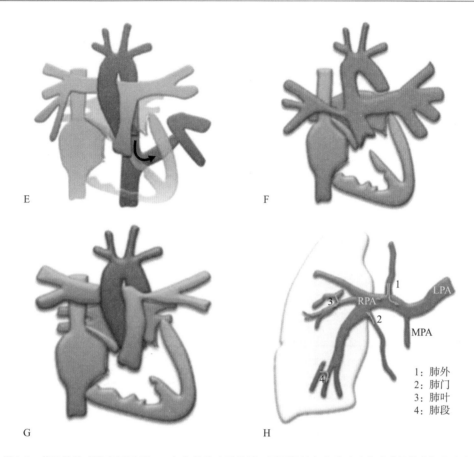

图6.2　节段性肺动脉高压示例。A.复杂性肺动脉闭锁，不互通的左右肺动脉由动脉导管未闭和降主动脉（箭头）发出的大的体肺侧支动脉（MAPCA）供血。B.左肺动脉由Potts分流供血，右肺由降主动脉的MAPCA供血。C.右肺动脉由Waterston分流供血。D.离断的左肺动脉由降主动脉的MAPCA供血。Potts和Waterston分流的大小很难控制，很可能导致肺段的压力和容量超负荷，随着时间的推移，导致肺动脉高压。E.左肺动脉的单个节段（下段）离断，由大型MAPCA供血。在此情况下，只有左下肺叶会发生肺动脉高压。F.共同动脉干，伴右肺动脉起始部位狭窄。在此情况下，只有左肺会发生肺动脉高压。G.室间隔大缺损和左肺动脉起始部位狭窄。在此情况下，VSD可能导致右肺发生肺动脉高压，而非左肺。H.各种类型的侧支动脉

肺动脉防止了肺的某些（但并非所有）节段发生PVD。

本章将简要描述可能发生节段性PH的主要疾病，并重点关注肺动脉闭锁。

（一）肺动脉闭锁

肺动脉闭锁可能合并多种病变，研究者对其解剖和临床分类的意见也尚未达成一致。VSD的存在决定了肺动脉闭锁的自然病程和手术处理策略。肺动脉闭锁和VSD患者可被认为是法洛四联症（TOF）疾病谱的一种极端形式，表现出主动脉骑跨和典型的室间隔偏曲。肺动脉闭锁的患者也可能室间隔完整或存在更复杂的解剖畸形（如大动脉转位、三尖瓣闭锁等）。

在肺动脉闭锁中，PA的解剖结构存在显著的变异性。PA可能是左右连通的，且口径足够大，允许从右心室（RV）向PA建立通道进行修复。当PA细小时，可能需要Blalock-Taussig或中央分流术以促进血管生长，从而进行通路修复。然而，PA通常很小，可能是汇合的，也可能不是汇合的，其可能由动脉导管供应，也可能由体肺侧支动脉供应，称为大的体肺动脉侧支（MAPCA）。在最严重的情况下，心包内的整个肺动脉树完全缺失，肺部的血供完全由体循环–肺循环的侧支动脉维持（图6.3）。MAPCA也可能在出生时右心室流出道严重梗阻的患者中出现。

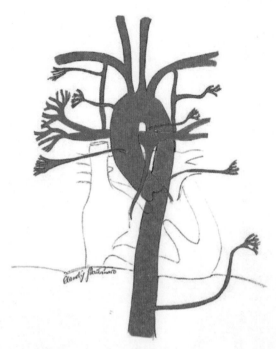

图 6.3　肺动脉闭锁中的体肺侧支动脉示例。侧支动脉可以起源于主动脉（通常是降主动脉）、锁骨下动脉、未闭动脉导管或冠状动脉

　　许多（虽然并非所有）肺动脉闭锁的患者都可以接受手术修复，取决于中心肺动脉或 MAPCA 的存在和大小。"单源化手术"涉及左、右 PA 的分期重建方法，其中包括了动脉分流（通常是 Blalock-Taussig 分流）的建立。最后，通过人工血管将 PA 与 RV 连接吻合，多数情况下还要关闭 VSD。

　　并非所有患者都可作为单源化手术的候选者，且直到最近这一手术的结局才得到了改善。因此，大量肺动脉闭锁患者要么没有接受手术，要么只接受了姑息性干预或部分的单源化手术。在这些患者中，PH 可能由大侧支或姑息性分流，特别是 Waterston 或 Potts 分流术造成，这些侧支和分流的大小很难控制，并可能导致肺部血流过多（图 6.4）。此外，有些患者已经完成了单源化手术和 RV-PA 通道建立，但 VSD 作为 RV 的"安全阀"保持开放，因为外周肺动脉狭窄或 PVD 已经造成了 PA 压力的升高。

（二）肺动脉闭锁中的 PH

　　全面的修复术完成后，右心室高压常持续存在，这可能是由于 PVD 所致。外周肺动脉狭窄和节段性肺动脉高压很可能促使大量肺血流从"更健康"的肺段通过，导致了血流剪切力增加和 PVD 的进展。此外，RV 舒张和收缩功能障碍并不罕见，这可能与长期发绀、压力升高、反复手术及放置 RV 管道有关。心肌储备的减少可能影响 RV 对高压的长期适应和对治疗的反应，因为这些患者 RV 的表现可能不同于特发性肺动脉高压乃至大型 VSD 的患者。关闭 VSD 可能会加剧这种情况，因为 VSD 本可以充当 RV 的"安全阀"。在 PAH-CHD 中，与缺损未修复的患者相比，修复术后的患者在成年后出现 PH 的预后更差。这可能同样适用于修复肺动脉闭锁的患者。

（三）单侧肺动脉缺如

　　单侧 PA 缺如是一种非常罕见的先天性心血管畸形。虽然从肺动脉主干到"缺如"的 PA 之间不存在血流，但肺门处 PA 仍然存在，特别是在 PDA 的大型体肺侧支供血时。出于这一原因，"PA 近端中断""非汇合肺动脉"或"起源动脉导管的单侧肺动脉"等术语也常被使用。

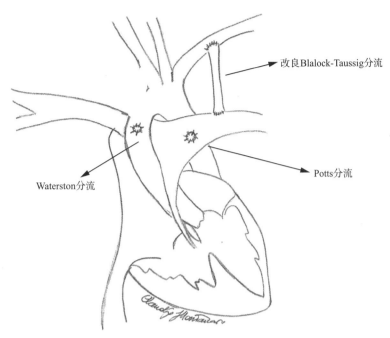

图6.4　中央分流的两种类型：Waterston分流（在升主动脉和主肺动脉或右肺动脉之间）和Potts分流（在降主动脉和左肺动脉之间）。这些类型的分流现在已被摒弃，因为出现了更容易调整分流大小的Blalock-Taussig分流术（GoreTex管吻合左或右锁骨下动脉和相应的肺动脉）。Waterston或Potts分流术的年长患者很可能在由分流供血的肺动脉中发生肺血管疾病：当肺动脉中断，或有周围肺动脉狭窄时，就会发生节段性肺动脉高压

据估计，当单侧肺动脉缺如孤立存在时，其患病率在成年人中为1/（20万～30万）。然而，80%左PA缺如的病例报告合并其他先天性心脏病，如TOF和肺动脉闭锁或共同动脉干。一项2011年的综述表明，在352例单侧PA缺如的患者中，1/3（n＝237）与其他先天性心脏畸形有关。当PDA不存在时，为患侧肺供血的体动脉侧支可能来自支气管动脉、肋间动脉、膈下动脉、锁骨下动脉或冠状动脉。这些血管间的交通可能以MAPCAs的形式持续存在。

在大多数情况下，孤立的单侧PA缺如无症状或症状轻微，患者常存活至成年也未被诊断。部分患者确实存在运动耐量减退，并出现咯血（19%～44%的患者）或反复胸部感染，这可能是由肺泡低碳酸血症和支气管收缩，以及炎症细胞在肺部的输送不良所致。

44%单侧肺动脉缺如的病例存在PH且合并其他先天性心脏病，影响患者的预后。治疗方案的选择取决于患者的症状和解剖结构，包括体肺侧支的存在、相关的心血管畸形和PH。PH的发生可能是由于流入"健侧"肺的血流增加，"健侧"肺接受了全部的心排血量，导致肺血管内皮所受剪切力增加和血管收缩，进一步引起血管重塑和肺血管阻力上升。结扎左PA和动脉导管后的动物模型（14只新生猪）显示，出生后肺小动脉持续肌型化，PA压力升高，RV肥大。

对单侧PA缺如的处理应基于患者的症状、PA解剖、相关心血管畸形、体肺侧支及PH的存在。无症状的成人患者若无心血管负荷增加的证据就不需要进行治疗。反复咯血的患者可能从体肺动脉侧支栓塞术中获益，对于严重的难治性病例甚至可以考虑行肺切除术。

在婴儿中，早期修复或分期修复（首先为患侧肺动脉建立分流）或可促进患侧肺动脉和肺的生长，同时降低PH的患病率。在年长的患者中，肺内动脉通常严重发育不良或存在阻塞，无法进行修复。在PH患者中，PAH特异性治疗的使用已被报道。

（四）单侧肺动脉起源升主动脉（半共干）

半共干被定义为单侧PA异常起源于升主动脉，另一侧PA则正常起源于RV。由于心脏有独

立的心室动脉连接，以及独立的主动脉瓣和肺动脉瓣，因此，半共干被视为与共同动脉干不同的一种独立疾病。半共干最常出现在右PA，常发自升主动脉的后部，靠近主动脉瓣。当左PA起源于主动脉时，主动脉弓通常为右位。起源于主动脉的PA供血常引起压力和容量的超负荷。随着时间的推移，逐渐发展为PVD，除非及时进行修复，否则新生儿在第1年的死亡率很高（最高可达70%）。一小部分未修复的患者存活至成年乃至更久，他们多存在单侧（节段性）PH。

（五）共同动脉干伴单侧肺动脉狭窄

动脉干或共同动脉干定义为通过共同的心室-动脉连接，由心室发出动脉干同时供应体循环和肺循环。根据Collett和Edwards的研究，肺动脉起源于动脉干的模式主要分为4种类型（图6.5）。

——Ⅰ型：肺动脉主干起源于共同动脉主干的左侧方，由此再分出左、右PA。

——Ⅱ型：肺动脉主干缺失，两支肺动脉起源于共同动脉干的后外侧，但彼此接近。

——Ⅲ型：两支肺动脉分别从共同动脉干左、右侧面起源，且距离较远。

此分类的第四种类型，即双侧PA均不起源于共同动脉干，现已被归入肺动脉闭锁，而不是共同动脉干。Van Praagh则提出了另一种单分类（A1～A4，图6.5）。

多达50%的患者存在单侧或双侧PA起始处狭窄，在少数患者中，某种程度的狭窄可能对单侧或双侧PA有保护作用，使其免于发展为PVD。过去常首先尝试肺动脉束带术，而现在多选择全面的修复手术。当单支PA狭窄和双肺中单侧PH发展时，在PA分支汇合处束带或将PA从起始处分离并不总是有效的。在其他情况下，某些肺血管分支也可能发育不良。

（六）三尖瓣后大型缺损伴外周肺动脉狭窄

大型VSD、AVSD、PDA或主肺动脉窗的患者很可能发展为PVD，除非及时修复或接受有效的PA束带术。当上述缺损与外周肺动脉狭窄（一处或多处）同时存在时，如果狭窄足够严重，则可以保护相应的肺血管床不发生PVD，最终形成节段性PH。此外，PA束带也可能向分

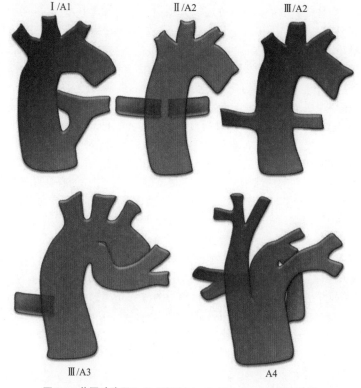

图6.5　共同动脉干Collett和Edwards/Van Praagh解剖分类

叉处滑动（脱位），导致两支PA中的一支狭窄，使另一侧肺不受保护。

（七）单肺Waterston或Potts分流术

体动脉-肺动脉分流是一种旨在改善肺部血流和氧合，并促进PA生长，为彻底修复发绀型先天性心脏缺损做准备的外科手术。现在，最常见的术式是改良Blalock-Taussig分流术（图6.4），在锁骨下动脉和PA之间使用适当大小的内置聚四氟乙烯（PTFE）人工血管旁路移植，从而无须离断锁骨下动脉（如"经典B-T分流"）。比较陈旧的分流术式，如Waterston分流术［升主动脉和右肺动脉（RPA）］或Potts分流术（降主动脉和左PA）现已被摒弃，因为它们很难控制分流量的大小，发展为PH的风险很高。当这些分流将主动脉与单侧PA（离断的肺动脉）连通或当外周存在/因分流出现肺动脉狭窄时，可能发展为节段性PH（图6.2）。

（八）弯刀综合征

弯刀综合征（即右肺静脉畸形引流至下腔静脉）与右肺动脉血供异常（RPA大小和分支异常及部分右肺由体动脉供应）和肺动脉高压（图6.6）。在由体动脉而非RPA灌注的肺野，可观察到毛细血管床的扩张。在三尖瓣后无缺损的情况下，PVD可能由体动脉血大量流入发育不良的右肺所致。然而，在发生PH的弯刀综合征婴儿的组织活检中，可见两肺动脉中膜厚度增加，尽管这种病理改变仅累及右肺。美国心脏协会和美国胸科协会的儿科PH指南以弯刀综合征作为多种因素所致PH的典例，其与静脉阻塞、体肺侧支或肺静脉异位引流的高流量后遗症和（或）肺发育不全有关。目前仍不明确，弯刀综合征是否为节段性PH疾病谱的一部分。

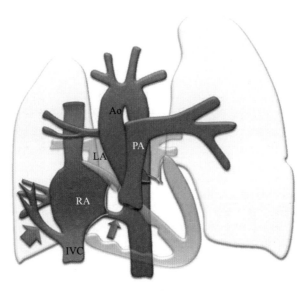

图6.6 弯刀综合征示例。右肺动脉发育不良。右肺中下段由降主动脉的侧支供应（细箭头）。肺静脉回流通过弯刀静脉（粗箭头）流入下腔静脉（通常在此水平存在狭窄）。右肺发育不良。RA.右心房；IVC.下腔静脉；PA.肺动脉；Ao.主动脉；LA.左心房

（九）肺静脉狭窄

一支或多支肺静脉狭窄可通过受累节段的毛细血管后压力升高引起肺动脉压力增加。当汇合的肺动脉干存在时，尽管只有局部肺静脉的阻力增加，但在整个肺动脉树中都能检测到PA压力的升高。不同肺段的毛细血管楔压测量可提示受影响的区域。肺静脉狭窄可分为先天性或后天性。后者通常是既往外科手术的结果（如大动脉转位的心房内调转术或肺静脉异位引流修复术）或与介入手术（如房颤消融）、放射治疗，以及心腔或其他组织的扩大［如Fontan患者右心

房（RA）扩大〕产生的外部压迫有关。

　　虽然肺静脉狭窄归入PH分类的第2大类，但它是由单个肺段病变引起的PH。如果肺动脉汇合，最终可造成全肺的PA压力升高（图6.7）。

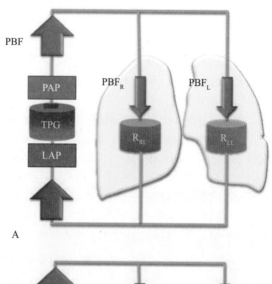

A

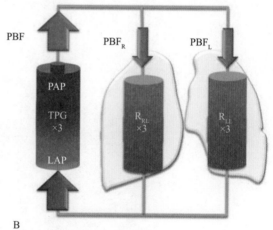

B

图6.7　将肺循环类比为简单电路。每侧肺视为一个电阻（R_{RL}和R_{LL}分别为右肺和左肺），而电池代表跨肺梯度（TPG），即平均PA压力与平均左心房压力之间的压力梯度。电流相当于肺部血流（PBF），分为右肺（PBF_R）和左肺（PBF_L）血流。在A图中，双肺阻力正常，正常的TPG（低压电池）足以维持正常的PBF。当两肺的阻力增加3倍时（B），TPG（电压）必须增加3倍才能保持PBF（电流）。如果阻力在单侧肺中（C）增加3倍，则TPG必须增加50%才能维持总PBF。在这种情况下，患侧肺的PBF将为正常的50%，"健侧肺"的PBF则增加了50%。具有正常阻力的肺血管也会压力升高，随着时间的推移，剪切力也可能导致肺阻力的增加。虽然这是一个理论状态的简化模型，但它表明，任何影响单个肺段血管的情况都可能对肺的其余部分产生影响。这种现象在慢性血栓栓塞性肺动脉高压中得到了很好的描述，其中通畅的节段也可发生肺血管疾病

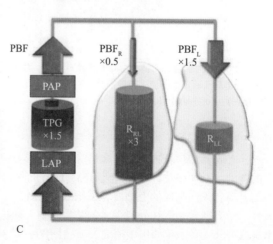

C

三、法洛四联症中的肺动脉闭锁

在本章的以下小节中，我们将重点讨论TOF中的肺动脉闭锁，这是肺动脉闭锁最常见的类型之一，也是最常见的节段性PH类型。

在TOF的疾病谱中，患有肺动脉闭锁的个体之间心包内肺动脉的解剖差异很大。在肺动脉瓣闭锁的情况下，肺动脉干通常存在且通畅，但可能只为单支PA供血，而另一支PA则可能离断或缺如。在其他情况下，肺动脉干本身闭锁，表现为从右心室流出道到PA的纤维条索。当左、右肺动脉存在时，它们通常汇合并被肺动脉干固定于右心室，在血管造影中可观察到"海鸥征"。当PA不汇合时，其中一支通常连接到残余的肺动脉干上。PA可以由PDA或MAPCA供血。在最极端的情况下，心包内PA完全缺如，全肺均由MAPCA供血（图6.3）。

因此，PA可有单个或多个来源从而向肺部供血。单支供血多通过PDA，而很少通过单支MAPCA、主肺动脉窗或冠状动脉瘘，其要求心包内肺动脉通畅且左右支连通，从而为双肺供血。肺动脉血供有多个来源时，一般血流来自多支MAPCA，且通常不存在大型的PDA。心包内肺动脉可能汇合，但通常不连接到两肺的所有节段，而剩余的肺实质节段由MAPCA直接供应，这些节段可能与汇合的PA交通。对于不汇合的PA，肺野各个部分可以通过MAPCA、PDA和主肺动脉窗的共同供血，或者在没有上述交通的情况下，通过支气管、肋间或冠状动脉的"获得性"侧支动脉供血（图6.2和图6.3）。

上述PA的血供模式可分为3种。

（1）汇合PA由大型PDA供血。

（2）汇合PA与MAPCA共存：在这种情况下，MAPCA通过各种体肺侧支向PA供血。此外，肺段可由MAPCA直接供血。

（3）心包内PA缺失：仅由MAPCA供血。

MAPCA可以将体动脉与靠近肺门的肺内动脉相连，也可以沿着支气管树延伸和分支。它们通常为2～6支，多发自与肋间动脉起源相反的主动脉前壁，但也可以起源于头臂干或冠状动脉。

当存在大型MAPCA且无狭窄时，如大的PDA，可导致灌注的肺段压力和容量超负荷；小动脉所受到的剪切力也会导致PVD的发展，这种情况与三尖瓣后大缺损中观察到的并无不同（图6.1），但前者只有侧支灌注的肺段受累。当然，MAPCA的存在并不是PH的同义词。在肺动脉闭锁患者中，MAPCA对维持足够的肺部血流量至关重要。在大多数肺野，在充足血供和避免PVD之间取得平衡是可能的，且有利于机体获得尚可的氧合能力，外周的血氧饱和度可以提示这一点。

四、复杂性肺动脉闭锁患者的评估

大多数肺动脉闭锁患者在出生时即出现发绀，因其主动脉有混合的动脉血和静脉血。当体肺侧支循环供血能力不足时，发绀更为严重。在肺血过多的婴儿心前区听诊时，第一心音正常，但由于主动脉贴近胸壁，第二心音单一且响亮。由于主动脉根部扩张，可以听到主动脉喀喇音。另一个常见特征是与PDA或MAPCA有关的连续杂音。值得关注的是，如果肺血管阻力的增加累及大型MAPCA的远端，持续的杂音将成为收缩期杂音，并将随着PVD的进展逐渐变弱。主动脉瓣反流在患者中也并不少见，但其杂音可能被与体肺侧支有关的杂音所掩盖。老年患者也可能发展为主动脉瓣狭窄。患者的心电图提示右心室肥大和右心房扩张。

超声心动图在节段性PH的筛查中必不可少，但不足以明确诊断。根据定义，对右心室压力的估计（如三尖瓣反流的血流频谱）或RV的特征（如大小或功能）是肺循环状态的反应。超声多普勒可用于探测通过MAPCA、PDA或外科分流术的血流，对主动脉和PA之间压力梯度进行粗略估计，在分流供应的肺段不存在PH的情况下，这一压力梯度会很高。

其他无创检查也可为肺动脉闭锁患者的评估提供有价值的信息。胸部X线平片（CXR）可以提供关于肺动脉口径的信息，肺动脉在高压下常扩张。心脏磁共振提供了心血管解剖学的重要信息，包括中央PA的形态和大小、较大侧支动脉和分流的存在与功能，以及心室功能、主动脉直径和主动脉瓣功能等与反流有关的征象。

随着计算机断层成像（CT）的发展，CT现已常用于获得主动脉和肺动脉的解剖信息。此外，CT为分流和MAPCA的存在提供了详细的信息，同时可以识别阻塞分流的狭窄，并可通过3D打印技术为年轻患者的修复手术提供便利。大型MAPCA或大型PDA的存在常提示其灌注的肺野在成人患者中可能出现肺动脉高压。肺动脉或MAPCA的扩张也支持上述发现，且通常有腔内血栓形成的证据。

心导管术仍然是评估所有怀疑PH包括节段性PH患者的金标准。对复杂的肺动脉闭锁患者，需要进行全面的血流动力学评估，应将导管置入主动脉以识别MAPCA和其他分流，然后仔细选择血管造影并对每支血管的血流动力学评估。这是一个漫长而烦琐的过程，往往需要大量对比剂。此操作并非没有风险，因为需要导管深入侧支血管，以评估相应肺段和沿侧支的压力梯度。导管对重要侧支血管和分流的损伤可能破坏力极大，目前只有在计划手术或调查症状恶化原因等需要重要信息的情况下才进行心导管术。事实上，在肺动脉闭锁患者中，心导管术的目的是描述不同肺段的血流来源和分布，评估中央肺动脉（当存在时）的解剖及其与MAPCA的关系，并确定体肺侧支血管或分流或PA水平的狭窄。在此情况下，心导管术也有很大的局限性，因为其无法准确评估肺血管阻力，特别是在血供有多个来源的情况下，肺的高灌注和低灌注节段相邻。当血供仅有单一来源（如单个大型PDA或MAPCA），导管应尽可能到达心包内的中央肺动脉，以估计肺血管阻力。

虽然经静脉途径的心导管可通过VSD到达主动脉，但通过逆行动脉途径更容易识别和选择性评估MAPCA和分流。当尝试从降主动脉将导管探入MAPCA时，导管可能进入肋间动脉（在向肺提供侧支循环时增粗），在这种情况下，导管沿主动脉后壁朝向脊柱旁沟，而MAPCA则沿主动脉前壁朝向肺门处。

五、外科，介入和医疗管理

在所有VSD合并复杂性肺动脉闭锁的儿童患者中，治疗目标是修复缺损和消除发绀。在大多数情况下，左、右PA互通或在单源化手术后可通过Rastelli术实现双心室修复，而在少数情况下，只能进行Fontan姑息手术和其他姑息治疗方案，甚至不可能进行手术修复。对儿童进行姑息治疗的目的是增加肺血流量和外周氧合，待儿童长大后再进行更复杂的手术。除非有明确证据表明已发生PVD，修复手术的最终目的是将所有体肺侧支集中于单一的肺血管树，然后将其连接至RV（图6.8）。在未修复的成人患者中，有症状时可进行姑息性分流术或狭窄MAPCA的扩张术，以改善肺灌注和体动脉氧饱和度。

目前的PAH药物（所谓的特异性或靶向治疗）通过刺激或抑制不同的通路直接或间接作用于血管平滑肌的舒张和增殖。这些药物已在PAH和艾森门格综合征中获批使用。只有少数研究描述了靶向治疗在节段性PH中的作用。Schuuring等在多中心研究中对7例诊断肺动脉闭锁的节段性PH患者使用了内皮素受体拮抗剂波生坦，治疗后患者的功能等级和运动耐量均有明显改

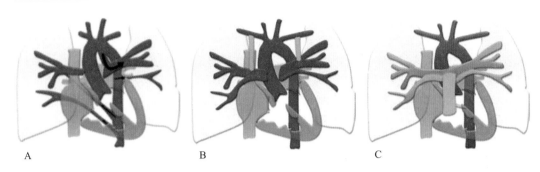

图6.8 单源化手术修复肺动脉闭锁。复杂性肺动脉闭锁的单源化手术的简化示意图。图A是一例肺动脉闭锁，MAPCA为右肺和左肺中段供血，大型PDA供应左肺中上部（箭头）。单源化手术通常需分阶段进行（每侧肺1次），并使用MAPCA重建双肺的PA，将其与Blalock-Taussig（B-T）分流（图B，绿色示B-T分流）相连。此后，将PA与RV-PA通过人工血管吻合，手术就此完成，可关闭或不关闭VSD（图C）。然而，外周肺动脉狭窄和持续性肺血管疾病（累及由大型体肺侧支供血的肺段）在修复后也常持续或进展。上述情况可导致已高压肥厚的RV进一步超负荷，并可引起发绀，有时造成人工血管受损，患者需要再次接受手术

善，6分钟步行距离增加了62 m。

在另一项观察性研究中，Lim等在5例成人复杂性肺动脉闭锁（或严重PS）和MAPCA患者中使用了磷酸二酯酶V型抑制剂西地那非，5位患者中有4人对药物耐受良好，对治疗有不错的临床反应。下文将对这5个病例进行简要介绍，以说明治疗的潜在效果和并发症：1号患者曾接受单源化手术，并通过建立RV-PA管道关闭了部分VSD。由于存在右侧PA狭窄，她还接受了球囊扩张治疗。她的左PA由Blalock-Taussig大分流供血，在对分流试封堵后仍表现为肺动脉高压。手术阻断分流后，患者开始服用西地那非，但由于病情恶化，患者于2年后死亡，药物的效果并不明确。2号患者是一名47岁的男性，PA发育不良，曾先后接受Brock手术（以缓解RV流出道狭窄）和PA球囊血管成形术。他的PA和MAPCA均发育不良，PA压为体动脉压的2/3。他服用西地那非后，在运动耐受性和氧饱和度方面出现了"惊人"改善。但不幸的是，7个月后，他死于肺炎，并伴有咯血和多器官衰竭。3号是一名肺动脉闭锁的18岁患者，由于在儿童期即出现PH，她接受了单源化手术但没有关闭VSD。她的活动严重受限，在右心导管检查中，吸入一氧化氮后急性肺血管扩张反应十分明显。开始服用西地那非后，患者无法耐受，转而服用硝苯地平后，患者的运动能力有所提高，氧饱和度却无改善。4号是一名出生时即存在肺动脉闭锁和PA发育不良（左右肺动脉不互通）的17岁患者。她接受了单源化手术修复且关闭了VSD，随后栓塞了持续的MAPCA。心导管检查发现患者存在PH，在服用西地那非治疗后，患者的症状有了"显著"改善，但血流动力学没有明显变化。最后一例为一位28岁的DiGeorge综合征和肺动脉闭锁患者，他接受了Waterston（升主动脉到PA）分流并随后建立了RV-PA通道，VSD未关闭。他的PA压力接近体动脉水平，右PA严重发育不良。他对吸入一氧化氮有一定的血管扩张反应性，在服用西地那非后症状和氧饱和度明显改善。

Yamamura等用波生坦治疗了2例在肺动脉闭锁后出现节段性PH的患者。2例患者的症状、血流动力学和利钠肽水平都获得改善。Yasujara和Yamagishi报道了3例可能存在节段性PH病例。其中一例儿童在肺动脉闭锁修复术（和单源化手术）后出现PH。通过外周肺动脉狭窄的介入治疗和磷酸二酯酶V型抑制剂（PDE5I）与内皮素受体拮抗剂的使用，患者的PA压力得到改善。另一例为未修复的TOF伴严重PS、PA树发育不良和MAPCAs的成人患者，检查发现（外周）PA压力升高，对其使用内皮素受体拮抗剂治疗。服药后，他的运动能力有所缓解，生活质量有所提高。报道的第3个病例是一名患有TOF的成年人，在5岁时曾手术修复发育不良的左PA。在27岁时，他被查出左PA闭塞，右PA压力升高。使用内皮素受体拮抗剂治疗后，患者的

氧饱和度恶化，研究者将其归因于肺通气/灌注不匹配或容量负荷过重。

　　总的来说，PAH靶向治疗在节段性PH患者中的效果仍然存在争议。尽管一些研究数据带来了希望，但并非所有患者都能从中受益，有些人甚至可能无法耐受这种治疗。节段性的疾病，顾名思义，不累及整个肺血管，而治疗的影响却会波及全肺，并可能导致低通气节段的通气/灌注不匹配。肺血流量的增加在理论上也可能使左心室超负荷，当考虑PAH靶向治疗时，应当对左心室功能障碍和（或）主动脉瓣狭窄或反流的患者格外留意。在评估多个肺血流来源和（或）外周肺动脉狭窄患者的肺血管阻力时，现有技术的局限性也为识别已发展出显著PVD、可能在PAH治疗中获益最多的患者带来了困难。

六、节段性肺动脉高压属于哪一大类

　　节段性PH可能与PAH（第1大类）有共同的组织学特征，但肺静脉狭窄引起的病例除外。事实上，很难想象在复杂性肺动脉闭锁的情况下，由大型MAPCA或PDA供血的局部肺动脉的变化会与（不合并肺动脉闭锁时）大型PDA或主动脉窗下全肺动脉的变化不同。在肺动脉闭锁伴节段性PH的年轻患者中，已有对内膜增生和肺发育受损的描述，不过多数研究数据来自婴儿，在婴儿中，肺部低灌注造成的缺氧引起了更大关注。存活至成年的肺动脉闭锁患者很可能出生时即有大量侧支，确保了足够的肺血流量，但这也带来了发生PH的风险。

　　在肺动脉闭锁中，发生肺动脉高压的血管存在中膜肥大和内膜增生，与PAH的变化相似（见第1章）。然而，第1大类肺动脉高压（即PAH）不仅在组织学上相似，而且具有类似的临床特征和治疗反应。在本章中，我们描述了可被归类为节段性PH的广泛病变，其在病理生理和心肺的相互作用方面与PAH有很多不同。此外，对于节段性PH的管理现存证据很少，从PAH研究中外推时应当谨慎。节段性PH似乎并不符合第1大类（PAH）的诊断标准，应由经验丰富的专家对患者进行管理并制订可行的治疗目标。

总结

　　当肺的不同部位接受不同来源的血流灌注（顺行血流、侧支循环或分流）时，或由于肺血管树的某些节段（而非全肺）存在血管阻塞而起到"屏障"作用时，便可以出现节段性PH。节段性PH可为先天性、后天性或医源性的，其患病率尚不清楚。节段性PH的诊断需要医师对解剖结构深入了解，并且依赖于有创检查。虽然大型体肺侧支血管的存在并不等同于节段性PH，但当超声心动图中侧支动脉没有明显的压力梯度，只有收缩期的不连续血流时，提示节段性PH的高度可能。PAH靶向治疗对节段性PH的疗效仍有待多中心研究的验证。

（段安琪　译）

参考文献

[1] Galiè N, Humbert M, Vachiery J-L, et al. 2016. 2015 ESC/ERS Guidelines for the diagnosis and treatment of pulmonary hypertension: The Joint Task Force for the Diagnosis and Treatment of Pulmonary Hypertension of the European Society of Cardiology (ESC) and the European Respiratory Society (ERS): Endorsed by: Association for European Paediatric and Congenital Cardiology (AEPC), International Society for Heart and Lung Transplantation (ISHLT). Eur Heart J, 37: 67-119

[2] Simonneau G, Gatzoulis MA, Adatia I, et al. 2013. Updated clinical classification of pulmonary hypertension. J Am Coll Cardiol, 62: D34-D41

[3] Schuuring MJ，Bouma BJ，Cordina R，2013．Treatment of segmental pulmonary artery hypertension in adults with congenital heart disease. Int J Cardiol，164：106-110

[4] Tchervenkov CI，Roy N．2000．Congenital Heart Surgery Nomenclature and Database Project：pulmonary atresia—ventricular septal defect. Ann Thorac Surg，69：S97-105

[5] Barbero-Marcial M．2001．Classification of pulmonary atresia with ventricular septal defect. Ann Thorac Surg，72：316-317

[6] Baker E，Anderson R．2009．Tetralogy of Fallot with pulmonary atresia. In：Anderson R，Baker EJ，Redington A，Rigby ML，Penny D，Wernovsky G（eds）Paediatric cardiology：expert consult—online and print，3rd edn. Churchill Livingstone，London

[7] Anderson R，Baker EJ，Redington A，et al．2009．Paediatric cardiology：expert consult—online and print，3rd edn. Churchill Livingstone，London

[8] Yasuhara J，Yamagishi H．2015．Pulmonary arterial hypertension associated with tetralogy of Fallot. Int Heart J，56（Suppl）：S17-S21

[9] Ashburn DA，Blackstone EH，Wells WJ，et al．2004．Determinants of mortality and type of repair in neonates with pulmonary atresia and intact ventricular septum. J Thorac Cardiovasc Surg，127：1000-1007

[10] Lightfoot NE，Coles JG，Dasmahapatra HK，1989．Analysis of survival in patients with pulmonary atresia and intact ventricular septum treated surgically. Int J Cardiol，24：159-164

[11] Hoashi T，Kagisaki K，Kitano M，et al．2012．Late clinical features of patients with pulmonary atresia or critical pulmonary stenosis with intact ventricular septum after biventricular repair. Ann Thorac Surg，94：833-841. discus-sion 841

[12] Kruzliak P，Syamasundar RP，Novak M，2013．Unilateral absence of pulmonary artery：pathophysiology，symptoms，diagnosis and current treatment. Arch Cardiovasc Dis，106：448-454

[13] Welch K，Hanley F，Johnston T，2005．Isolated unilateral absence of right proximal pulmonary artery：surgical repair and follow-up. Ann Thorac Surg，79：1399-1402

[14] Jan Ten Harkel AD，Blom NA，Ottenkamp J．2002．Isolated unilateral absence of a pulmonary artery：a case report and review of the literature. Chest，122：1471-1477

[15] Bouros D，Pare P，Panagou P，1995．The varied manifestation of pul-monary artery agenesis in adulthood. Chest，108：670-676

[16] Bockeria LA，Makhachev OA，Khiriev TK，2011．Congenital isolated unilat-eral absence of pulmonary artery and variants of collateral blood supply of the ipsilateral lung. Interact Cardiovasc Thorac Surg，12：509-510

[17] Gupta K，Livesay JJ，Lufschanowski R．2001．Absent right pulmonary artery with coronary collaterals supplying the affected lung. Circulation，104：E12-E13

[18] Pool PE，Vogel JHK，Blount SG．1962．Congenital unilateral absence of a pulmonary artery. Am J Cardiol 10：706-732

[19] Haworth SG，De L，Macartney FJ．1981．Hypoperfusion and hyperperfusion in the immature lung. Pulmonary arterial development following ligation of the left pulmonary artery in the newborn pig. J Thorac Cardiovasc Surg，82：281-292

[20] Haworth SG，McKenzie SA，Fitzpatrick ML．1981．Alveolar development after ligation of left pulmonary artery in newborn pig：clinical relevance to unilateral pulmonary artery. Thorax，36：938-943

[21] Bekoe S，Pellegrini RV，DiMarco RF，et al．1993．Pneumonectomy for unre-mitting hemoptysis in unilateral absence of pulmonary artery. Ann Thorac Surg，55：1553-1554

[22] Brinson GM，Noone PG，Mauro MA，et al．1998．Bronchial artery embolization for the treatment of hemoptysis in patients with cystic fibrosis. Am J Respir Crit Care Med，157：1951-1958

[23] Taguchi T，Ikeda K，Kume K，et al．1987．Isolated unilateral absence of left pulmonary artery with peri-bronchial arteriovenous malfor-mation showing recurrent hemoptysis. Pediatr Radiol，17：316-318

[24] Shostak E，Sarwar A．2009．A 50-year-old woman with dyspnea，lower extremity edema，and volume loss of the right hemithorax. Chest，136：628-632

[25] Collett RW，Edwards JE．1949．Persistent truncus arteriosus；a classification according to ana-tomic types.

Surg Clin North Am, 29: 1245-1270

[26] Calder L, Van Praagh R, Van Praagh S, et al. 1976. Truncus arteriosus communis. Clinical, angiocardiographic, and pathologic findings in 100 patients. Am Heart J, 92: 23-38

[27] Van Praagh R, Van Praagh S. 1965. The anatomy of common aorticopulmonary trunk（truncus arteriosus communis）and its embryologic implications. Am J Cardiol, 16: 406-425

[28] Honey M. 1977. Anomalous pulmonary venous drainage of right lung to inferior vena cava（"scimitar syndrome"）: clinical spectrum in older patients and role of surgery. Q J Med, 46: 463-483

[29] Haworth SG, Sauer U, Bühlmeyer K. 1983. Pulmonary hypertension in scimitar syndrome in infancy. Br Heart J, 50: 182-189

[30] Abman SH, Hansmann G, Archer SL, et al. 2015. Pediatric pulmonary hypertension guide-lines from the American Heart Association and American Thoracic Society. Circulation, 132: 2037-2099

[31] Vida VL, Padalino MA, Boccuzzo G, et al. 2010. Scimitar syndrome a European Congenital Heart Surgeons Association（ECHSA）multicentric study. Circulation, 122: 1159-1166

[32] Latson LA, Prieto LR. 2007. Congenital and acquired pulmonary vein stenosis. Circulation, 115: 103-108

[33] Lang IM, Madani M. 2014. Update on chronic thromboembolic pulmonary hypertension. Circulation 130: 508-518Rastelli GC, Ongley PA, Davis GD, Kirklin JW（1965）Surgical repair for pulmonary valve atresia with coronary-pulmonary artery fistula: report of case. Mayo Clin Proc, 40: 521-527

[34] Alfieri O, Blackstone EH, Kirklin JW, et al. 1978. Surgical treatment of tetralogy of Fallot with pulmonary atresia. J Thorac Cardiovasc Surg, 76: 321-335

[35] Yagihara T, Yamamoto F, Nishigaki K, et al. 1996. Unifocalization for pulmonary atresia with ventricular septal defect and major aortopulmonary collateral arteries. J Thorac Cardiovasc Surg, 112: 392-402

[36] Lim ZS, Vettukattill JJ, Salmon AP, 2008. Sildenafil therapy in complex pul-monary atresia with pulmonary arterial hypertension. Int J Cardiol, 129: 339-343

[37] Yamamura K, Nagata H, Ikeda K, 2012. Efficacy of bosentan therapy for segmental pulmonary artery hypertension due to major aortopulmonary collateral arteries in children. Int J Cardiol 161: e1-e3

[38] Thiene G, Frescura C, Bini RM, et al. 1979. Histology of pulmonary arterial supply in pulmonary atresia with ventricular septal defect. Circulation, 60: 1066-1074

[39] Haworth SG, Reid L. 1977. Quantitative structural study of pulmonary circulation in the newborn with pulmonary atresia. Thorax, 32: 129-133

Fontan 循环患者的肺血管疾病

第7章

Lars Idorn and Lars Søndergaard

缩略词

ACE	angiotensin converting enzyme	血管紧张素转化酶
BDG	bidirectional Glenn	双向 Glenn 手术
BSA	body surface area	体表面积
CHD	congenital heart disease	先天性心脏病
HTx	heart transplantation	心脏移植
ICD	implantable cardioverter defibrillator	植入型心律转复除颤器
IVIG	intravenous immunoglobulin	静脉注射人免疫球蛋白
IVC	inferior vena cava	下腔静脉
MCT	medium-chained triglyceride	中链甘油三酯
MPA	main pulmonary artery	主肺动脉
MRI	magnetic resonance imaging	磁共振成像
PA	pulmonary artery	肺动脉
PVR	pulmonary vascular resistance	肺血管阻力
RA	right atrium	右心房
SVC	superior vena cava	上腔静脉
TCPC	total cavopulmonary connection	全腔静脉肺动脉连接术
UVH	univentricular heart	单室心

功能性单心室（UVH）是一种复杂的先天性心脏病（CHD），在每100名CHD儿童中发生3～5例。UVH的自然预后较差，研究报道的1年生存率低于50%，10年生存率低于10%。UVH是一个存在异质性的人群，被定义为无法支持体循环或肺循环的单个心室和（或）无法进行双

L. Idorn

Department of Pediatrics，Section of Pediatric Cardiology，Rigshospitalet，University Hospital of Copenhagen，Copenhagen，Denmark

L. Søndergaard（✉）

The Heart Center，Rigshospitalet，University Hospital of Copenhagen，Copenhagen，Denmark

e-mail：Lars.Soendergaard.01@regionh.dk

© Springer International Publishing AG 2017

K. Dimopoulos，G.-P. Diller（eds.），*Pulmonary Hypertension in Adult Congenital Heart Disease*，Congenital Heart Disease in Adolescents and Adults，DOI 10.1007/978-3-319-46028-4_7

心室修复。UVH包括左心室双入口、三尖瓣或二尖瓣闭锁、肺动脉闭锁伴室间隔完整、左心发育不良综合征和不平衡型房室间隔缺损。即使两侧心室均发育良好有时也无法进行双心室修复，例如，存在一个大型室间隔缺损合并房室瓣骑跨。

Fontan手术代表了这些患者管理策略的最后选择。尽管如今Fontan手术的预后已较Fontan和Baudet在1971年的最初描述有所改善，但患有UVH的儿童死亡率仍然很高，5年生存率从38%到75%不等，取决于UVH的诊断类别。高死亡率反映了许多患有UVH的儿童在Fontan循环尚未建立的情况下就已经死亡。而完成Fontan手术的UVH儿童存活率相对较好，10年后生存率超过90%。越来越多的Fontan患者正在进入成年期；显然，尽管自最初的Fontan手术以来术式进行了多次改良，但这一手术仍然是姑息性的。患者容易出现心律失常、运动不耐受、血栓栓塞事件、心力衰竭、蛋白丢失性肠病、肝脏问题等严重的Fontan相关并发症。许多并发症的病因尚不完全清楚，其治疗仍然具有挑战性（表7.1）。

在目前的外科技术下，难以显著改善远期并发症。导致预后问题的主要原因是：由于肺动脉瓣下心室的缺失，心脏不能向肺循环泵血，Fontan手术无法达到在双心室循环中观察到的正常生理变化。

本章旨在概述Fontan手术及其生理学，关注的重点是肺循环。

表7.1　Fontan手术后的长期并发症

并发症	潜在病因	可能的治疗
心律失常 缓慢性/快速性心律失常	心房扩张	电复律
	心房纤维化	Ⅰ C类或Ⅲ类抗心律失常药
	缝线	射频消融术
		血流动力学评估和接受手术矫正
		起搏器/植入型心律转复除颤器（ICD）
血栓事件	尚未明确，可能涉及多个因素包括高凝状态、异常血流动力学和内皮损伤/功能障碍	尚无共识。心房内血栓形成、房性心律失常或其他血栓栓塞事件是抗凝治疗的指征 抗血小板治疗
运动不耐受	减少前负荷	肺血管扩张剂可能改善
	心室损伤	
	变时功能不全	
	肺弥散能力下降	
	肺血管疾病	
心室功能受损	新生儿期心室超负荷扩张	传统的抗心力衰竭治疗在多数患者中效果有限
	Fontan术后心室充盈不足和前负荷减低	
低氧血症	静脉–静脉侧支	手术或经导管介入矫正
	肺动静脉畸形	
	进行性心室受损伴或不伴房室瓣反流	
	开窗术、板障渗漏或心房间交通残留（经典Fontan）	
	巨大右心房或主动脉压迫肺静脉	
肺弥散能力下降	肺动脉瓣下心室缺如	尚无可用数据
	肺血管疾病	

续表

并发症	潜在病因	可能的治疗
肝脏功能障碍	由于中心静脉压升高而引起的慢性肝淤血，由于心排血量低而引起的肝循环血量减少	尚无可用数据
蛋白丢失性肠病	心排血量减少	饮食：中链甘油三酯MCT饮食
	体循环静脉压升高	药物：血管紧张素转化酶抑制剂、类固醇、普通肝素、利尿剂，输注白蛋白，静脉注射免疫球蛋白（IVIG）
	炎症	手术：开窗术，房室起搏及心脏移植
	肺血管功能障碍	
塑型性支气管炎	尚未完全理解，可能与多因素有关且病因与蛋白丢失性肠病相似	
Fontan衰竭	由于各种Fontan相关的并发症，心排血量严重降低	Fontan拆除、Fontan转换或心脏移植

一、经典Fontan手术及改良术式

在UVH循环中，肺循环和体循环相并联，而Fontan完成后，两个循环被分开，再串联在一起，功能性心室不参与肺循环。因此，血液从单心室射入主动脉，流经体循环和肺循环而没有进一步的心肌推进作用，直到再次回到单心室。因此，由于肺动脉瓣下心室缺如，进入肺部的血流是非搏动性或搏动微弱的。

1971年，Fontan和Baudet发表的报道描述了第一例成功的三尖瓣闭锁修复手术。最初的Fontan术式为上腔静脉（SVC）和右肺动脉之间的经典Glenn吻合术，房间隔缺损关闭，在下腔静脉（IVC）口缝入同种异体瓣膜，并在右心房（RA）和左肺动脉之间放置带瓣人工血管（图7.1A）。虽然Fontan术最初适用于三尖瓣闭锁患者，但这种手术的适应证已逐渐扩大，Fontan手术的术式标准也得到了推广。

从经典的Fontan手术［右心房-肺动脉（RA-PA）吻合］开始，手术技术有了相当大的进展。1973年，Kreutzer等将右心耳与主PA直接吻合，保留完整的肺动脉瓣，而不使用Glenn术式；1978年，Bjork等在三尖瓣闭锁且右心室（RV）相对较小但功能良好的患者中，将右心耳与右心室流出道吻合。然而，随着时间的推移，RA-PA吻合术的一些弊端愈发明显，主要包括继发于压力升高的RA进行性扩张、右肺静脉压迫、血栓栓塞和室上性心律失常。此外，右肺的肺动静脉畸形也有报道，其可能由肝静脉引流的缺乏和"肝因子"进入右肺引起。这些观察结果，再加上de Leval等的实验结果，是心房内侧隧道全腔静脉肺动脉连接术（TCPC）的基础，通过这种技术，将心房内补片缝在RA侧壁，形成心房内侧隧道将IVC血流引至右侧PA，与左侧PA相通。这样，除了RA的侧壁外，RA的各部分都被排除在Fontan通路之外，SVC被直接缝合到完整的右PA上［双向Glenn（BDG）］（图7.1B）。TCPC被认为具有更高的效能，Marceletti等引入的心外管道技术进一步扩展了这一概念，这也是今天大多数治疗中心选择的术式。心外管道通过在心脏外植入人工血管将IVC与右侧PA相连，代替了心房内的静脉血路径（图7.1C）。因此，该术式尽可能地减少了心房操作，避免心房切口和缝线，在一些患者中无须体外循环即可进行手术。

随着时间的推移，与RA-PA吻合相比，TCPC在短期和长期死亡率和并发症方面表现出明显的优越性。此外，将Fontan循环从RA-PA吻合转换为TCPC后，患者表现出明显的临床改善。

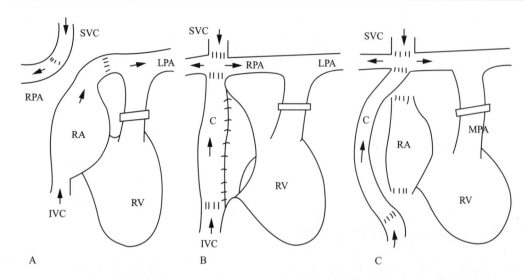

图7.1 Fontan的术式。A.经典Fontan（RA-PA）；B.心房内侧隧道TCPC；C.心外管道TCPC。IVC.下腔静脉；LPA.左肺动脉；MPA.主肺动脉；RA.右心房；RPA.右肺动脉；RV.右心室；SVC.上腔静脉。来源：www.fontanoperation.com

心房内侧隧道和心外管道的死亡率并无差异，而关于心律失常患病率的可用数据相互矛盾，有研究报道心脏外导管TCPC的心律失常发生率较低，也有报道两种技术的心律失常风险相等或外侧隧道TCPC的心律失常频率较低。为了进一步改善预后，开窗术和分期Fontan手术也被引入。

（一）开窗术

1990年，Bridges等将开窗术作为Fontan手术的一部分。开窗术允许体静脉压力升高时血液从右向左分流，使体循环心排血量增加——尽管以发绀为代价——有利于患者在术后即刻的反应。后来的研究表明，建立窗孔可以提高高危患者的生存率、减少住院时间，并减少胸腔引流的持续时间和引流量。目前尚不清楚介入关闭窗孔的必要性和适当时机，如果球囊试封堵不会导致体循环静脉压的严重升高，则在发绀患者中可以考虑关闭窗孔。开窗闭合术后，患者的氧合改善、对抗凝血药物的需求减少、躯体的生长改善，但有研究报道，快速性心律失常的发生率升高。

（二）分期手术

使Fontan术后并发症和死亡率显著下降的一个主要改进是先进行BDG或半Fontan的分期手术理念（表7.2）。一些研究探讨了BDG手术的时机，强调了在婴儿2～6个月时进行"早期"Glenn吻合术的益处。完成Fontan的最佳时间尚不清楚，大多数中心定为2～4岁。

表7.2 分期Fontan手术

阶段	手术类型	目的和结果
1	Blalock-Taussig 分流术	目的：获得不受限制的体循环血流与平衡的肺血流
	肺动脉束带术	结果：维持并联循环，心室容积超负荷，动脉氧饱和度降低持续存在
	Norwood式手术	
2	双向Glenn吻合术	目的：将SVC与PA连接，消除或限制其他肺血流来源
		结果：消除左向右分流，从而减轻心室负荷。动脉氧饱和度降低持续存在
3	全腔静脉肺动脉连接术	目的：将IVC连接到PA
		结果：分离的肺循环和全身循环现在被串联起来。正常或接近正常氧饱和度

二、Fontan循环的生理学

在正常双心室循环中，肺循环与体循环是串联关系。在UVH患者中，这两种循环是并联关系，而在Fontan手术完成后，尽管二者相串联，但仍然只有一个心室在体循环的起点处参与整个循环。

换句话说，Fontan循环中的心室必须克服比双心室循环更高的后负荷，因为心室需要克服体循环血管阻力及肺血管阻力（PVR）。由于缺乏肺动脉瓣下心室，PA压力升高且缺乏搏动性的肺血流，因此需要长期升高体循环静脉压力以维持肺血流量。前向的肺部血流受到来自Fontan循环、PA主要分支及肺实质内小动脉的阻力，心室舒张功能或瓣膜功能障碍导致的毛细血管后压力升高，也同样阻碍了肺部的血流灌注。限制有效肺血流量的其他因素还包括右向左分流（由开窗术、Fontan循环中残留的心房内漏、体静脉-肺静脉侧支等引起）或体肺循环侧支的存在。因此，Fontan患者的"正常"血流动力学状态具有以下特点：体循环静脉压升高、肺血流量减少（特别是在运动/应激情况下）且为非搏动性、心室前负荷减少和心室后负荷增加。

（一）单心室

在正常心脏中，RV具有泵功能并驱动体循环静脉血进入肺循环。三尖瓣保护RA和体循环静脉免受RV压力的影响。因此，体循环静脉压维持在较低水平（<10 mmHg），而PA在收缩期压力更高（>15 mmHg）。在Fontan循环中，体循环静脉血直接进入PA。因此，体静脉压力需要等于或高于PA压力，腔静脉与肺动脉的连接导致体循环的静脉压力高于正常水平（10~15 mmHg）。

在出生前，UVH胎儿的单心室体积大于相同体表面积（BSA）的正常胎儿的左心室。在胎儿中正常左心室只需提供心排血量的40%~45%，而单心室则需要输出预计值的220%~250%。出生后，肺循环与体循环通过UVH并联。因此，患儿通常存在动、静脉血混合引起的动脉低氧合和持续的单心室容量超负荷。这种并联循环需要维持至PVR下降、SVC和IVC和肺动脉（PA）已经充分发育，以便Fontan手术的进行。同时，通常需要通过PA束带术（若无对肺血流的解剖限制）、制造体肺分流或PA截断以控制肺循环流量。因此，当BSA一定时，单心室的容量负荷是正常值的250%~350%。为了减轻单心室患者的动脉低氧合和单心室的容量超负荷，腔静脉-肺动脉循环（Fontan循环）的生理基础被提出。

单心室容量负荷的急剧升高，再加上BDG或Fontan手术前即存在的发绀，可能导致心室功能的逐渐恶化（部分可逆）。在BDG/Fontan手术后，心室容量的超负荷突然解除，由于心室的质量相对稳定，心腔发生几何形变而明显减小。这些突然的变化可能损害心室的舒张功能，并导致术后极低的心排血量。显然，应通过早期限制肺血流量以避免心室的慢性容量超负荷，并且应通过BDG分期手术和早期心室减荷来避免心脏负荷过低。

考虑到心室功能与心排血量之间的关联，可能只有当收缩期心室功能严重受损时心排血量才会明显受限。在大多数收缩功能尚可的Fontan患者中，心室功能似乎并不起重要作用，而前负荷储备受损才是心排血量的限制因素。然而，Schmitt等在研究中使用磁共振成像（MRI）导管术，发现在多巴酚丁胺应激期间PVR明显下降且肺血流量增加。Schmitt等同时观察到，心脏舒张顺应性下降且射血量未发生变化，表明舒张功能障碍也可能是Fontan患者心排血量的决定性因素。

（二）肺循环与PVR的作用

由于肺动脉瓣下心室的缺失，肺循环成为Fontan循环的关键。体循环静脉压的升高，以及吸气时的胸腔负压，为肺部血流提供了驱动力。肺动脉瓣下心室的缺失还导致了肺循环血流为非搏动性或搏动极弱，不过在 RA-PA 吻合或心房内侧隧道的患者中，心房收缩可能带来一些搏动性的肺部血流。此外，在肺动脉瓣下心室缺如的情况下，Fontan 循环中的前向血流高度依赖于以下生理条件：PVR 必须足够低，PA 的口径要足够大，不存在明显的瓣膜病，体循环心室必须保持足够的收缩和舒张功能。因此，Fontan 术前和术后都必须确保上述条件。

较低的 PVR 是 Fontan 循环发挥最佳功能的关键，高 PVR 则被证明是死亡率的强预测因子。肺血流量由跨肺压力梯度和 PVR 决定。跨肺压力梯度在 Fontan 患者中指体静脉压与肺静脉压之差，其在静息时变异度较小。因此，PVR 是经肺血流量的主要决定因素，且在未进行开窗术的情况下可以影响体循环心室的前负荷。如前所述，在 BDG 手术前早期限制肺血流量对维持心室的功能至关重要。但从另一方面来看，维持足够的 PA 压力和血流量，以保护肺的继续发育和低 PVR 的优质肺血管床，是同等甚至更为重要的。从出生到 Fontan 的建立，不同生理和血流状况以不同的方式影响着肺循环，长期随访表明，PVR 可能在 Fontan 完成后几年上升（表7.3）。

表7.3   Fontan 患者 PVR 增加的潜在原因

·肺部高/低灌注
·非搏动性肺血流
·发绀
·年龄

（三）肺部高/低灌注

循环中的血流量由驱动力和阻力同时决定。在第一阶段的手术前（表7.2），流向体循环和肺循环的流量分布主要取决于各自的血管阻力，并且肺血流量更容易增加，除非在肺血管床近端受限如肺动脉狭窄。如果不进行治疗，肺血流量的增加可能导致肺血管床的增殖性改变和 PVR 的升高。但在肺动脉前梗阻导致肺血流量减少的情况下，PA 和血管床可能发育不良，同样导致 PVR 升高。

在新生儿期，由于 PVR 过高，腔肺连接中的血管太小，无法直接建立 Fontan 循环。因此，第一阶段手术的目标，除了生存以外，是提供通畅的体循环出口、通畅的体肺静脉回流，并确保足够的肺血流量。因此，第一阶段手术对于实现体肺循环的平衡及 Fontan 术后的良好近、远期结局非常关键。

（四）非搏动性肺血流

搏动性肺血流的缺乏可能导致 Fontan 患者的 PVR 增加。有研究表明，搏动性血流可调节剪切力，介导内皮细胞释放血管活性分子，而这一调节机制的缺失可能导致内皮功能障碍。

模拟 Fontan 循环的动物模型显示，非搏动性肺血流通过血管的重塑导致 PVR 的增加。此效应可能由肺内皮细胞一氧化氮（NO）的合成减少介导，进一步引起血管收缩、内膜和中膜增厚，从而增加 PVR。非搏动性的血流也被证明对内皮功能、血管募集和肺血管生长产生重要影响，进而作用于 PVR。尽管一些研究对上述问题进行了分析，但对 Fontan 建立后肺血管的生理变化，以及非搏动性血流引起 Fontan 循环肺动脉高压的潜在发病机制，人们仍然知之甚少。

（五）发绀

发绀是另一种可能影响 PVR 的因素。在 Fontan 手术完成前，所有 UVH 患者均存在发绀，而 Fontan 手术完成后，肺循环与体循环分离，多数患者能达到正常或接近正常的血氧饱和度。然而，大多数 Fontan 患者都存在右向左分流，如开窗术后、Fontan 通路残余心房内漏、静脉–静脉侧支和冠状窦引流至体循环。缺氧的存在可引起肺血管收缩，导致 PVR 增加。

除了肺灌注过量、非搏动性的肺血流和发绀外，有研究者推测，Fontan 患者 PVR 的增加可能与静脉系统的微栓子、年龄增长、淋巴功能障碍引起的气道阻塞及内皮素 -1 等缩血管因子的长期过度表达有关。与对照组相比，Fontan 患者血浆内皮素 -1 水平明显升高。

必须强调的是，对于 Fontan 患者 PVR 的检测及解释仍然存在一些争议。有研究建议，将 Fontan 术后的肺动脉高压性血管疾病定义为 PVR 指数大于 3.0 WU×m² 或跨肺压力梯度超过 6 mmHg，无论其平均肺动脉压是否远低于一般用于定义肺动脉高压的 25 mmHg。此外，由于多来源肺血流和（体）静脉 - 静脉侧支的存在，在 Fontan 患者中测得 PVR 和有效肺血流量的准确性仍然很低。

三、Fontan 循环的运动生理学

在正常的双室心中，运动时心排血量增至 500%，以满足肌肉的代谢需求。这一过程通过增加射血量、加快心率和减少后负荷实现。心排血量的增加极其依赖于前负荷的储备。在双心室循环中，RV 的收缩压可增至 50 mmHg，肺血流的搏动增强同时促进内皮释放 NO，降低 PVR，从而确保体循环心室前负荷的充分增加。由于肺动脉瓣下心室缺失，无法助推肺部的前向血流，因此从肺血管床回流的血量受限，导致心室前负荷的储备减少或消失（图 7.2）。因此，在 Fontan 患者中，PVR 的微小变化都可导致心排血量的明显变化，而只有当心室功能严重受损时，心室才会对心排血量造成影响。

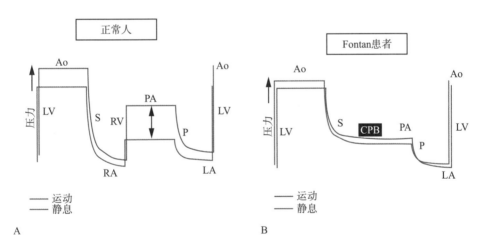

图 7.2　静息和运动时双心室与 Fontan 循环的压力、血流示意图。Ao. 主动脉；CPB. 腔肺旁路；LA. 左心房；LV. 左心室；PA. 肺动脉；P. 肺循环；RA. 右心房；RV. 右心室；S. 体循环。转载自 La Gerche & Gewillig M，IntJPediatr. 2010. pii：791291. doi：10.1155/2010/791291. Epub 2010 年 9 月 7 日

（李　欣　译）

参 考 文 献

［1］Idorn L，Olsen M，Jensen AS，et al. 2013. Univentricular hearts in Denmark 1977 to 2009：incidence and survival. Int J Cardiol，167：1311-1316

［2］Moons P，Sluysmans T，De WD，2009. Congenital heart disease in 111 225 births in Belgium：birth prevalence，treatment and survival in the 21st century. Acta Paediatr，98：472-477

［3］Ghanayem NS，Berger S，Tweddell JS. 2007. Medical management of the failing Fontan. Pediatr Cardiol，

28: 465-471

[4] Jacobs ML, Anderson RH. 2006. Nomenclature of the functionally univentricular heart. Cardiol Young, 16 (Suppl 1): 3-8

[5] Fontan F, Baudet E. 1971. Surgical repair of tricuspid atresia. Thorax, 26: 240-248

[6] Fixler DE, Nembhard WN, Salemi JL, et al. 2010. Mortality in first 5 years in infants with functional single ventricle born in Texas, 1996 to 2003. Circulation, 121: 644-650

[7] d'Udekem Y, Iyengar AJ, Cochrane AD, et al. 2007. The Fontan procedure: contemporary techniques have improved long-term outcomes. Circulation 116: I157-I164

[8] Driscoll DJ. 2007. Long-term results of the Fontan operation. Pediatr Cardiol, 28: 438-442

[9] Choussat A, Fontan F, Besse P, et al. 1978. Selection criteria for Fontan's procedure. In: Andersson RH, Shinebourne EA (eds) Pediatric cardiology, 1977. Churchill Livingstone, Edingburgh, pp 559-566

[10] Kreutzer G, Galindez E, Bono H, et al. 1973. An operation for the correction of tricuspid atresia. J Thorac Cardiovasc Surg 66: 613-621

[11] Bjork VO, Olin CL, Bjarke BB, et al. 1979. Right atrial-right ventricular anastomosis for correction of tricuspid atresia. J Thorac Cardiovasc Surg, 77: 452-458

[12] Driscoll DJ, Offord KP, Feldt RH, et al. 1992. Five-to fifteen-year follow-up after Fontan operation. Circulation, 85: 469-496

[13] Duncan BW, Desai S. 2003. Pulmonary arteriovenous malformations after cavopulmonary anastomosis. Ann Thorac Surg, 76: 1759-1766

[14] de Leval MR, Kilner P, Gewillig M, et al. 1988. Total cavopulmonary connection: a logical alternative to atriopulmonary connection for complex Fontan operations. Experimental studies and early clinical experience. J Thorac Cardiovasc Surg, 96: 682-695

[15] Marcelletti C, Corno A, Giannico S, et al. 1990. Inferior vena cava-pulmonary artery extracardiac conduit. A new form of right heart bypass. J Thorac Cardiovasc Surg 100: 228-232

[16] Deal BJ, Mavroudis C, Backer CL. 2007. Arrhythmia management in the Fontan patient. Pediatr Cardiol 28: 448-456

[17] Azakie A, McCrindle BW, Van AG, et al. 2001. Extracardiac conduit versus lateral tunnel cavopulmonary connections at a single institution: impact on outcomes. J Thorac Cardiovasc Surg, 122: 1219-1228

[18] Robbers-Visser D, Miedema M, Nijveld A, et al. 2010. Results of staged total cavopulmonary connection for functionally univen-tricular hearts; comparison of intra-atrial lateral tunnel and extracardiac conduit. Eur J Cardiothorac Surg 37: 934-941

[19] Stewart RD, Pasquali SK, Jacobs JP, et al. 2012. Contemporary Fontan operation: association between early outcome and type of cavopulmonary connection. Ann Thorac Surg 93: 1254-1260

[20] Stephenson EA, Lu M, Berul CI, et al. 2010. Arrhythmias in a contemporary fontan cohort: prevalence and clinical associations in a multicenter cross-sectional study. J Am Coll Cardiol, 56: 890-896

[21] Bridges ND, Lock JE, Castaneda AR. 1990. Baffle fenestration with subsequent transcatheter closure. Modification of the Fontan operation for patients at increased risk. Circulation, 82: 1681-1689

[22] Kim SJ, Kim WH, Lim HG, et al. 2008. Outcome of 200 patients after an extracardiac Fontan procedure. J Thorac Cardiovasc Surg, 136: 108-116

[23] Airan B, Sharma R, Choudhary SK, et al. 2000. Univentricular repair: is routine fenestration justified? Ann Thorac Surg, 69: 1900-1906

[24] Lemler MS, Scott WA, Leonard SR, et al. 2002. Fenestration improves clinical outcome of the fontan procedure: a prospective, randomized study. Circulation, 105: 207-212

[25] Baumgartner H, Bonhoeffer P, De Groot NM, et al. 2010. ESC Guidelines for the management of grown-up congenital heart disease (new version 2010). Eur Heart J, 31: 2915-2957

[26] Goff DA, Blume ED, Gauvreau K, et al. 2000. Clinical outcome of fenestrated Fontan patients after closure: the first 10 years. Circulation, 102: 2094-2099

[27] Ono M, Boethig D, Goerler H, et al. 2006. Clinical outcome of patients 20 years after Fontan operation—effect of fenestration on late morbidity. Eur J Cardiothorac Surg, 30: 923-929

［28］Jacobs ML，Rychik J，Rome JJ，et al. 1996. Early reduction of the volume work of the single ventricle：the hemi-Fontan operation. Ann Thorac Surg，62：456-461

［29］Norwood WI，Jacobs ML. 1993. Fontan's procedure in two stages. Am J Surg 166：548-551

［30］Ghanayem NS，Tweddell JS，Hoffman GM，et al. 2006. Optimal timing of the second stage of palliation for hypoplastic left heart syndrome facilitated through home monitoring，and the results of early cavopulmonary anastomosis. Cardiol Young，16（Suppl 1）：61-66

［31］Jaquiss RD，Ghanayem NS，Hoffman GM，et al. 2004. Early cavopulmonary anastomosis in very young infants after the Norwood procedure：impact on oxygenation，resource utilization，and mortality. J Thorac Cardiovasc Surg，127：982-989

［32］Petrucci O，Khoury PR，Manning PB，et al. 2010. Outcomes of the bidirectional Glenn procedure in patients less than 3 months of age. J Thorac Cardiovasc Surg，139：562-568

［33］Tanoue Y，Sese A，Ueno Y，et al. 2001. Bidirectional Glenn procedure improves the mechanical efficiency of a total cavopulmonary connection in high-risk fontan candidates. Circulation，103：2176-2180

［34］Kaulitz R，Hofbeck M. 2005. Current treatment and prognosis in children with functionally univentricular hearts. Arch Dis Child，90：757-762

［35］Ciliberti P，Schulze-Neick I，Giardini A. 2012. Modulation of pulmonary vascular resistance as a target for therapeutic interventions in Fontan patients：focus on phosphodiesterase inhibi-tors. Futur Cardiol，8：271-284

［36］Sidi D. 2005. Cardiac and pulmonary physiology in the functionally univentricular circulation with reference to the total cavo-pulmonary connection. Cardiol Young，15（Suppl 3）：26-30

［37］Gewillig M，Brown SC，Heying R，et al. 2010. Volume load paradox while preparing for the Fontan：not too much for the ventricle，not too little for the lungs. Interact Cardiovasc Thorac Surg，10：262-265

［38］Sluysmans T，Sanders SP，van der Velde M，et al. 1992. Natural history and patterns of recovery of contractile function in single left ventricle after Fontan operation. Circulation 86：1753-1761

［39］Cilliers A，Gewillig M. 2002. Fontan procedure for univentricular hearts：have changes in design improved outcome? Cardiovasc J S Afr，13：111-116

［40］Gewillig M，Daenen W，Aubert A，et al. 1992. Abolishment of chronic volume overload. Implications for diastolic function of the systemic ventricle immediately after Fontan repair. Circulation，86：1193-1199

［41］Gewillig M，Brown SC，Eyskens B，et al. 2010. The Fontan circulation：who controls cardiac output? Interact Cardiovasc Thorac Surg，10：428-433

［42］Schmitt B，Steendijk P，Ovroutski S，et al. 2010. Pulmonary vascular resistance，collateral flow，and ventricular function in patients with a Fontan circulation at rest and during dobutamine stress. Circ Cardiovasc Imaging，3：623-631

［43］Beghetti M. 2010. Fontan and the pulmonary circulation：a potential role for new pulmonary hypertension therapies. Heart，96：911-916

［44］Gentles TL，Mayer JE Jr，Gauvreau K，et al. 1997. Fontan operation in five hundred consecutive patients：factors influencing early and late outcome. J Thorac Cardiovasc Surg，114：376-391

［45］Griffiths ER，Kaza AK，Wyler von Ballmoos MC，et al. 2009. Evaluating failing Fontans for heart transplantation：predictors of death. Ann Thorac Surg，88：558-563

［46］Redington AN. 2006. The physiology of the Fontan circulation. Prog Pediatr Cardiol 22：179-186

［47］Zongtao Y，Huishan W，Zengwei W，et al. 2010. Experimental study of nonpulsatile flow perfusion and structural remodeling of pul-monary microcirculation vessels. Thorac Cardiovasc Surg，58：468-472

［48］Henaine R，Vergnat M，Bacha EA，et al. 2013. Effects of lack of pulsatility on pulmonary endothelial function in the Fontan circulation. J Thorac Cardiovasc Surg，146：522-529

［49］Kurotobi S，Sano T，Kogaki S，et al. 2001. Bidirectional cavopulmonary shunt with right ventricular outflow patency：the impact of pulsatility on pulmonary endothelial function. J Thorac Cardiovasc Surg 121：1161-1168

［50］Idorn L，Hanel B，Jensen AS，et al. 2014. New insights into the aspects of pulmonary diffusing capacity in Fontan patients. Cardiol Young，24：311-320

[51] Jaryszak EM, Baumgartner WA Jr, et al. 2000. Selected contribution: measuring the response time of pulmonary capillary recruitment to sudden flow changes. J Appl Physiol (1985), 89: 1233-1238

[52] Khambadkone S, Li J, de Leval MR, et al. 2003. Basal pulmonary vascular resistance and nitric oxide responsiveness late after Fontan-type opera-tion. Circulation, 107: 3204-3208

[53] Varma C, Warr MR, Hendler AL, et al. 2003. Prevalence of "silent" pulmonary emboli in adults after the Fontan operation. J Am Coll Cardiol, 41: 2252-2258

[54] Kovacs G, Berghold A, Scheidl S, 2009. Pulmonary arterial pressure during rest and exercise in healthy subjects: a systematic review. Eur Respir J, 34: 888-894

[55] Gewillig M. 2005. The Fontan circulation. Heart, 91: 839-846

[56] Humbert M, Sitbon O, Simonneau G. 2004. Treatment of pulmonary arterial hypertension. N Engl J Med, 351: 1425-1436

[57] Yamagishi M, Kurosawa H, Hashimoto K, et al. 2002. The role of plasma endothelin in the Fontan circulation. J Cardiovasc Surg, 43: 793-797

[58] Inai K, Nakanishi T, Nakazawa M. 2005. Clinical correlation and prognostic predictive value of neuro-humoral factors in patients late after the Fontan operation. Am Heart J, 150: 588-594

[59] Cerro MJ, Abman S, Diaz G, et al. 2011. A consensus approach to the classification of pediatric pulmonary hypertensive vascular disease: report from the PVRI Pediatric Taskforce, Panama 2011. Pulm Circ, 1: 286-298

[60] Vella CA, Robergs RA. 2005. A review of the stroke volume response to upright exercise in healthy subjects. Br J Sports Med, 39: 190-195

[61] Argiento P, Chesler N, Mule M, et al. 2010. Exercise stress echocardiography for the study of the pulmonary circulation. Eur Respir J, 35: 1273-1278

成人先天性心脏病相关毛细血管后肺动脉高压

第8章

Margarita Brida and Gerhard-Paul Diller

缩略词

ACHD	adult congenital heart disease	成人先天性心脏病
CHD	congenital heart disease	先天性心脏病
ccTGA	congenitally corrected transposition of the great arteries	先天矫正型大动脉转位
Cpc-PH	combined post-capillary and pre-capillary PH	混合性毛细血管后肺动脉高压
CRT	cardiac resynchronization therapy	心脏再同步治疗
DPG	diastolic pulmonary pressure gradient	肺动脉舒张压差
ECG	electrocardiography	心电图
ERA	endothelin receptor antagonists	内皮素受体拮抗剂
HF	heart failure	心力衰竭
HFrEF	heart failure with reduced ejection fraction	射血分数下降性心力衰竭
HFpEF	heart failure with preserved ejection fraction	射血分数保留性心力衰竭
Ipc-PH	isolated post-capillary PH	单纯性毛细血管后肺动脉高压
LA	left atrium	左心房
LAVI	left atrial volume index	左心房容积指数
LHD	left heart disease	左心疾病
LV	left ventricle	左心室
LVAD	left ventricle assist device	左心室辅助装置
LVEDP	left ventricular end-diastolic pressure	左室舒张末压
LVEF	left ventricular ejection fraction	左室射血分数

M. Brida

Division of Adult Congenital and Valvular Heart Disease, Department of Cardiovascular Medicine, University Hospital Muenster, Albert-Schweitzer-Campus 1, Münster 48149, Germany

G.-P. Diller (✉)

Division of Adult Congenital and Valvular Heart Disease, Department of Cardiovascular Medicine, University Hospital Muenster, Albert-Schweitzer-Campus 1, Münster 48149, Germany National Heart and Lung Institute, Imperial College London, London, UK

e-mail: gerhard.diller@ukmuenster.de; gerhard.diller@gmail.com

© Springer International Publishing AG 2017

K. Dimopoulos, G.-P. Diller (eds.), *Pulmonary Hypertension in Adult Congenital Heart Disease*, Congenital Heart Disease in Adolescents and Adults, DOI 10.1007/978-3-319-46028-4_8

LVMI	left ventricular mass index	左心室质量指数
mPAP	mean pulmonary arterial pressure	肺动脉平均压
PAH	pulmonary arterial hypertension	动脉性肺动脉高压
PDE5	inhibitors phosphodiesterase-5 inhibitors	磷酸二酯酶 V 型抑制剂
PH	pulmonary hypertension	肺动脉高压
PAP	pulmonary arterial pressure	肺动脉压力
PAWP	pulmonary artery wedge pressure	肺动脉楔压
PVR	pulmonary vascular resistance	肺血管阻力
RHC	right heart catheterization	右心导管
SVR	systemic vascular resistance	体循环阻力
TGA	transposition of the great arteries	大动脉转位
TPG	trans-pulmonary pressure gradient	跨肺压差
WHO	World Health Organization	世界卫生组织
WU	Wood units	Wood 单位

一、引言

　　肺动脉高压（PH）是一组血流动力学相关的病理生理综合征，定义为静息状态下右心导管（RHC）测得的肺动脉平均压（mPAP）≥ 25 mmHg。血流动力学分类可进一步将PH分为毛细血管前PH和毛细血管后PH。

　　毛细血管后PH是指肺动脉楔压（PAWP）> 15 mmHg的临床状态。毛细血管后PH包括左心疾病（LHD）相关PH及原因未明或者多种机制导致的PH。在成人先天性心脏病患者（ACHD）中，LHD包括左心室（LV）收缩功能不良、LV舒张功能不良、瓣膜性疾病、先天性左心阻塞、先天性心肌病和先天性肺静脉狭窄。指南还建议国际PH分类中第5大类PH患者［由不明和（或）多种机制导致的PH］可被归类为毛细血管后PH，这可能反映了导致第5大类PH的许多情况能够引起毛细血管后压力升高（如纤维性纵隔炎导致的重度肺静脉狭窄、慢性肾衰竭的LV舒张功能障碍等）（表8.1）。

　　根据指南推荐，毛细血管后PH又分为单纯性毛细血管后性肺动脉高压（Ipc-PH）和混合性毛细血管后性肺动脉高压（Cpc-PH）。这是根据肺动脉舒张压差（DPG）和肺血管阻力（PVR）进行区分的。根据肺动脉舒张压（PAP）和平均PAWP的差值计算得出的DPG是识别Cpc-PH患者的特异性参数，与更常用的跨肺压力（TPG）（TPG是mPAP和平均PAWP的差值）相比，其对肺血管顺应性或肺血流的敏感性更低。然而，必须结合PVR和TPG来分析DPG价值。

表 8.1　ACHD毛细血管后PH临床分类
（摘自2015年欧洲心脏病学会肺动脉高压诊疗指南，Galie N 等）

ACHD毛细血管后PH临床分类	
左心疾病相关PH	原因不明和（或）多种机制导致的PH
LV收缩功能不全	合并慢性肾衰竭、肺静脉狭窄或其他引起第5大类PH的情况
LV舒张功能不全	
瓣膜性疾病	
左心流入道/流出道异常	

续表

ACHD毛细血管后PH临床分类	
左心疾病相关PH	原因不明和（或）多种机制导致的PH
心脏压塞和心肌病	
肺静脉狭窄	

LV.左心室；PH.肺动脉高压；ACHD.成人先天性心脏病

Ipc-PH被定义为DPG正常（低于7 mmHg）和PVR正常（低于或等于3个WU）的毛细血管后PH（图8.1）。与Cpc-PH相反，当平均PAWP恢复正常时（例如，通过治疗基础病因），Ipc-PH可以完全可逆。另一方面，长期的Ipc-PH（例如，长期二尖瓣狭窄）中DPG和PVR进行性升高，Ipc-PH可以逐渐转变为Cpc-PH。这种情况必须与动脉性肺动脉高压（PAH）相区别，因为尽管存在明确的毛细血管前成分，但对其进行PAH靶向治疗获益有限，甚至有害。主要还应针对LHD的基础病因进行治疗。

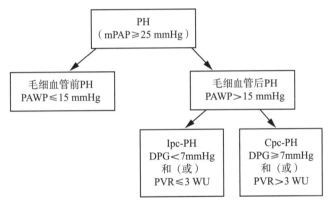

图8.1　PH血流动力学分类。PH.肺动脉高压；mPAP.平均肺动脉压；PAWP.肺动脉楔压；PVR.肺血管阻力；DPG.肺动脉舒张压差；WU.Wood单位；Ipc-PH.单纯毛细血管后PH；Cpc-PH.混合性毛细血管后PH。摘自2015年欧洲心脏病学会肺动脉高压诊疗指南，Galie N等

虽然该分类对患者的初始分层与进一步评估、治疗很有帮助，但由于这只是一个简单分类，有很多重要的问题需要进一步解决。

二、左心疾病相关性肺动脉高压

（一）流行病学

LHD是PH的最常见原因，占PH患者的65%～80%。最新指南将其归为世界卫生组织（WHO）PH分类的第2大类。在该类患者中，PH是LHD潜在并发症，与疾病进展、症状恶化和运动不耐受密切相关，对患者的预后有不良影响。与PAH相比，这类患者通常年龄较大，女性居多，且多有心血管合并症和代谢综合征。

心力衰竭（HF）患者PH患病率存在很大差异，取决于患者亚组、研究中使用的HF定义和用于估计PAP的方法。左室射血分数（LVEF）低于40%的射血分数降低的心力衰竭（HFrEF），其PH患病率为40%～75%。先天性心脏病（CHD）患者在先天性矫正型大动脉转位（ccTGA）和大动脉转位（TGA）进行心房内调转术后，形态学右心室成为体循环的一部分，常出现射血

分数降低和HF症状。形态学右心室不适合长期维持体动脉循环，功能性左心室功能障碍和HF是这类患者成年后的常见并发症。在慢性HF患者中，PAWP和PAP的增加程度与生存率呈负相关。

最新研究表明，在左室射血分数≥50%（LVEF≥50%）的射血分数保留的心力衰竭（HFpEF）患者中，PH患病率为52%～83%。HF患者大多数合并Ipc-PH，Cpc-PF并不常见，其患病率仅为12%～14%或更低。然而，与无PH或合并Ipc-PH的HF患者相比，合并Cpc-PH的HF患者生存率降低。

大多数伴有严重症状的二尖瓣疾病患者和高达65%的伴有症状性主动脉瓣狭窄患者存在PH。重度主动脉瓣狭窄需要外科主动脉瓣置换术，但当术前存在PH时，围手术期并发症发生率更高。然而，瓣膜置换术是治疗此疾病并发PH的有效方法，术后即刻可见PAP下降。一些患者术后会持续存在PH，这与其远期生存率的下降有关。先天性二尖瓣异常患者（如先天性二尖瓣狭窄伴有双乳头肌，降落伞型二尖瓣伴有单乳头肌，通常被视为Shone综合征的一部分，双孔二尖瓣、二尖瓣瓣上环等）也可发生PH，在二尖瓣疾病患者中，毛细血管后PH是手术修复的适应证之一，不过术后可能发生右心室功能不全，一些中心已开始在术后使用西地那非，使PVR保持低水平，以便右心室恢复。

其他病变，如TGA心房内调转术后的隧道狭窄、左侧三房心或Shone综合征（以4种畸形为特征的左心多水平梗阻，包括二尖瓣瓣上隔膜、降落伞型二尖瓣、主动脉瓣下狭窄和主动脉缩窄），也分别有不同概率发生毛细血管后PH。Shone综合征常继发PH，且往往进展迅速。

本类患者未发现特定遗传连锁群。

（二）病理生理学

LHD所致PH是一个复杂的病理生理过程，多种因素参与其发生和发展。LHD相关PH是由左心充盈压升高造成的压力逆向传导所致，左心充盈压升高是LV收缩或舒张功能不全、瓣膜疾病或梗阻性病变的结果。左心充盈压升高造成肺静脉压升高，压力逆向传入肺动脉，导致毛细血管后PH。因此，任何引起左室舒张末压（LVEDP）或PAWP升高的因素都可能导致PAP升高。这种情况在DPG、TPG和PVR正常时，以前称为被动PH或肺静脉高压，目前称为Ipc-PH。

在一些患者中，左肺静脉压升高和静脉充血等单纯机械因素可能触发了肺血管树的变化，例如，一氧化氮（NO）活性降低、内皮素-1表达增加，对利钠肽诱导血管扩张的脱敏、炎症细胞浸润、神经源性或代谢性因子的分泌，缺氧诱导的血管收缩和生长反应。PVR的增加导致了mPAP进一步增加。既往将这部分DPG、TPG和PVR均升高的LHD相关PH称为混合性、反应性、不成比例或比例失衡性PH，但根据目前指南，首选术语为Cpc-PH。对左心疾病的治疗也可能降低PVR，但某些患者的毛细血管前成分可能持续存在。其中，肺动脉压力升高可导致肺血管重构，即肺小动脉发生的重构。组织病理学改变包括肺泡-毛细血管膜增厚、中膜肥厚、内膜和外膜纤维化及肺小动脉管腔闭塞。丛状病变被认为是特发性PAH和艾森门格综合征的典型病理改变，在这种情况下通常不会出现。

毛细血管后PH增加了右心室后负荷，在早期引起右心室心肌肥厚，以心肌收缩力的增加适应升高的PAP。随着疾病进展，右心室失代偿，发生右心室扩张和功能障碍，并最终促使右心室衰竭（右心室适应不良/异位适应，另见第1章）（图8.2）。此外，也应考虑其他可能加重毛细血管前PH的情况，如肺栓塞或睡眠呼吸障碍，唐氏综合征患者尤其应该注意这一点。

为进一步理解疾病的病理生理学，探索毛细血管后PH患者中出现显著毛细血管前成分的原因，并最终提供更优质和具体的治疗选择，此领域仍有待更深入的研究。

（三）诊断和评估

毛细血管后PH患者通常会出现左心衰竭的症状，如呼吸困难、端坐呼吸、阵发性夜间呼

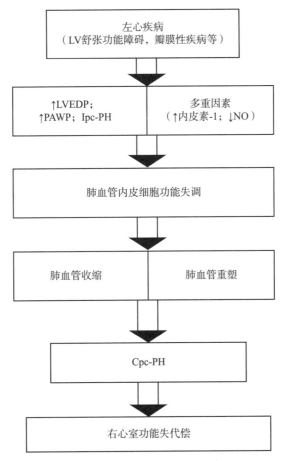

图8.2　左心疾病相关性肺动脉高压的病理生理学。LV.左心室；LVEDP.左室舒张末压，PAWP.肺动脉楔压；NO.一氧化氮；Ipc-PH.单纯性毛细血管后肺动脉高压；Cpc-PH.混合性毛细血管后肺动脉高压

吸困难、运动耐量降低和疲劳。与PAH患者相比，该组患者通常年龄较大，常合并高血压或糖尿病，更易发生冠状动脉疾病，并且往往超重。此人群也常有代谢综合征、HF病史和心房颤动心律。

　　所有可疑PH患者应首先接受临床评估和基础无创检测，在有指征时才进行额外检查。逐步诊断方法包括临床病史、体格检查、心电图（ECG）和其他影像学技术。ECG的异常尽管特异度不高，但在此类患者中普遍存在，而ECG完全正常的患者也不太可能发生HF。在LHD相关性PH患者中，常见LV肥大、电轴左偏和心房颤动的体征。

　　超声心动图是最有用、最方便的诊断工具，在PH的初步诊断中发挥着关键作用。此外，超声心动图能较好地识别心室收缩功能障碍，辅助评估PH、射血分数降低的心力衰竭和瓣膜性疾病。由于既往或现存的血流动力学病变和手术史，ACHD患者中左心室功能障碍相当常见。此外，心房内调转术后的TGA、ccTGA及未手术的单心室患者易发生功能左心室衰竭并出现严重的功能左心房室瓣反流。

　　超声心动图也有助于区分HFrEF与HFpEF。在非先天性HFpEF患者的超声心动图中看到主要的心脏结构改变为：左心房容积指数（LAVI）＞34 ml/m²或男性左心室质量指数（LVMI）＞115 g/m²，女性LVMI＞95 g/m²。其他重要指标包括E/e′≥13和间隔比侧壁平均e′＜9 cm/s。在CHD尤其是在LV前负荷降低的患者中（例如接受Fontan手术的患者），评估心室舒张功能障碍可能具有挑战性。

合并轻度PH的严重LHD患者，通常不需要进一步评估PH。但是，当PH严重到可能影响治疗选择时，仅超声心动图不足以支持治疗决策的选择，需要行右心导管（RHC）检查。此外，如果考虑器官移植，则需要对LHD相关性PH患者进行RHC检查。RHC最好在患者状况平稳时选择性地进行。

出于上述任何原因行RHC检查时，获得全套肺血流动力学参数至关重要，包括对肺动脉收缩压、肺动脉舒张压和mPAP、右心房压、心排血量/心脏指数和混合静脉血氧饱和度的测量；TPG、DPG和PVR的计算；以及与外周血管阻力、PVR/SVR比值相关的肺血流动力学的解释。

左心充盈压可由LVEDP、左心房压或PAWP确定。与毛细管前PH相比，毛细管后PH患者左心充盈压升高（＞15 mmHg）。且毛细管后PH患者PAWP的升高导致mPAP"成比例"升高，从而维持正常的TPG、DPG和低PVR（Ipc-PH）。

区分毛细管后PH和PAH至关重要，因为它与下一步治疗密切相关，如PAH的靶向治疗方案不适用于毛细管后PH。如前所述，在HFpEF患者中区分毛细管前PH与毛细管后PH尤其具有挑战性。超声心动图的结果并不确切，有时也难以解释。即使在有创评估时，许多PH-HFpEF患者的PAWP可能会由于使用利尿剂而低至15 mmHg以下。急性容量负荷试验（例如静脉推注500 ml生理盐水）可能有助于区分PAH患者与LV舒张功能不全患者。在LV舒张功能不全（即HFpEF）患者中，即使微小的容积变化也与充盈压的显著增加相关，因此，"容量负荷试验"可能有助于发现隐匿的毛细血管后PH。基于当前数据，该方法是安全的，可将PAWP＞18 mmHg视为容量负荷试验反应异常。同样，运动试验也有助于发现毛细血管后PH。陡峭的舒张压-容积曲线和低工作负荷下的高PAWP水平都是造成运动受限的关键因素。目前，尽管上述两种试验方法可能有用，但由于缺乏恰当的标准和正常值，它们在临床实践中的应用受到限制。

（四）治疗

毛细血管后PH的主要治疗目标是治疗潜在的基础心脏病，包括修复先天性心脏缺陷如瓣膜性心脏病，以及对心室功能受损的患者进行积极的药物治疗。在心房调转术后的TGA等情况下，心房内隧道（板障）可能会阻塞肺静脉引流并导致PH。有症状的板障狭窄患者如可能应接受导管介入治疗，如果无法介入，则应接受手术修复。导管介入治疗也是其他ACHD患者的一种治疗选择，如肺静脉狭窄患者。一般而言，在发生严重PH（尤其是Cpc-PH）之前对基础疾病进行治疗能带来更好的术后和长期结果。

HF是ACHD人群中的常见问题。3种神经激素拮抗剂（血管紧张素转化酶抑制剂、盐皮质激素受体拮抗剂和β受体阻滞剂）是治疗获得性心脏病所致HFrEF的基石，这些治疗对此类患者生存的影响已得到证实。但是，由于ACHD患者在病理生理学上不同于衰竭的"正常"循环，因此上述治疗并不适合ACHD患者，尤其不适合功能性左心室或Fontan循环患者。在发生HF的ACHD患者中，有关治疗的研究数据较少，且多来源于较小患者样本量的研究，不足以做出定论。心脏再同步治疗（CRT）在充血性HF的ACHD患者中应用越来越受到关注。然而，目前几乎没有关于其适应证和结局的研究证据。此外，应识别并治疗PH发生的其他危险因素，如代谢综合征和伴随疾病包括COPD、睡眠呼吸暂停综合征和肺栓塞等。

不同于HFrEF，目前尚无降低HFpEF患者发病率或死亡率的可信治疗方法。此类患者通常症状严重，治疗的重要目标之一是缓解症状并改善生活质量，利尿药在其中常被使用。

尽管PH在LHD中患病率较高，但过去几十年的主要研究重点是PAH，尚无针对毛细血管后肺动脉高压的特异性治疗。对于所有毛细血管后PH患者，尤其是Ipc-PH患者，PAH靶向治疗，如前列环素类、内皮素受体拮抗剂（ERA）、磷酸二酯酶V型抑制剂（PDE5）通常不适用，甚至可能造成危害。PAH靶向治疗可降低PVR，增加肺血流量，导致PAWP增加、肺水肿和心功能失代偿。因此，在开始治疗前，必须明确诊断以区分PAH和毛细血管后PH。值得注意的是，一些小型研究显示西地那非治疗对一些毛细血管后PH患者有潜在获益，但尚无其他研究证实这一点，因此需要设计完善的临床研究以收集远期数据。

心脏移植可能适合对标准治疗方案反应不佳的重度LHD患者。PVR增加是移植后发生右心衰竭的危险因素。在术前评估中，使用硝普钠或其他血管扩张药有助于识别可能仅适合心脏移植的患者。对于合并重度PH的LHD患者而言，有进行心肺联合移植的指征。

置入LV辅助装置（LVAD）可通过降低LV负荷来降低肺动脉压力，并可能帮助PH-HFrEF患者获得接受心脏移植的机会。根据现行HF指南，应该在药物治疗无效的LHD相关PH患者中考虑置入LVAD，随后重新评估以确定患者是否适合心脏移植。

三、肺静脉狭窄

PH可在肺静脉狭窄的患者中出现，受累肺静脉相关的毛细血管的压力升高引起了肺动脉压的升高。对于原因不明的重度肺动脉高压患者，必须对狭窄的肺静脉进行评估，以避免将这些患者误诊为PAH。

约50%的原发性肺静脉狭窄患者还伴随着其他相关的心脏畸形。因此，所有类型的CHD患者都必须接受肺静脉评估。ACHD患者的肺静脉狭窄可能发生在异常肺静脉引流的修复术后。完全性肺静脉异位引流修复后，约10%患者的肺静脉出现了临床显著性狭窄。彩色多普勒超声心动图若发现湍流，应怀疑肺静脉狭窄。非侵入性检查，例如，超声心动图、磁共振成像和（或）CT血管造影，通常足以诊断肺静脉狭窄。随着对肺静脉狭窄认识的提高，更多的肺静脉狭窄患者在进展为重度PH之前得到诊断。据报道，PAP的升高是预测肺静脉狭窄患者死亡的独立因子，而早期诊断可以改善其生存率。相应的治疗包括手术修复和经皮介入，但两种治疗方式的成功率都很有限，导管介入后再狭窄发生率高。

总结

毛细血管后PH是左心房压和肺静脉压升高的并发症。在ACHD中，此类疾病包括功能左心室功能障碍、先天性左心流出道梗阻、左心瓣膜疾病和肺静脉狭窄。毛细管后PH可分为Ipc-PH和Cpc-PH。必须将毛细管后PH与PAH区分开来，因为PAH靶向治疗能否让毛细管后PH患者获益并不明确，甚至可能有害。毛细血管后PH的主要治疗目标仍然是基础心脏病。

（禹　雪　译）

参考文献

[1] Galie N，Humbert M，Vachiery JL，et al. 2016. 2015 ESC/ERS Guidelines for the diagnosis and treatment of pulmonary hypertension：The Joint Task Force for the Diagnosis and Treatment of Pulmonary Hypertension of the European Society of Cardiology（ESC）and the European Respiratory Society（ERS）：Endorsed by：Association for European Paediatric and Congenital Cardiology（AEPC），International Society for Heart and Lung Transplantation（ISHLT）. Eur Heart J，37：67-119

[2] Vachiery JL，Adir Y，Barbera JA，et al. 2013. Pulmonary hypertension due to left heart diseases. J Am Coll Cardiol，62：D100-D108

[3] Naeije R，Vachiery JL，Yerly P，et al. 2013. The transpulmonary pressure gradient for the diagnosis of pulmonary vascular disease. Eur Respir J，41：217-223

[4] Gerges C，Gerges M，Lang MB，et al. 2013. Diastolic pulmonary vascular pressure gradient：a predictor

of prognosis in "out-of-p roportion" pulmonary hypertension. Chest, 143: 758-766

[5] Tampakakis E, Leary PJ, Selby VN, et al. 2015. The diastolic pulmonary gradient does not predict survival in patients with pulmonary hypertension due to left heart disease. JACC Heart Fail 3: 9-16

[6] Tampakakis E, Tedford RJ. 2015. Reply: characterization of pulmonary hypertension in heart failure using the diastolic pressure gradient: the conundrum of high and low diastolic pulmonary gradient. JACC Heart Fail, 3: 426-427

[7] Thenappan T, Shah SJ, Gomberg-Maitland M, et al. 2011. Clinical characteristics of pulmonary hypertension in patients with heart failure and preserved ejection fraction. Circ Heart Fail, 4: 257-265

[8] Robbins IM, Newman JH, Johnson RF, et al. 2009. Association of the metabolic syndrome with pulmonary venous hypertension. Chest, 136: 31-36

[9] Ponikowski P, Voors AA, Anker SD, et al. 2016. 2016 ESC Guidelines for the diagnosis and treatment of acute and chronic heart failure: The Task Force for the diagnosis and treatment of acute and chronic heart failure of the European Society of Cardiology (ESC) Developed with the special contribution of the Heart Failure Association (HFA) of the ESC. Eur Heart J, 37 (27): 2129-2200

[10] Miller WL, Grill DE, Borlaug BA. 2013. Clinical features, hemodynamics, and outcomes of pulmonary hypertension due to chronic heart failure with reduced ejection fraction: pulmonary hypertension and heart failure. JACC Heart Fail, 1: 290-299

[11] Ghio S, Gavazzi A, Campana C, et al. 2001. Independent and additive prognostic value of right ventricular systolic function and pulmonary artery pressure in patients with chronic heart failure. J Am Coll Cardiol 37: 183-188

[12] Kjaergaard J, Akkan D, Iversen KK, et al. 2007. Prognostic importance of pulmonary hypertension in patients with heart failure. Am J Cardiol, 99: 1146-1150

[13] Rosenkranz S, Gibbs JS, Wachter R, et al. 2016. Left ventricular heart failure and pulmonary hypertensiondagger. Eur Heart J, 37: 942-954

[14] Shapiro BP, McGoon MD, Redfield MM. 2007. Unexplained pulmonary hypertension in elderly patients. Chest, 131: 94-100

[15] Gerges M, Gerges C, Pistritto AM, et al. 2015. Pulmonary hypertension in heart failure. Epidemiology, right ventricular function, and survival. Am J Respir Crit Care Med 192: 1234-1246

[16] Faggiano P, Antonini-Canterin F, Ribichini F, et al. 2000. Pulmonary artery hypertension in adult patients with symptomatic valvular aortic stenosis. Am J Cardiol, 85: 204-208

[17] Vahanian A, Alfieri O, Andreotti F, et al. 2012. Guidelines on the management of valvular heart disease (version 2012). Eur Heart J, 33: 2451-2496

[18] Melby SJ, Moon MR, Lindman BR, 2011. Impact of pulmonary hypertension on outcomes after aortic valve replacement for aortic valve stenosis. J Thorac Cardiovasc Surg, 141: 1424-1430

[19] Banerjee A, Kohl T, Silverman NH. 1995. Echocardiographic evaluation of congenital mitral valve anomalies in children. Am J Cardiol, 76: 1284-1291

[20] Goodale F Jr, Sanchez G, Friedlich AL, et al. 1955. Correlation of pulmonary arteriolar resistance with pulmonary vascular changes in patients with mitral stenosis before and after valvulotomy. N Engl J Med, 252: 979-983

[21] Shone JD, Sellers RD, Anderson RC, et al. 1963. The developmental complex of "parachute mitral valve," supravalvular ring of left atrium, subaortic stenosis, and coarctation of aorta. Am J Cardiol, 11: 714-725

[22] Brauner RA, Laks H, Drinkwater DC Jr, et al. 1997. Multiple left heart obstructions (shone's anomaly) with mitral valve involvement: long-term surgical outcome. Ann Thorac Surg, 64: 721-729

[23] Oudiz RJ. 2007. Pulmonary hypertension associated with left-sided heart disease. Clin Chest Med 28: 233-241, x

[24] ten Freyhaus H, Dagnell M, Leuchs M, et al. 2011. Hypoxia enhances platelet-derived growth factor signaling in the pulmonary vasculature by down-regulation of protein tyrosine phosphatases. Am J Respir Crit Care Med, 183: 1092-1102

［25］Delgado JF，Conde E，Sanchez V，et al. 2005. Pulmonary vascular remodeling in pulmonary hypertension due to chronic heart failure. Eur J Heart Fail，7：1011-1016

［26］Melenovsky V，Hwang SJ，Lin G，et al. 2014. Right heart dysfunction in heart failure with preserved ejection fraction. Eur Heart J 35：3452-3462

［27］Piran S，Veldtman G，Siu S，et al. 2002. Heart failure and ventricular dysfunction in patients with single or systemic right ventricles. Circulation 105：1189-1194

［28］Khairy P，Landzberg MJ，Lambert J，et al. 2004. Long-term outcomes after the atrial switch for surgical correction of transposition：a meta-analysis comparing the mustard and senning procedures. Cardiol Young，14：284-292

［29］Paulus WJ，Tschope C，Sanderson JE，et al. 2007. How to diagnose diastolic heart failure：a consensus statement on the diagnosis of heart failure with normal left ventricular ejection fraction by the heart failure and echocardiography associations of the european society of cardiology. Eur Heart J，28：2539-2550

［30］Frost AE，Farber HW，Barst RJ，et al. 2013. Demographics and outcomes of patients diagnosed with pulmonary hypertension with pulmonary capillary wedge pressures 16 to 18 mm hg：insights from the reveal registry. Chest，143：185-195

［31］Abraham WT，Adamson PB，Bourge RC，et al. 2011. Wireless pulmonary artery haemodynamic monitoring in chronic heart failure：a randomised controlled trial. Lancet 377：658-666

［32］Prasad A，Hastings JL，Shibata S，et al. 2010. Characterization of static and dynamic left ventricular diastolic function in patients with heart failure with a preserved ejection fraction. Circ Heart Fail，3：617-626

［33］Robbins IM，Hemnes AR，Pugh ME，et al. 2014. High prevalence of occult pulmonary venous hypertension revealed by fluid challenge in pulmonary hypertension. Circ Heart Fail，7：116-122

［34］Fujimoto N，Borlaug BA，Lewis GD，2013. Hemodynamic responses to rapid saline loading：the impact of age，sex，and heart failure. Circulation，127：55-62

［35］Maeder MT，Thompson BR，Brunner-La Rocca HP，et al. 2010. Hemodynamic basis of exercise limitation in patients with heart failure and normal ejection fraction. J Am Coll Cardiol，56：855-863

［36］Paulus WJ. 2010. Culprit mechanism（s）for exercise intolerance in heart failure with normal ejection fraction. J Am Coll Cardiol，56：864-866

［37］Baumgartner H，Bonhoeffer P，De Groot NM，et al. 2010. Esc guidelines for the management of grown-up congenital heart disease（new version 2010）. Eur Heart J，31：2915-2957

［38］Seale AN，Daubeney PE，Magee AG，et al. 2006. Pulmonary vein stenosis：initial experience with cutting balloon angioplasty. Heart，92：815-820

［39］Lewis GD，Lachmann J，Camuso J，et al. 2007. Sildenafil improves exercise hemodynamics and oxygen uptake in patients with systolic heart failure. Circulation，115：59-66

［40］Lewis GD，Shah R，Shahzad K，et al. 2007. Sildenafil improves exercise capacity and quality of life in patients with systolic heart failure and secondary pulmonary hypertension. Circulation，116：1555-1562

［41］Etz CD，Welp HA，Tjan TD，et al. 2007. Medically refractory pulmonary hypertension：treatment with nonpulsatile left ventricular assist devices. Ann Thorac Surg，83：1697-1705

［42］Nair PK，Kormos RL，Teuteberg JJ，et al. 2010. Pulsatile left ventricular assist device support as a bridge to decision in patients with end-stage heart failure complicated by pulmonary hypertension. J Heart Lung Transplant，29：201-208

［43］Pauwaa S，Bhat G，Tatooles AJ，et al. 2012. How effective are continuous flow left ventricular assist devices in lowering high pulmonary artery pressures in heart transplant candidates? Cardiol J，19：153-158

［44］Zimpfer D，Zrunek P，Sandner S，et al. 2007. Post-transplant survival after lowering fixed pulmonary hypertension using left ventricular assist devices. Eur J Cardiothorac Surg，31：698-702

［45］Breinholt JP，Hawkins JA，Minich LA，et al. 1999. Pulmonary vein stenosis with normal connection：associated cardiac abnormalities and variable outcome. Ann Thorac Surg，68：164-168

［46］Hancock Friesen CL，Zurakowski D，Thiagarajan RR，et al. 2005. Total anomalous pulmonary venous connection：an analysis of current management strategies in a single institution. Ann Thorac Surg，79：596-606；discussion 596-606

[47] Caldarone CA, Najm HK, Kadletz M, et al. 1998. Relentless pulmonary vein stenosis after repair of total anomalous pulmonary venous drainage. Ann Thorac Surg, 66: 1514-1520

[48] Latson LA, Prieto LR. 2007. Congenital and acquired pulmonary vein stenosis. Circulation, 115: 103-108

[49] Holt DB, Moller JH, Larson S, et al. 2007. Primary pulmonary vein stenosis. Am J Cardiol, 99: 568-572

[50] Yun TJ, Coles JG, Konstantinov IE, et al. 2005. Conventional and sutureless techniques for management of the pulmonary veins: evolution of indications from postrepair pulmonary vein stenosis to primary pulmonary vein anomalies. J Thorac Cardiovasc Surg, 129: 167-174

[51] Devaney EJ, Chang AC, Ohye RG, et al. 2006. Management of congenital and acquired pulmonary vein stenosis. Ann Thorac Surg, 81: 992-995; discussion 995-996

[52] Tomita H, Watanabe K, Yazaki S, et al. 2003. Stent implantation and subsequent dilatation for pulmonary vein stenosis in pediatric patients: maximizing effectiveness. Circ J, 67: 187-190

[53] Mendelsohn AM, Bove EL, Lupinetti FM, et al. 1993. Intraoperative and percutaneous stenting of congenital pulmonary artery and vein stenosis. Circulation, 88: Ii210-Ii217

第二部分
成人先天性心脏病相关性肺动脉高压的诊断

先天性心脏病相关性肺动脉高压患者的
体格检查和心电图检查：初步临床评估

第9章

Margherita Ministeri，Natali Chung and Konstantinos
Dimopoulos

缩略词

AEPC	Association for European Paediatric Cardiology	欧洲儿科心脏病学协会
AOO	ascending aorta	升主动脉
AP	aortopulmonary	主肺动脉
AR	aortic regurgitation	主动脉瓣反流
ASD	atrial septal defect	房间隔缺损
AVSD	atrioventricular septal defect	房室隔缺损
BP	blood pressure	血压
CHD	congenital heart disease	先天性心脏病
CPET	cardiopulmonary exercise test	心肺运动试验

M. Ministeri · K. Dimopoulos（✉）
Adult Congenital Heart Centre and Centre for Pulmonary Hypertension Royal Brompton Hospital and
Imperial College，London，UK
e-mail：k.dimopoulos02@gmail.com
N. Chung
Adult Congenital Heart Centre，Guys and St. Thomas' Hospital，London，UK

© Springer International Publishing AG 2017
K. Dimopoulos，G.-P. Diller（eds.），*Pulmonary Hypertension in Adult Congenital Heart Disease*，
Congenital Heart Disease in Adolescents and Adults，DOI 10.1007/978-3-319-46028-4_9

CT	computed tomography	计算机断层扫描
CXR	chest X-ray	胸部X线
ECG	electrocardiogram	心电图
ERS	European Respiratory Society	欧洲呼吸病协会
ESC	European Society of Cardiology	欧洲心脏病学会
Hb	haemoglobin	血红蛋白
ISHLT	International Society for Heart & Lung Transplantation	国际心肺移植学会
JVP	jugular venous pressure	颈静脉压
LA	left atrium	左心房
LAVV	left atrioventricular valve	左房室瓣
LV	left ventricle	左心室
LVH	left ventricular hypertrophy	左心室肥大
PA	pulmonary artery	肺动脉
PaO$_2$	arterial partial pressure of oxygen	动脉血氧分压
PAH-CHD	pulmonary arterial hypertension related to congenital heart disease	先天性心脏病相关性肺动脉高压
PAH	pulmonary arterial hypertension	动脉性肺动脉高压
PDA	patent ductus arteriosus	动脉导管未闭
PH	pulmonary hypertension	肺动脉高压
PR	pulmonary regurgitation	肺动脉瓣反流
PS	pulmonary stenosis	肺动脉狭窄
PVD	pulmonary vascular disease	肺血管疾病
PVR	pulmonary vascular resistance	肺血管阻力
RA	right atrium	右心房
RBBB	right bundle branch block	右束支传导阻滞
RV	right ventricle	右心室
RVH	right ventricular hypertrophy	右心室肥大
SatO$_2$	oxygen saturations	血氧饱和度
TGA	transposition of great arteries	大动脉转位
TOF	tetralogy of Fallot	法洛四联症
TR	tricuspid regurgitation	三尖瓣反流
VCO$_2$	carbon dioxide production	二氧化碳生成量
V$_E$	minute ventilation	每分钟通气量

一、先天性心脏病病史采集和体格检查的基本知识

先天性心脏病（CHD）相关性肺动脉高压（PAH）患者的初始评价包括病史采集、体格检查（包括视诊、触诊和听诊）、心电图（ECG）、X线胸片和运动试验［心肺运动试验（CPET）或6分钟步行试验（6MWT）］。不同技术在不同类型和严重程度的疾病中所能提供的信息也不同。对诊断和治疗方法的恰当选择，很大程度上取决于熟练的病史采集和体格检查。

先天性心脏病相关性肺动脉高压（PAH-CHD）的临床情况差异极大，这取决于基础心脏解

剖结构和复杂的生理状况及多种适应性机制。PAH可发生于CHD患者生命的任何阶段。在一些患者中，PAH发生于儿童期，患者的肺动脉压力相较新生儿期并未下降，这通常是三尖瓣后缺损大量分流的结果。在另一些患者中，PAH可能在晚期修复缺损后持续存在，也可能直到晚年才发生，例如三尖瓣前分流的患者。在某些特殊情况下，PAH甚至可能在缺损得到及时修复后仍然发生，也可能发生在本不该触发肺血管疾病（PVD）的无显著残余病变或心内小缺损的情况下（见PAH-CHD分类，第1章和第2章）。

细致地询问患者对获得完整病史至关重要。对主诉和其他近期病史的评估十分关键，应重点询问症状的发作时间和持续时间。既往病史应包括对潜在解剖缺陷、合并疾病和药物治疗的详细描述。在PAH-CHD中，应特别关注既往手术或其他干预的情况：应审查关于围手术期血流动力学、术中解剖结构、修复技术和最终结局的手术报告。还应调查并排除肺动脉高压（PH）的其他原因，包括既往血栓栓塞、雷诺现象、吞咽困难、旅行史、食欲抑制剂使用史、睡眠呼吸暂停或呼吸系统疾病史。

家族和遗传史（遗传/染色体病）及产前/出生/出生后病史可提供潜在CHD和PAH易感性的线索。母亲在儿童期接触致畸物、早产、低出生体重、发绀、缺氧发作和蹲踞是CHD的明确线索。关于CHD患者（尤其是左向右大分流的儿童）身体和认知发育异常、反复下呼吸道感染或其他肺损伤的报道并不少见，并且可能导致PH的发生。伴或不伴PAH的CHD患者常早年即出现运动耐量降低，无法达到同龄人的一般水平。

二、肺动脉高压的症状

PAH-CHD患者报道的常见症状均为非特异性的。

·呼吸困难：通常为轻至中度，可使用改良的Borg呼吸困难量表（见第23章）和疾病特异性生活质量（QoL）评分进行量化。心力衰竭时呼吸困难的发病机制仍不清楚。在PAH-CHD患者中，尤其是艾森门格综合征患者，呼吸困难很可能与右向左分流和肺血流减少引起的显著通气（VE）/灌注不匹配（生理无效腔）有关。1958年Paul Wood观察到，与合并室间隔缺损或房间隔缺损（VSD或ASD）的艾森门格综合征患者相比，合并动脉导管未闭（PDA）的患者症状较轻。基于这一观察，他提出艾森门格综合征的呼吸急促是由于通过头颈部化学感受器的血液中动脉血氧饱和度低所致。

·疲乏：常见于PAH-CHD，定义为由压力、药物、过度劳累或精神和身体疾病或疾病引发的身体和（或）精神疲惫。

·头晕和晕厥：后者在PAH中受到关注。用力时晕厥表明患者的心排血量无法增加，脑部血流也无法维持。它是不良预后的标志，需要积极治疗。因此，晕厥被纳入PH患者的WHO功能分类（表9.1）。

·胸痛：在PAH和PAH-CHD中并不少见。肥厚且低灌注的右心室心肌可引发胸痛，但要警惕左冠状动脉主干受高压力下扩张的肺动脉干压迫的可能，一旦怀疑应及时治疗（图9.1和图9.2）。肺动脉（PA）的剧烈扩张也可导致动脉夹层或破裂，造成大咯血和死亡。艾森门格患者扩大的肺动脉（PA）内形成的原位血栓在少数情况下可能移位，导致外周肺栓塞和肺梗死，并出现胸痛。

·声嘶（Ortner综合征或Cardiovocal综合征）：在一些PA严重扩张的PAH-CHD患者中观察到，尤其是艾森门格综合征患者（图9.1，注意喉返神经靠近扩张的PA）。

·全身并发症相关症状（肾功能不全、痛风、胆结石）或出血（表现为容易淤青、牙龈出血、咯血等）在发绀型PAH-CHD患者中并不少见（见第15章）。

表9.1　PH的WHO功能分级（修正后的纽约心脏病协会心功能分级）

PH的WHO功能分类
Ⅰ类　PH未导致体力活动受限，日常体力活动不会引起过度的呼吸困难、乏力、胸痛或晕厥
Ⅱ类　PH导致体力活动轻度受限，休息时无症状。日常体力活动即可引起呼吸困难、乏力、胸痛或晕厥
Ⅲ类　PH导致体力活动明显受限，休息时无症状。低于日常活动即可引起呼吸困难或疲乏、胸痛或近乎晕厥
Ⅳ类　PH患者不能从事任何体力活动。这些患者表现出右心衰竭的体征。休息时也有呼吸困难和（或）乏力。任何体力活动后加重

WHO.世界卫生组织

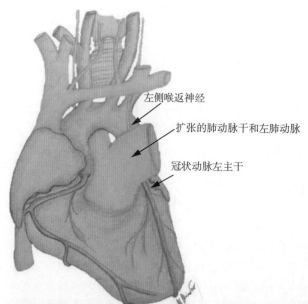

左侧喉返神经

扩张的肺动脉干和左肺动脉

冠状动脉左主干

图9.1　左喉返神经、冠状动脉左主干与扩张的肺动脉干的解剖关系

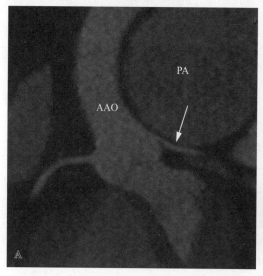
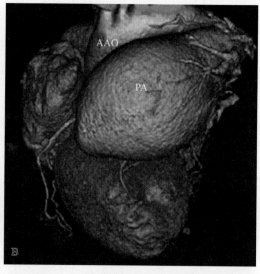

图9.2　左冠状动脉主干被扩张的肺动脉干压迫。冠状动脉CT（A）心脏及明显扩张的肺动脉的三维重建（B）。A.左主干和左前降支受到扩张肺动脉的外源性压迫（箭头所示）。B.肺动脉明显扩张的艾森门格综合征患者，表现为典型的胸痛和肌钙蛋白升高。AAO.升主动脉；PA.肺动脉主干

三、视诊

通过对PAH-CHD患者进行"从头到脚"的初始检查获得有价值的信息。应包括：

· 一般外观和营养状况。

· 面容、躯干或四肢异常，符合已知的遗传综合征。

· 皮肤颜色（发绀、苍白、黄疸）。

· 杵状指（趾）。

· 呼吸频率、呼吸困难和辅助呼吸机的使用。

· 出汗。

· 胸部和背部检查，以识别各种畸形和既往手术瘢痕。

· 外周水肿。

· 颈静脉波形检查和压力估计。

· 瘀点或紫癜，提示血小板计数低（常见于艾森门格综合征患者，尤其是唐氏综合征患者）。

染色体、遗传性或非遗传性综合征常见于PAH-CHD患者，已知与某些先天性心脏缺陷有关（表9.2）。40%～50%的唐氏综合征患儿有先天性心脏缺陷（见第18章）且容易过早发生PVD。

表9.2　与心血管异常相关的主要遗传综合征，可能与PAH-CHD相关

疾病	病因	心脏缺陷	主要特征
唐氏综合征	21-三体	常见（40%～50%）；AVSD、VSD	肌张力减退，扁平相，睑裂倾斜，眼睛小，智力缺陷，通贯手
Holt-Oram综合征（心脏-肢体综合征）	常染色体显性	常见；房间隔缺损、室间隔缺损	拇指或桡骨缺损或缺失
Patau综合征	13-三体	很常见（80%）；室间隔缺损，PDA，右位心	低出生体重、颅面畸形、多指（趾）畸形、慢性血管瘤、耳位低、内脏和生殖器异常
Edwards综合征	18-三体	很常见（90%）；VSD、PDA、PS	低出生体重、小头畸形、小颌畸形、摇篮底足、紧握拳头、手指重叠
Di George综合征	22q11.2微缺失	常见；主动脉弓离断、永存动脉干、VSD、PDA、TOF	眼距宽、人中短、眼睑裂斜下、胸腺和甲状旁腺发育不全或缺失、低钙血症、细胞介导免疫缺陷
CHARGE联合畸形	未知	常见（65%）；TOF、永存动脉干、主动脉弓异常（例如血管环、主动脉弓离断）	眼残缺、心脏缺陷、后鼻孔闭锁、生长或智力发育迟缓、泌尿生殖系统异常、耳畸形、生殖器发育不全
Carpenter综合征	常染色体隐性遗传	常见（50%）；PDA、VSD、PS、TGA	短头畸形伴多样性颅缝早闭、轻度面部发育不全、多指和重度并指（"mitten hands"）
Ellis-van Creveld综合征（软骨外胚层发育不良）	常染色体隐性遗传	常见（50%）；ASD、单心房	胎儿身材短小，四肢远端短缩，胸廓狭窄伴短肋，多指，指甲发育不全，新生儿齿
Zellweger综合征（脑肝肾综合征）	常染色体隐性遗传	常见；PDA、VSD或ASD	肌张力减退，额头高，面部扁平，肝大，蛋白尿

续表

疾病	病因	心脏缺陷	主要特征
VATER联合畸形（VATER/VACTEL综合征）	散发性	常见（＞50%）；VSD，其他缺陷	脊椎异常、肛门闭锁、先天性心脏缺陷、气管食管瘘、肾发育不良、肢体异常（如桡骨发育不良）
Cri du chat综合征	5号染色体短臂部分缺失	偶见（25%）；可变CHD（VSD、PDA、ASD）	婴儿期猫叫样哭声，小头畸形，睑裂向下斜
Rubella综合征	妊娠早期母体风疹感染	经常（＞95%）；PDA和PA狭窄	三联征：耳聋、白内障和CHD。其他包括胎儿宫内发育迟缓、小头畸形、小眼球、肝炎、新生儿血小板减少性紫癜
胎儿酒精综合征	乙醇或其副产物	偶见（25%～30%）；VSD、PDA、ASD、TOF	胎儿生长迟缓、小头畸形、睑裂过短、智力缺陷、婴儿易激惹或儿童多动
胎儿华法林综合征	华法林暴露	偶见（15%～45%）；TOF、VSD	面部不对称和发育不全、耳郭发育不全或外耳道闭锁或缺失（小耳畸形）、副耳屏、唇裂或腭裂、管上皮样瘤、椎骨发育不全

  Patau综合征（13-三体综合征）或Edwards综合征（18-三体综合征）患者常伴有VSD或PDA。在Holt-Oram综合征患者中，指（趾）畸形与房间隔缺损或室间隔缺损有关。另外，Noonan综合征患者出生时往往合并肺动脉狭窄，可以保护其巨大的VSD发生PAH。然而，它们可发展为限制性心肌病，从而引起毛细血管后PH（见第8章）。

  发绀常见于PAH-CHD，是艾森门格综合征的基本特征。发绀有两种类型：

  ·周围性发绀：是由于低心排血量或外周血管收缩所致。

  ·中心性发绀：是卵圆孔未闭的先天性心脏病（PAH-CHD）或其他类型PAH（例如特发性PAH）患者在重度PH时右向左分流的结果。其他原因包括肺内分流和存在实质性肺病时的通气-灌注不匹配。成年CHD患者出现发绀并不总是PAH的表现。心内缺损和肺动脉瓣重度狭窄或右心室舒张末压升高（例如三尖瓣Ebstein异常）的患者和复杂CHD患者在无PH的情况下也可能发生发绀。

  当评估发绀时，医师应记录其严重程度和分布。虽然中央发绀通常影响整个身体，但有些情况下并非如此。差异性发绀和差异性杵状指是大型PDA患者发生艾森门格综合征后的典型表现：身体上半部呈"粉红色"，下半部发绀（图9.3）。为了检测差异性发绀，应在未闭的动脉导管前（右手）和动脉导管后（足）血管血流的部位分别测量血氧饱和度。最好使用右（而非左）上肢，因为左锁骨下动脉起源于动脉导管附近，可能接受低氧饱和度的血液。

  当右手的血氧饱和度低于足部时，会出现反向发绀。它是Taussig-Bing异常（RV双出口伴主动脉前位、右移位和肺动脉瓣下VSD）的特征，即右心室未氧合的血液进入升主动脉和上肢，而氧合的左心室血液通过肺动脉瓣下VSD进入肺动脉干，并通过非限制性PDA流向下肢。在大动脉转位伴PDA和肺血管阻力（PVR）升高中，或者在大动脉转位伴PDA和导管前主动脉中断或缩窄中，也可以观察到这种现象，但由于其存活率低，在成人中罕见。

  PAH-CHD患者在静息时可能不存在发绀，但在运动时出现。根据心脏的解剖结构和血红蛋白的浓度升高（继发性红细胞增多）可以对此做出推断。这些病例（CPET或6MWT）的运动试验则具有诊断意义。

  应评估心前区的膨隆和胸部搏动，这可能提示慢性心脏扩大。胸骨旁隆起是一种心前区搏动，可以在视诊或触诊中发现，它一般发生在右心室扩张或肥大的情况下。膈肌附着处沿着肋

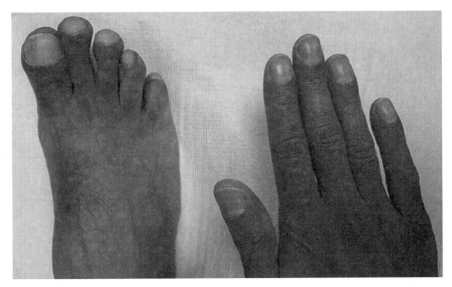

图9.3　1例艾森门格综合征动脉导管未闭患者出现差异性发绀和杵状指（趾）的右手和足部。在该患者中，血氧饱和度在右手正常，但在足趾较低。杵状指遵循此模式，仅存在于足趾

骨底部的凹陷线，即Harrison沟，可能提示肺部"僵硬"（肺顺应性差），常在大量左向右分流的患者中出现。

通过观察颈内静脉可粗略估计中心静脉压。当患者上身抬高45°躺下时，静脉内的血柱（最高脉动）与穿过胸骨柄的假想直线（路易角）之间的垂直距离不应超过2 cm。在显著PAH患者中，颈静脉可能扩张，存在明显的a波或V波［当存在重度三尖瓣反流（TR）时］（压力波形见第14章；图9.1）。另一方面，体循环动脉搏动可能减弱，由于低心排血量，脉压可能变小。

四、触诊

在体型消瘦的PAH患者中，可在左侧胸骨旁区域触及继发于RV增大的RV抬举样搏动，左心室（LV）也从心尖位置移位。在左侧第2肋间可触及扩张的肺动脉干及肺动脉瓣关闭音。右位心患者的右心室搏动位于胸骨右缘，心尖搏动则可于右锁骨中线第5肋间触及。根据充血性心力衰竭和液体负荷的严重程度，患者可能出现肝大，伴有可触及的肝脏搏动（TR）、异常的腹部－颈静脉反射、腹水和凹陷性水肿。

五、听诊

听诊可以反映PAH-CHD患者PH和相关病变的严重程度。在艾森门格综合征中，听诊特点如下。

-肺动脉瓣第二心音（P2）亢进。

-S2可轻度分裂，提示肺血管床容量降低和RV功能障碍。

-可闻及喷射性喀喇音，提示扩张的主肺动脉干的血流。

-胸骨左缘中段可闻及舒张早期递减性杂音（见Graham-Steell杂音），提示肺动脉瓣反流（PR）。

-胸骨左下缘可闻及TR全收缩期杂音，主动吸气时可能增强（Rivero-Carvallo征）。能否听到增强的杂音，取决于RV的功能是否足以将因吸气增加的静脉回流，转化为增加的心搏量和TR反流量。在RV衰竭晚期，此功能丧失，因此不会出现Rivero-Carvallo征。

-第三心音和第四心音，提示右心室衰竭。

细致的听诊可以协助医师区分艾森门格综合征和其他严重程度较轻的PAH-CHD，例如左向右分流型CHD。

-限制性VSD在胸骨左缘第4肋间产生柔和、高频的全收缩期杂音。

-三尖瓣后分流（VSD、PDA或主动脉窗）存在，且为大量左向右分流（因此，无明显PH）时，若通过二尖瓣的血流产生舒张中期隆隆样杂音，表明肺循环-体循环流量比（Qp/Qs）≥2。随着PVD的进展，与分流相关的杂音逐渐变弱，与右心室和PA扩张相关的杂音（TR和PR）则更加明显。

-如果存在较大的三尖瓣前分流（ASD、不伴肺隔离的部分型肺静脉异位引流、体动脉至右心房分流），血流通过三尖瓣产生的舒张期杂音提示Qp/Qs较大。

六、血压和外周血氧饱和度

理想情况下，血压（BP）测量应作为每名患者体检的一部分。高血压可对PAH-CHD患者产生不良影响，应寻找和排除可能引起继发性高血压的病因（例如主动脉缩窄）。低血压可能反映了心排血量减低、药物治疗、脱水或外周血管扩张。对于既往Blalock-Taussig分流（锁骨下动脉至PA）和主动脉缩窄累及左锁骨下动脉（或迷走右锁骨下动脉）的患者，应注意选择正确的手臂测量血压。

临床上用脉搏血氧仪测量外周血氧饱和度（SpO$_2$），据此可较容易地确认或除外发绀。SpO$_2$必须在患者以仰卧位或坐位休息至少5分钟（最好保持安静）后再进行测量。在运动试验期间，可以使用测量血氧以揭示静息时未显现出的右向左分流。在饱和度低于70%的患者中，解释SpO$_2$时应谨慎，因为脉搏血氧仪在此水平变得不够精确。对于右向左分流的PAH-CHD患者，可依次测量其左、右手和足趾的SpO$_2$，并以此结果区分动脉导管前、后分流（见差异性发绀）。

七、心电图

心电图能够准确地识别右心室肥厚（RVH），因此在右心室压力超负荷的情况下是有用的。与胸部X线（CXR）相比，在检测容量超负荷引起的RV扩张时，心电图却不太可靠。然而，胸部X线（CXR）有助于诊断容量超负荷，但难以识别RV肥厚。因此，这两项检查相互补充，成为心脏评价的重要组成部分。

在CHD中，ECG异常不仅可以为判断缺损类型提供有用线索，还可以提示PAH-CHD患者的血流动力学状态（表9.3）。

在左向右分流CHD患者中，ECG受分流严重程度和PVR的影响。左心房增大、左心室或双心室增大（Katz-Wachtel现象）和胸前外侧导联q波提示，容量超负荷是由三尖瓣后分流引起，无明显PH。在三尖瓣前分流中，不完全性右束支传导阻滞（RBBB）图形（V$_1$有rsR'）和电轴右偏提示容量超负荷而PVR无明显升高（图9.4，参见下文ASD部分）。

表9.3　胸部X线和心电图特征，可能有助于区分RV容量超负荷vs压力超负荷（和PH），例如，左向右分流和（或）轻度PH患者vs肺血管疾病（PVD）和重度PH患者

		提示左向右分流导致容量超负荷的特征	提示PVD的特征
心电图	P波	三尖瓣前、后分流时均可出现左心房扩大，尤其是三尖瓣后分流	右心房扩大的征象
		三尖瓣前分流时右心房增大	
	QRS波	三尖瓣前分流中时可出现不完全性右束支传导阻滞（RBBB）图形（V_1中的rsR'）伴QRS电轴向右	右心室肥大
			QRS电轴右偏
胸部X线检查	心脏大小	三尖瓣后分流时左心室扩大	心脏大小可正常或轻度增大，右心室肥大而心尖上抬
		三尖瓣前分流时右心腔扩大	
	心房增大	三尖瓣后（和前）分流时左心房增大	右心房增大
		三尖瓣前分流时右心房增大	
	肺血分布	肺野血管增多（过多）	主肺动脉和肺门动脉突出，伴外周肺野血管稀疏，出现截断现象

PVD.肺血管疾病

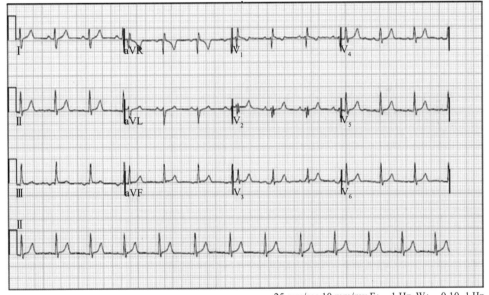

25 mm/sec 10 mm/mv F: –1 Hz W: –0.10–1 Hz

图9.4　1例巨大房间隔缺损致左向右大量分流患者的心电图

右心室高电压（右胸前导联正电压高）的右心房扩张和侧壁导联q波消失是显著PH的表现（图9.5）。RVH反映了PVR的增加，在长期的严重PH患者中表现更为突出。肥厚的RV顺应性降低，常造成右心房扩张，可见P波峰值变高。此外，RVH也可导致QRS轴、QRS电压、R/S比值和T轴的异常。

-QRS电轴的变化：QRS电轴通常偏向肥厚的心室；因此，当右侧压力过载时，QRS电轴右偏。

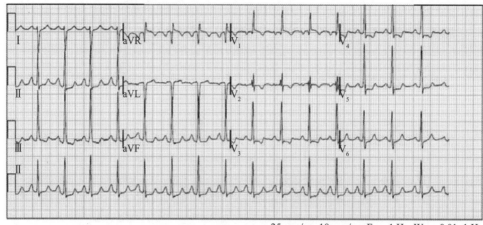

25 mm/sec 10 mm/mv F: −1 Hz W: −0.01−1 Hz

图9.5　伴重度PAH的大型三尖瓣后分流（PDA）的ECG

　　-QRS电压的变化：考虑解剖上RV位于心脏的右前方，RV肥大引起QRS复合波的（正向）电压增加，如aVR和Ⅲ导联的R波增高和Ⅰ导联的S波高电压。胸导联可见典型的V_4R、V_1和V_2的高R波或V_5和V_6的深S波。

　　-R/S比值的变化：R/S比值代表给定导联中相对心室的相对电动势。右心前导联R/S比值增大提示RVH。

　　-T波电轴的变化：T波电轴的改变见于严重心室肥大伴肥厚心肌相对缺血。在存在其他心室肥厚标准的情况下，T波轴超出正常范围及宽QRS-T夹角（即＞90°）表示"张力"型。当T波轴保持在正常象限（0°～＋90°）时，仅宽的QRS-T轴角就表明可能存在"张力"型。

八、胸部X线检查

　　CXR易于获得并能提供有关心血管解剖和肺血管的有价值信息。根据既往胸骨切开术或胸廓切开术的体征，可以重建患者的手术史，并评估肺部受限对呼吸困难症状的潜在影响，而放射影像学的不同特征也有助于判断PAH-CHD的存在、严重程度和心脏的适应性（表9.3）。在胸部X线下，CHD的PAH征象包括（图9.6）：

　　-肺动脉主干及其近端分支的扩张和钙化。

　　-肺野清晰（肺血少）。

　　-右心室肥大征象：心尖上抬（右心室型心尖）；心脏大小正常或增大，反映右心室衰竭的程度。

　　-右心房扩大，从心脏右下缘的轻微凸出到右心室衰竭和三尖瓣反流引起的显著扩大。

　　-关于CXR和其他放射影像学资格的更

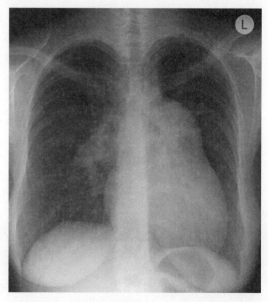

图9.6　VSD封堵术后发生PAH的患者胸部X线检查。应注意，中心肺动脉突凸，外周肺血少，心脏轻度增大，心尖形状提示RV扩张

多信息见第10章。

九、6分钟步行试验

　　6分钟步行试验是一种次极量的时间距离测试，是针对PAH患者的标准试验。这一类型的运动试验的主要反映患者6分钟内以本身的速度行走的距离。一个40岁的健康人在6分钟内约可行走600 m，此后每过10年行走的距离减少50 m。血氧饱和度也可通过便携式脉搏血氧饱和度测定仪记录。6分钟步行试验反映了日常活动，易于在临床中进行。对健康或轻度功能障碍者的人来说，6分钟步行试验是次极量试验，但对于症状严重的患者，其可成为极量试验。事实上，6分钟步行试验距离与峰值耗氧量（VO_2）联系紧密，后者在症状严重的患者用CPET测定。6分钟步行试验通常用于评估患者对PAH治疗的反应，是被美国食品药品监督管理局（FDA）批准作为该人群前瞻性临床试验终点的唯一指标。在根据患者体重校正距离（距离体重）后，其与峰值VO_2的相关性可能达到最佳。此外，6分钟步行试验的可重复性取决于所用方案的充分标准化。当比较第一次与后续6分钟步行试验的结果时，还应考虑患者对测试的熟悉程度产生的影响。

十、心肺运动试验

　　心肺运动试验是一种强有力的诊断工具，可同时客观评价心血管、呼吸系统和肌肉在一定的代谢压力下的表现（另见第13章）。事实上，当使用纽约心脏病协会（NYHA）分级对运动不耐受进行主观评估时，可能低估CHD功能损害的严重程度。在各类先天性心脏病中，NYHA分级与VO_2峰值之间均存在线性相关，但与正常对照相比，许多无症状的先心病患者却显示出较低的峰值VO_2。发绀和PH对患者的运动能力有显著影响。客观数据证实，艾森门格综合征和发绀型复杂CHD患者的运动能力显著受损，表现为极低的峰值VO_2和极高的每分通气量（V_E）/二氧化碳生成量（VCO_2）斜率，后者提示运动通气反应受限（图9.7）。PH和右向左分流造成的影响在运动中逐渐凸显，由于肺血流量未能随运动增加，患者的峰值VO_2也无法升高。在这些患

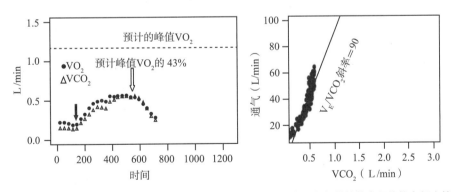

图9.7　1例艾森门格综合征患者的心肺运动试验结果。一位52岁症状轻微的艾森门格综合征女性患者的CPET。她运动了6.3分钟，达到的峰值VO_2为11.2 ml/（kg·min），为预计值的43%。V_E/VCO_2斜率为90，重度升高。她的静息血氧饱和度为90%，在峰值运动时降至45%，此时她出现头晕症状而被迫停止运动。她的心率反应正常（89～151次/分），但血压反应不理想（128/82 mmHg至142/80 mmHg）。在此病例中，心肺运动试验提示明显的运动不耐受和严重的无效通气。尽管静息时患者的氧饱和度接近正常，运动中却发生了严重的氧饱和度下降，这可能是造成运动终止的原因。此外，严重的右向左分流引起了显著的通气-灌注（V/Q）不匹配，激活外周和中枢化学感受器，导致通气量的增加，但与排出的CO_2不成比例。VO_2.氧摄取量；VCO_2.二氧化碳生成量；V_E.通气量

者中，分流的存在增加了（全身）心排血量，相应的代价却是全身氧饱和度的进一步下降。在运动刚开始时，VE的突然激增导致肺泡过度通气，VCO_2上升及VO_2下降。上述过程解释了这些患者在开始运动时常见的呼吸商短暂升高（VCO_2和VO_2）。

尽管运动中V_E增加，但发绀患者V_E/VCO_2极高的斜率提示通气效率严重受损。导致无效通气和氧需求无法满足的可能机制有：肺灌注不足、右向左分流产生生理无效腔、通气反应敏感性的增强。在发绀患者中，对运动的无效通气反应很可能造成了艾森门格综合征早期的呼吸困难和运动受限。然而从化学角度来看，这些患者的过度通气反应似乎也是合理的。事实上，至少在轻中度运动期间，尽管患者存在显著的右向左分流，过度通气成功使其动脉PCO_2和体循环pH保持在接近正常的水平。

发绀对运动能力和V_E的影响很难与PH的影响区分开来。在没有右向左分流的特发性PH患者中，也可见明显的无效通气和对运动的过度通气反应。艾森门格综合征患者的运动通气反应因右向左分流而加剧，这种分流可导致生理无效腔，并可刺激全身循环中的化学感受器。

十一、几种先天性心脏病

为了解PH对几种体先天性心脏病患者临床表现的影响，有必要了解其在PH发生前的常见表现。

十二、房间隔缺损

房间隔缺损（ASD）是心房腔之间的直接交通。当不存在右室舒张末压升高（例如，肺动脉狭窄或PH）或强制性右向左分流（例如，三尖瓣闭锁）的情况下，ASD分流的方向是从左向右，分流的大小取决于缺损的大小及RV和LV的相对顺应性。由于RV的顺应性通常大于LV，所以往往存在左向右分流，即使在老年患者中也是如此。分流的程度可由心脏扩大的程度反映：RA、RV和主PA及其分支因容量负荷过重而扩张。对上述发现进行临床检查，存在较大的左向右分流（无明显PH）时，可有以下表现（图9.8）。

· 呼气时，胸骨左缘高动力性心脏搏动。

· 广泛（固定）S2分裂是ASD的主要特征，是大量分流延长射血期后肺动脉瓣关闭延迟的结果。此外，大量分流倾向于消除呼吸对体循环静脉回流的影响，导致S2固定。RBBB在ASD中也经常存在，其可能延迟RV的去极化，从而延迟RV收缩，导致肺动脉瓣关闭延迟。

· 胸骨左上缘柔和的收缩期渐强至渐弱的喷射性杂音，是通过肺动脉瓣的血流增加所致。因为在一个心动周期中，缺损两侧即左、右心房之间的压力差较低，心脏杂音并非由缺损本身导致。

· 胸骨左下缘舒张早期至中期杂音，反映继发于左向右分流的三尖瓣血流增加。

· 无发绀，SpO_2正常。

· 心电图可反映RV扩张，表现为RV除极时间延长。RV流出道是心脏最后除极的部位，RV流出道在RV扩张时变长，在右胸前导联产生一个特有的QRS波群，呈rsR′型，表示QRS终末电势指向心脏的右、上和前方。这是ASD的ECG标志，通常可提示不完性RBBB（图9.4）。QRS电轴垂直，顺时针除极，当发生PH时进一步向左偏。

· 静脉窦型ASD患者可有P波电轴异常（超出正常范围0°～60°）。QRS电轴极度左偏或右偏（上QRS电轴）可见于原发孔型房缺患者［房室间隔缺损（AVSD）的一部分］。

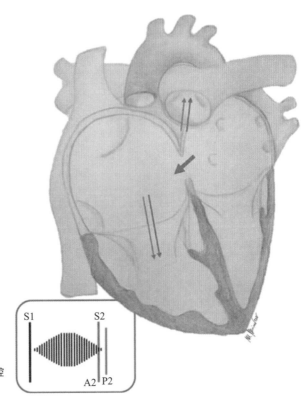

图9.8 左向右分流的大型ASD。右心腔及主肺动脉明显扩大。左边是典型的心音图

· CXR（图9.9）提示RA、RV和PA扩大，以及肺血管纹理增多（肺体积过大）。左心房（LA）可能增大，但其程度不如RA，因为增加的肺静脉回流不停留在LA腔内，而是分流至RA。左心房增大不明显、肺血增多和肺静脉充血，是用X线区分ASD和继发于左心疾病（例如，长期二尖瓣狭窄或LV舒张功能障碍）的右心扩张的几个有用征象。

ASD患者在儿童期乃至成年都可能不出现症状。许多患者发生的PH仅仅与大量分流相关，

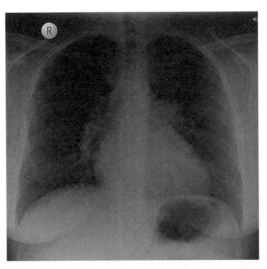

图9.9 巨大的三尖瓣前左向右分流（ASD）的胸部X线表现；解释见正文

其PVR正常。孤立性ASD患者很少发生PVD。唐氏综合征和出生在高海拔地区的ASD患者更容易发生PVD。在唐氏综合征患者中,应排除可能造成PH的其他原因(例如,睡眠呼吸暂停),然后再考虑PH的发生是否与肺血管床的固有反应性有关。

当ASD患者发生PH后,左向右分流量的减少与PH的严重程度成比例。此时,临床检查的特征较前不同,类似于特发性PAH。

· 颈静脉压(JVP)的A波明显。

· S2的分裂变窄。

· S2的肺动脉瓣成分加强。

· 收缩期杂音缩短或消失。

· 不能听到分流引起的舒张期杂音,但可出现肺动脉瓣反流。

由于ASD的反向分流,患者可出现发绀,特别是在运动时。在ASD患者中,重要的是区别发绀是由PVD引发,还是由心脏内的血流现象引起[例如:斜卧呼吸-直立性低氧血症,即在直立时出现的低氧血症,这可能是由明显的Eustachian瓣引导血流通过ASD或卵圆孔未闭(PFO)造成的]。

在CXR上,肺动脉高压导致近端PA可形成动脉瘤,伴腔内(原位)血栓形成,可见明显扩张,有时可见钙化。周围的其余肺野则呈黑色(截断征)。

十三、室间隔缺损

VSD是CHD最常见的类型之一。在肺段解剖结构正常、肺血流无明显阻塞或PVR无明显增加的心脏中,大型VSD会引起显著的左向右分流。

分流的大小是由缺损大小、肺循环和体循环血管床的相对阻力,以及右心室或左心室流出道梗阻的存在和严重程度决定的,而与缺损的位置无关。在VSD较大的情况下,缺损处的阻力很小,左向右分流量很大程度上取决于PVR,PVR越低左向右分流越大。这种类型的分流称为依赖性分流(与强制性分流相反)。

VSD可分为限制性分流(当RV和肺动脉收缩压显著低于LV和主动脉收缩压)或非限制性(LV和RV之间的压力相近)分流。小的"限制性"VSD通常不引发血流动力学或其他临床后果。这种缺损可产生响亮的全收缩期杂音(两侧心室之间存在显著压力梯度的证据),不会导致PVD的发生。一般来说,限制性VSD的分流主要发生在收缩期肺动脉瓣开放时;因此,分流不会引起RV扩张。但是,较大的限制性VSD可导致显著的左向右分流和左心室容量负荷过重。

PVR在出生后骤然下降,非限制性的大型VSD可立即引起明显的左向右分流。右心腔、肺血管及LA、LV均处于慢性压力和容量超负荷之下,导致主PA、LA和LV扩张及肺纹理增多。这些与左向右大分流相关的病理生理学变化在临床检查中的表现如下(图9.10A):

· 胸骨左下缘可出现收缩期震颤。

· 大量分流型VSD患者出现心前区隆起和搏动亢进。

· P2的强度在小分流时正常,而在大分流时中度增加。

· 左向右分流产生(2~5)/6级收缩期杂音,可在胸骨左缘第3或第4肋间闻及。可为全收缩或收缩早期杂音。

· 有中-大分流时,由于舒张期通过二尖瓣的血流增加,可出现心尖舒张期隆隆声。

· 漏斗部VSD,由于脱垂的主动脉瓣尖穿过VSD,可听到主动脉瓣(1~3)/6级舒张早期递减杂音。

ECG显示容量超负荷型的左心室肥大(LVH),有时也出现左心房肥大/扩张。大的VSD通

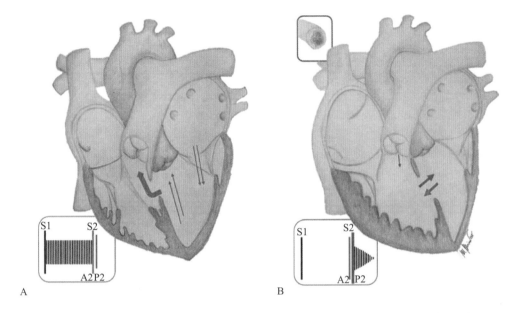

图9.10　在VSD发展为PAH和艾森门格综合征前（A）后（B）的病理生理和心音图改变

常导致双心室肥大。

　　当存在大量左向右分流时，X线胸片显示不同程度的心脏扩大，主要累及LA、LV，RV压力升高也可导致RV扩大，肺血增多。心脏扩大和肺纹理增多的程度与左向右分流的流量直接相关。

　　中/大型VSD未经治疗时，肺小动脉发生不可逆改变，导致PVD甚至发展为艾森门格综合征。PVD可能早在大型VSD患者（唐氏综合征患者较早）出生后6～12个月就开始发生发展，但右向左分流（艾森门格综合征）往往要到青少年时期才出现。

　　当出现艾森门格综合征时，心脏大小、临床表现和心电图发生显著变化。随着PVR的增加，左向右分流的幅度减小。随着心室间压力梯度的减小，收缩期杂音也减弱，发展为艾森门格综合征后杂音消失。P2响亮，S2（第二心音）单一（无分裂）。常在S2之后开始出现长的舒张期递减杂音，与肺动脉瓣反流一致（图9.10B）。应注意，在没有PH的患者中，肺动脉瓣反流舒张期杂音的持续时间随着反流严重程度的增加而缩短，并在舒张中期RV和PA压力相等时终止。在PA压力升至体循环水平的患者中，舒张期RV和PA的压力不可能相等，因此杂音总是持续较长时间。当PVR上升到体循环阻力水平时，VSD分流减少，并成为双向而引起发绀。LV和LA不再超负荷而心腔缩小，但PA继续增大，这时RVH是ECG的主要特征。

十四、动脉导管未闭和主肺动脉窗

　　PDA最常见于早产儿，是胎儿期肺动脉与主动脉间的正常血流通道，在出生后持续存在所致。主肺动脉窗在主动脉与肺动脉之间未形成完整隔膜的情况下发生。

　　动脉导管未闭的血流动力学与室间隔缺损相似。两者均为三尖瓣后分流，左向右分流的幅度取决于导管阻力（即其直径、长度和纡曲度）和PVR（尤其是当PDA较大时）。这种分流属于依赖性分流。

　　临床检查时，由于主动脉与PA的压力在收缩期和舒张期均存在明显梯度，可听到特征性连续杂音（机械性），心动周期的两个时相均存在左向右分流。在特别小的PDA中可能听不到杂音

（沉默型动脉导管），病变一般在超声心动图中偶然发现。此外，在分流受限的小型PDA中，LV和LA负荷均很小；因此，心电图和X线胸片的检查结果多为正常。

在主-肺动脉窗或显著（大量）分流的PDA病例中，通常存在连续性杂音（见上文对PDA的描述），其可能与二尖瓣相对狭窄（分流导致的经二尖瓣血流增加）产生的心尖舒张期隆隆样杂音相关。P2的强度稍增，但可能被响亮的连续性杂音掩盖。ECG提示LVH。CXR显示LA和LV扩张，升主动脉和PA增宽，肺纹理增多。

主肺动脉窗或大型PDA若不进行修复或修复过晚，可能并发PVD。当PVR升高时，通过动脉导管（或动脉窗）的舒张期血流减少甚至消失。舒张期的杂音随之消失，只留下全收缩期杂音。随着PVR进一步上升并达到体循环阻力的水平，分流变为双向，患者出现发绀（艾森门格综合征）。主肺动脉窗引起的发绀是全身性的，PDA中则出现差异性发绀，即发绀仅影响身体的下半部分。听诊时，连续性杂音或心尖隆隆样杂音消失（无明显左向右分流或主动脉与PA之间的压力梯度）。S2单一且响亮，并可能存在艾森门格综合征的其他体征（见上文对VSD的描述）。ECG显示单纯RVH，因为LV不再超负荷。由于艾森门格综合征的分流量很小，胸部X线片上心脏大小可恢复正常，周围肺血减少，但由于严重的PH，肺门处血管和主PA明显扩张。

十五、房室间隔缺损

AVSD是心内膜垫发育异常的结果，是唐氏综合征患者中最常见的CHD类型。AVSD的血流动力学影响取决于AVSD的类型（完全或部分），特别是VSD的大小。通过ASD和VSD的左向右分流的大小由PVR的水平和RV的舒张性能决定。在完全性AVSD中，大量左向右分流通过VSD，引起LA和LV的容量负荷过重（见VSD部分）。其他引起LV的容量超负荷的原因包括显著的左房室瓣（LAVV）反流。ASD处的分流也可引起RA和RV的容量超负荷。体格检查可发现心前区搏动亢进和与VSD和LAVV反流相关的收缩期杂音，伴响亮和分裂的S2，心尖部和（或）三尖瓣在舒张期可闻及隆隆样杂音，常为充血性心力衰竭的体征。

ECG也显示LVH伴RVH，偶见双心房肥大。AVSD的ECG特征为"上"QRS电轴（QRS电轴-20°～-150°），常伴有PR间期延长（一度房室传导阻滞）（图9.11）。异常的QRS电轴和PR间期并非血流动力学异常的结果，而是房室结和希氏束在心脏内的位置所致：患者的房室结区域向后下方移位，传导束较正常人靠后。

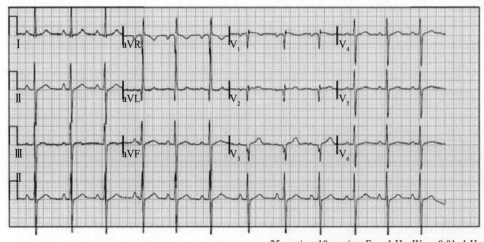

25 mm/sec 10 mm/mv F: –1 Hz　W: –0.01–1 Hz

A

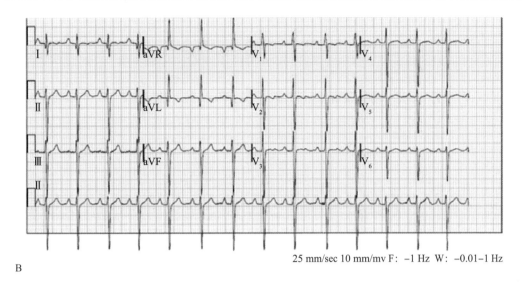

25 mm/sec 10 mm/mv F：-1 Hz W：-0.01-1 Hz

B

图9.11　完全性AVSD患者在发生显著PAH之前（A）和之后（B）的ECG

在完全性AVSD的患者中，X线胸片可见双心房和双心室扩大。

如果没有及时修复缺损（唐氏综合征患者需在出生后最初数月内修复），就会发生PVD（见上文的大型VSD或PDA小节）。当PVR升至体循环阻力水平时，患者表现出艾森门格综合征的特征。

发绀

发绀是指当外周血中还原血红蛋白的绝对浓度超过5 g/100 ml（或动脉血中的绝对浓度为3.4 g/dl）时，皮肤和黏膜变为蓝色。在血红蛋白水平正常的患者中，当动脉氧饱和度低于85%时可检测到发绀。然而，由于发绀的发生取决于还原血红蛋白的绝对浓度，而不是还原血红蛋白与氧合血红蛋白的比值，因此血液中Hb的浓度也是发绀的决定因素：当氧饱和度处于同一水平时，发绀在贫血患者中不明显，在Hb浓度高的患者（如真性红细胞增多症或继发性红细胞增多症）中却更为明显。因此，对发绀进行临床评估时必须考虑血红蛋白的浓度（图9.12）。

动脉氧饱和度低（继发于右向左分流或肺实质疾病）可引起发绀，外周组织氧摄取增加（动脉氧饱和度正常）也可导致手指和足趾发绀（例如，充血性心力衰竭、外周血管收缩）。

与动脉血氧饱和度下降相关的发绀称为中心性发绀，最好在血流较快、血供丰富的组织中检测，这些组织中动静脉氧饱和度差异很小（如口唇和其他黏膜）。动脉氧饱和度正常时，由外周组织氧摄取增加引起的发绀称为周围性发绀（表9.4）。其他类型的发绀相对罕见。

其他引起发绀的原因也需要考虑，如高铁血红蛋白血症和硫化血红蛋白血症。假性发绀是皮肤和黏膜的一种色素沉着，与低氧血症或血管收缩无关。假性发绀的例子包括药物（例如胺碘酮）或金属（例如银）暴露。

当出现发绀时，医师应注意发绀的严重程度和分布（如遍及全身，仅见于身体的下半部或上半部）。发绀可见于身体的各个部位，如甲床、口唇、口腔黏膜和结膜。舌尖是寻找发绀的最佳位置，因为舌的颜色不受种族背景的影响，其血液循环也不至于迟缓到足以引起周围性发绀。当怀疑发绀时，可以通过脉搏血氧测定确认。

在中心性发绀的情况下，高氧试验有助于鉴别心源性和非心源性中心性发绀（图9.13），尤其是肺（气道）疾病引起的发绀。虽然此试验主要用于患有PH的儿童，但其有助于排除缺氧相关PH。

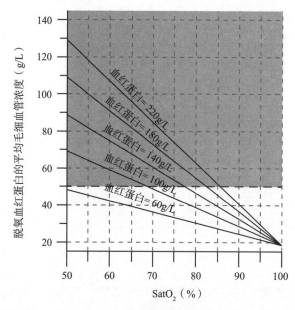

图9.12 在不同血红蛋白（Hb）浓度下，毛细血管内脱氧血红蛋白（还原血红蛋白）浓度与动脉血氧饱和度（SaO$_2$）的关系。假设发绀在毛细血管脱氧血红蛋白绝对浓度为 50 g/L 时出现，若患者的 Hb 浓度处于预期水平（Hb > 180 ~ 200 g/L；见第15章），那么氧饱和度低于80%时出现发绀。然而，当患者的 Hb 浓度降至 140 g/L 以下时，即使SaO$_2$很低也不会出现发绀。因此，氧饱和度在80%左右，却无发绀的艾森门格综合征患者，应警惕Hb的异常降低（由于出血、铁缺乏等），低 Hb 水平会导致输送到外周组织的氧显著减少。改编自Martin L，Khalil H: How much reduced hemoglobin is necessary to generate central cyanosis? Chest 1990; 97: 182-185

表9.4　中枢性与周围性发绀

	中央性发绀	周围性发绀
动脉PO$_2$	降低：< 70 mmHg（< 95%）	正常：> 70 mmHg（> 95%）
静脉PO$_2$	随动脉氧饱和度下降成比例下降	降低：< 30 mmHg
全身A-V氧差	正常：≈ 40%	增加：> 60%
检测部位	血供丰富的组织，如口唇、黏膜，流经其中的血液流速快。患者的四肢温暖	四肢远端和血液流动缓慢的外周或眶周区域。四肢常发凉或湿冷
原因	·肺泡通气不足	·毛细血管内耗氧增加
	-中枢神经系统抑制	-循环休克
	-通气驱动不足（例如，肥胖、Pickwickian综合征）	-充血性心力衰竭
	-先天性或获得性气道阻塞	-寒冷导致血管收缩
	-肺部结构改变和（或）通气-灌注不匹配（例如，肺炎、囊性纤维化、肺透明膜病、肺水肿、充血性心力衰竭）	-静脉阻塞
	-呼吸肌无力	-静脉压升高
	·绕过有效肺泡单位的低氧饱和度血液	-红细胞增多症
	-心内右向左分流（即发绀型先天性心脏缺损）	
	-肺内分流（例如，肺动脉房室瘘、慢性肝病导致的肺部多处微血管瘘）	
	-导致心房、心室或动脉导管水平右向左分流的PH（例如，如艾森门格综合征、新生儿持续性PH）	

续表

	中央性发绀	周围性发绀
高氧试验反应	·存在肺部疾病时呈阳性 ·存在右向左心脏分流病变时为阴性	·阴性

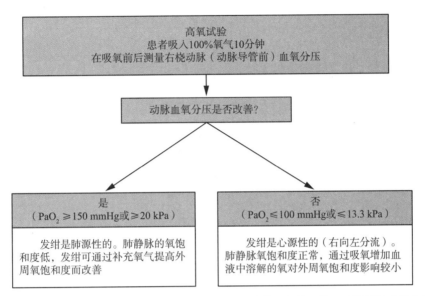

图9.13　高氧试验用于鉴别心源性和肺源性发绀。由于脉搏血氧仪可能无法检测到动脉血氧分压（PaO_2），需要抽取动脉血气

杵状指和肥大性骨关节病

长期动脉低氧饱和度可导致杵状指（趾）。当杵状指发育完全时，表现为指（趾）末节指骨增宽增厚，指甲外凸，指甲与甲床的夹角消失（图9.3）。在杵状指的早期可见末端指骨发红发亮。明显的杵状指一般最早出现在拇指。

杵状指（趾）是由中央性发绀引起的指（趾）甲床下软组织增生。软组织生长的机制尚不明确。一种假设是，存在于全身静脉血中的巨核细胞导致了这种变化。在正常循环中，巨核细胞在通过肺循环时被破碎，其胞质形成血小板。巨核细胞的胞质中含有生长因子（例如，血小板源性生长因子和转化生长因子β）。在右向左分流的患者中，巨核细胞进入体循环，滞留在指（趾）毛细血管内并释放生长因子，继而引起杵状指（趾）。

（晏　露　译）

参 考 文 献

［1］Galiè N，Humbert M，Vachiery J-L，et al. 2016. 2015 ESC/ERS Guidelines for the diagnosis and treat-ment of pulmonary hypertension：The Joint Task Force for the Diagnosis and Treatment of Pulmonary Hy-pertension of the European Society of Cardiology（ESC）and the European Respiratory Society（ERS）：Endorsed by：Association for European Paediatric and Congenital Cardiology（AEPC），International Society for Heart and Lung Transplantation（ISHLT）. Eur Heart J，37（1）：67-119

［2］Dimopoulos K，Wort SJ，Gatzoulis MA. 2014. PH related to congenital heart disease：a call for action.

Eur Heart J, 35（11）: 691-700

[3] Braunwald E, Perloff JK. 2001. Physical examination of the heart and circulation. In: Braunwald E, Zipes DP, Libby P（eds）Heart disease, 6th edn. WB Saunders, Philadelphia, pp 5-81

[4] Perloff JK. 1967. Auscultatory and phonocardiographic manifestations of PH. Prog Cardiovasc Dis, 9: 303

[5] Pelech AN. 1999. Evaluation of the pediatric patient with a cardiac murmur. Pediatr Clin N Am, 46: 167-188

[6] Park MK, Guntheroth WG. 1992. How to read pediatric ECGs, 3rd edn. Mosby, St. Louis 7. Amplatz K, Moller JH（1992）Radiology of congenital heart disease. Mosby-Year Book, St. Louis

[7] Cooper CB, Storer TW. 2001. Testing methods. In: Exercise testing and interpretation. Cambridge University Press, Cambridge, pp 51-92

[8] Niedeggen A, Skobel E, Haager P, et al. 2005. Comparison of the 6-minute walk test with established parameters for assessment of cardiopulmonary capacity in adults with complex congenital cardiac disease. Cardiol Young, 15（4）: 385-390

[9] Hoeper MM, Oudiz RJ, Peacock A, et al. 2004. End points and clinical trial designs in PAH: clinical and regulatory perspectives. J Am Coll Cardiol, 43: 48S-55S

[10] ATS Committee on Proficiency Standards for Clinical Pulmonary Function Laboratories. 2002. ATS statement: guidelines for the six-minute walk test. Am J Respir Crit Care Med 166: 111-117

[11] Oudiz RJ, Barst RJ, Hansen JE, et al. 2006. Cardiopulmonary exercise testing and six-minute walk correlations in PAH. Am J Cardiol, 97（1）: 123-126

[12] Wu G, Sanderson B, Bittner V. 2003. The 6-minute walk test: how important is the learning effect? Am Heart J, 146（1）: 129-133

[13] Diller GP, Dimopoulos K, Okonko D, et al. 2005. Exercise intolerance in adult congenital heart disease: comparative severity, correlates, and prognostic implication. Circulation, 112（6）: 828-835

[14] Ponikowski P, Francis DP, Piepoli MF, et al. 2001. Enhanced ventilatory response to exercise in patients with chronic heart failure and preserved exercise tolerance: marker of abnormal cardiorespiratory reflex control and predictor of poor prognosis. Circulation, 103: 967-972

[15] Sietsema KE, Cooper DM, Perloff JK, et al. 1988. Control of ventilation during exercise in patients with central venous-to-systemic arterial shunts. J Appl Physiol, 64（1）: 234-242

[16] Dimopoulos K, Okonko DO, Diller GP, et al. 2006. Abnormal ventilatory response to exercise in adults with congenital heart disease relates to cyanosis and predicts survival. Circulation, 113: 2796-2802

[17] Glaser S, Opitz CF, Bauer U, et al. 2004. Assessment of symptoms and exercise capacity in cyanotic patients with congenital heart disease. Chest, 125（2）: 368-376

[18] Oudiz RJ, Sun XG. 2002. Abnormalities in exercise gas exchange in primary PH. In: Wasserman K（ed）Cardiopulmonary exercise testing and cardiovascular health. Futura, Armonk, pp 179-190

[19] Sun XG, Hansen JE, Oudiz RJ, et al. 2001. Exercise pathophysiology in patients with primary PH. Circulation, 104（4）: 429-435

[20] Jones RW, Baumer JH, Joseph MC, et al. 1976. Arterial oxygen tension and response to oxygen breathing in differential diagnosis of congenital heart disease in infancy. Arch Dis Child, 51: 667

[21] Amplatz K. 2000. Plain film diagnosis of congenital heart disease. In: Moller JH, Hoffman JIE（eds）Pediatric cardiovascular medicine. Churchill Livingstone, New York, pp 143-155

胸部X线平片和计算机断层扫描的作用

第10章

Edward D. Nicol and Michael B. Rubens

缩略词

ASD	atrial septal defect	房间隔缺损
AVSD	atrioventricular septal defect	房室间隔缺损
BMI	body mass index	体重指数
CHD	congenital heart disease	先天性心脏病
CMR	cardiac magnetic resonance	心脏磁共振
CT	computed tomography	计算机断层扫描
CTPA	CT pulmonary angiogram	CT肺动脉造影
CXR	chest X-ray	胸部X线
HRCT	high-resolution computed tomography	高分辨率计算机断层扫描
IVC	inferior vena cava	下腔静脉
LV	left ventricle	左心室
PA	pulmonary artery	肺动脉
PAH	pulmonary arterial hypertension	肺动脉高压
PAH-CHD	pulmonary arterial hypertension related to congenital heart disease	先天性心脏病相关性肺动脉高压
PDA	patent ductus arteriosus	动脉导管未闭
PH	pulmonary hypertension	肺动脉高压
PVOD	pulmonary veno-occlusive disease	肺静脉闭塞性疾病

E.D. Nicol

Department of Radiology，Royal Brompton Hospital，London，UK

Department of Cardiology，Royal Brompton Hospital，London，UK

e-mail：e.nicol@rbht.nhs.uk

M.B. Rubens（⊠）

Department of Radiology，Royal Brompton Hospital，London，UK

Faculty of Medicine，National Heart and Lung Institute，Imperial College，London，UK

e-mail：M.Rubens@rbht.nhs.uk

© Springer International Publishing AG 2017

K. Dimopoulos，G.-P. Diller（eds.），*Pulmonary Hypertension in Adult Congenital Heart Disease*，

Congenital Heart Disease in Adolescents and Adults，DOI 10.1007/978-3-319-46028-4_10

RA	right atrium	右心房
RV	right ventricle	右心室
VSD	ventricular septal defect	室间隔缺损

一、引言

　　X线成像仍然是肺动脉高压（PH）和动脉性肺动脉高压（PAH）患者诊断中的重要组成部分，通过胸部X线平片和计算机断层扫描（CT）可以评估心脏和胸部的病理情况。随着快速采集、多层螺旋CT的出现，在过去10～15年中CT技术有了显著的进步，其空间和时间分辨率得到提高，对心脏结构的可视化能力也进一步增强。CT的作用已不局限于对肺实质的评估，CT血管造影发展成为一种可以提供解剖和功能信息的成像方式，对先天性心脏病患者具有特殊价值。本章概述了X线平片和CT在肺动脉高压中的治疗，特别是与先天性心脏病相关性肺动脉高压（PAH-CHD）诊疗中的作用。

二、胸部X线平片

　　尽管正常的胸部X线不能排除PH的存在，但约90%的特发性PAH患者的胸部X线（CXR）存在异常，在继发于获得性或先天性心脏病、肺部疾病的肺动脉高压病例中，CXR有助于鉴别诊断。

　　肺动脉高压在CXR上的主要征象是中央肺动脉（PAs）扩张和外周血管相对纤细（通常称为"残根征"）（图10.1）。在长期存在严重肺动脉高压的病例中，可能观察到中央肺动脉钙化（图10.2）。右心腔增大的征象也可见于晚期的肺动脉高压（图10.3）。

　　当PAH合并或继发于CHD（PAH-CHD）时，异常小的主动脉结提示心房水平的分流，而在心室和大血管水平的分流中，主动脉结通常正常或突出。在动脉导管未闭（PDA）导致的艾森门格综合征中，另一个特征是可见动脉导管钙化。

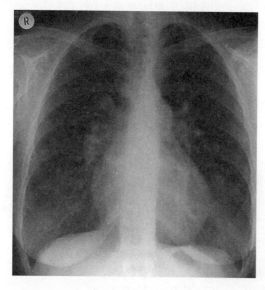

图10.1　与房间隔缺损（ASD）相关的肺动脉高压。注意增粗的中央肺动脉（PAs）和外周"残根征"。由于右心房扩张和右心室肥厚，心脏轻度增大。还要注意的是，主动脉结很小，这是所谓的艾森门格综合征中房间隔缺损的典型表现，可能是因为长期处于低心排血量状态

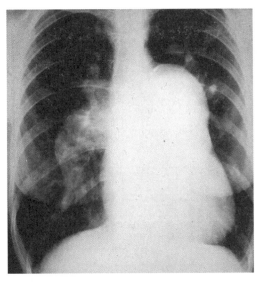

图 10.2　伴有长期严重肺动脉高压的房间隔缺损。注意中心肺动脉的纡曲钙化

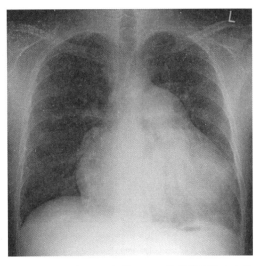

图 10.3　与 ASD 相关 PAH。注意增粗的中心肺动脉和周边"残根征"。右心房扩张和右心室肥厚导致心影明显增大

三、计算机断层扫描（CT）

虽然经胸超声心动图（TTE）和经食管超声心动图（TOE）及心脏磁共振成像（CMR）仍然是评估心脏形态和分流解剖定位的一线方法，但 CT 除了提供传统的肺实质和血管数据外，还可以提供与 CMR 相当的诊断率（除了血流信号和组织特征）。和所有成像方式一样，CT 可用于确定肺动脉高压的潜在病因并对已知疾病进行监测，对于肺动脉高压并发症、疾病进展情况、是否需干预（经皮和外科手术）或移植之前的评估都可以应用 CT 检查。

对 PAH-CHD 的系统评估应包括 PA（PA 的直径、与升主动脉的直径比率、血栓或钙化的检测和定量等）、支气管动脉和肺实质的评估，以及右心、心内和心外分流、心脏和冠状动脉形态学的详细评估。

CT 对心脏和胸部结构的全面评估需要采用传统的心脏采集方案，以确保左、右心血管结构都有足够的对比剂显示。仅需简单地修改对比剂的推注成分和时机，全面的心胸评估就相对容易实现。

四、肺动脉评估

胸部增强 CT 显示肺动脉压力升高的主要指标是主肺动脉、分支肺动脉和节段性肺动脉扩张（图 10.4A）。在文献中，肺动脉扩张的特异界值（这是 PAH 的指标）仍然不确定，传统意义上主肺动脉直径 29 ~ 30 mm 被认为是正常上限；然而，最近的文献建议以 33 mm 和 36 mm 作为更具体的临界值。在成人中，对体表面积进行标准化可能不会提高这些测量的诊断价值。此外，还应评估分支和节段性肺动脉，临床上，将分支肺动脉值＞ 22.5 ~ 25 mm（图 10.4A 黄线所示）、在＞ 3 个肺叶中节段性 PA 直径超过相邻支气管、动脉 / 支气管比值＞ 1.25 称为"反印戒征"。

除了 PA 的直径，潜在 PAH 其他标志还包括主肺动脉 - 主动脉直径比值升高（图 10.4A 黑白线比）。有学者认为，这一比值校正了整个心动周期的扩张性、患者体型和心排血量，这些都可

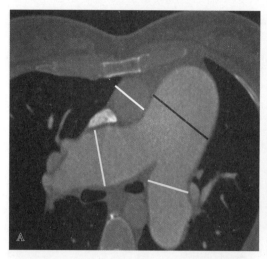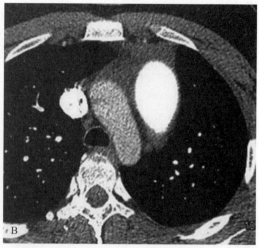

图10.4　A. CTPA显示肺动脉分支增粗（黄线），主动脉与主动脉比值增大（黑白线比值）。B. CTPA在同一横断面上显示主动脉横弓和（扩张的）MPA，类似于鸡蛋和香蕉

能影响PA大小。虽然该比值的临界值存在争议，但比值＞1.0提示PAH，比值＞1.1可能更精确。发现明显大于主动脉的主肺动脉通常提示肺动脉高压，测量两个直径比值的附加价值有限。最后，所谓的"鸡蛋和香蕉征"（图10.4B）亦可能是PH的标志，但这也可见于高BMI患者，无论其有无肺动脉高压。

　　CT肺动脉造影（CTPA）是评估血栓栓塞性疾病的金标准，血栓栓塞性疾病可能是PH的原因，也可能是PH的结果。在已建立的慢性肺动脉高压中，偏心性附壁血栓常与PA钙化有关（图10.5A）。PA的明显扩张也可能导致左冠状动脉主干受压，同时增加PA夹层的风险。这两种情况都可使患有严重冠状动脉粥样硬化性疾病可能性低的患者出现急性发作性胸痛。来自英国国家卫生与临床优化研究所（NICE）的最新指南建议将CT作为这些患者的一线检查。

　　对支气管动脉评估在PH的评估中也很重要，支气管动脉的扩张和增粗通常是由于PA压力的慢性升高而形成，并且患者容易发生咯血（图10.5B）。

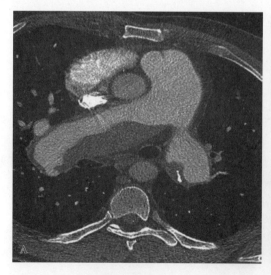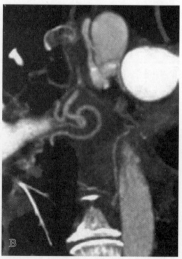

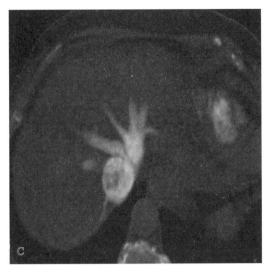

图 10.5　CTPA显示主肺动脉分支扩张伴广泛的
附壁血栓和左肺动脉钙化（A）、增粗的支气管动脉
（B）及三尖瓣反流引起的下腔静脉和肝静脉扩张（C）

五、肺实质评估

肺部高分辨率CT（HRCT）（未注射静脉对比剂）能很好地显示肺实质，对于继发于肺部疾病（如肺气肿、支气管扩张和弥漫性纤维化）的肺动脉高压，CT可以做出明确诊断。还有一些特殊的肺异常，无论其潜在原因是什么，都可以提示PH。最常见的征象是马赛克衰减型，其特征是相邻区域的不同衰减（图10.6A），反映了灌注的相对差异。类似的外观也可能由片状区域的空气滞留造成，如在各种形式的气道阻塞性疾病中所见。然而，在这些情况下，呼气扫描时马赛克增加（图10.6B）。

中心小叶毛玻璃结节是一种HRCT上常见的征象，但不常见于各种类型的PH（图10.7）。当毛玻璃影、结节、小叶间隔增厚和胸膜积液等征象共同存在时要怀疑静脉闭塞病（PVOD）或肺毛细血管瘤病（图10.8A、B）。

艾森门格综合征和特发性肺动脉高压可以出现与小叶中心小动脉相关的小螺旋状肺内血管，这可能是由于新血管增多所致。

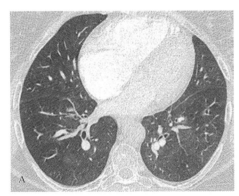
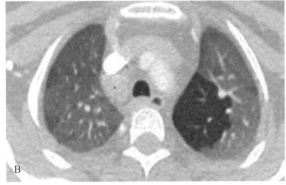

图 10.6　CT扫描显示特发性PAH（A）和空气滞留（B）引起的肺实质马赛克衰减型

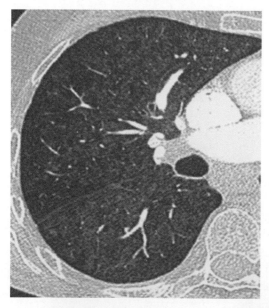

图10.7　特发性肺动脉高压患者的HRCT表现为小叶中心毛玻璃结节

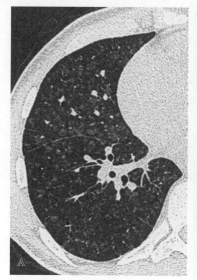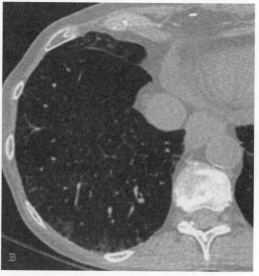

图10.8　两例肺静脉闭塞病（PVOD）。第一例（A）主要表现为小叶中心结节，第二例（B）表现为边界不清的结节和增厚的小叶间隔

六、心脏评估

针对PH的传统心脏评估侧重于与PA压力升高相关的形态学变化，即右心室大小、右心室肥厚程度（RVH）和肝静脉的扩张（表明存在严重的三尖瓣反流）（图10.5C）。然而，随着心血管增强CT（CTA）出现，CTA越来越多地被用于评估心内和心外分流（间隔缺损和PDA）、心包积液和冠状动脉解剖。

（一）先天性心脏病评估

除了对血流数据和组织特征的评估外，心血管CTA与CMR在CHD中的诊断能力相当。当然，与 CMR 相比，心血管 CTA 的主要缺点是患者会受到辐射。然而，当其他影像学手段提供的心血管解剖信息不够充分时（如越来越多的冠心病患者因心律失常或心力衰竭而安装起搏器或除颤器，无法接受 CMR）、幽闭恐惧症和潜在疾病可能显著缩短预期寿命的患者，心血管 CTA 仍是一种重要而有价值的评估工具。

（二）右心房（RA）和右心室（RV）评估

由于 PA 压力升高，RA 和 RV 均可扩大（图 10.9A），大多数 CT 征象在很大程度上是从非 PH 患者推断出来的。RV 直径为＞45 mm 常被认为是扩大的标志，RV/LV 比值为＞1.0 提示明显扩张，＞1.2 则更具有特征性。无论是动态（多期）CTA 成像还是单期成像，均可观察到室间隔的偏移或变平。然而，对 RV 直径的简单分析充满了困难（由于缺乏普遍接受的轴向 CT 测量方法、可靠性差，且观察者间存在显著差异），而且与主 PA 直径相比，其预测 PH 存在的能力比较差。观察者之间的差异在非心电图门控的胸腔图像采集中可能更为明显。右心室肥厚也可在 CTA 上看到，右心室壁厚度＞3 mm 常定义为右心室肥厚（图 10.9B）。此外，肝静脉明显扩张（图 10.5C）提示严重的三尖瓣反流，结合其他表现，可提示 PA 压力显著升高。

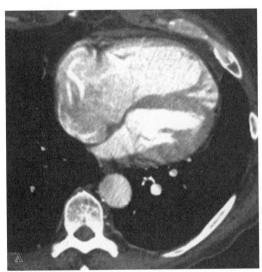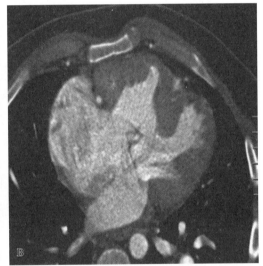

图 10.9 完全性房室间隔缺损的艾森门格综合征患者（B）的右心房、右心室扩大和室间隔变平、右心室肥厚（A）

（三）分流评估

心血管 CTA 可以对心脏分流进行全面的形态学评估，无论是卵圆孔未闭（PFO）（图 10.10A）、房间隔缺损（ASD）（图 10.10B）、室间隔缺损（VSD）或房室间隔缺损（AVSD）（图 10.10C）、动脉导管未闭（PDA）（图 10.10D）还是更罕见的类型，CTA 都能较好地进行评估，如主-肺动脉窗或更复杂的先天性心脏病（如大动脉转位或单心室循环）。此外，CTA 还可以全面评估异常的肺静脉引流。

（四）冠状动脉评估

目前，冠状动脉 CT 造影已成为除外重要冠状动脉粥样硬化性疾病的一项成熟技术，是冠状动脉异常检查的金标准。事实上，冠状动脉 CT 造影能够排除或确认引发 PAH-CHD 急性胸痛的多数原因，如明显的冠状动脉粥样硬化性疾病、冠状动脉压迫（图 10.11A）、冠状动脉解剖异常（在冠心病患者中很常见且通常很复杂，图 10.11B）和其他先天性冠状动脉畸形。

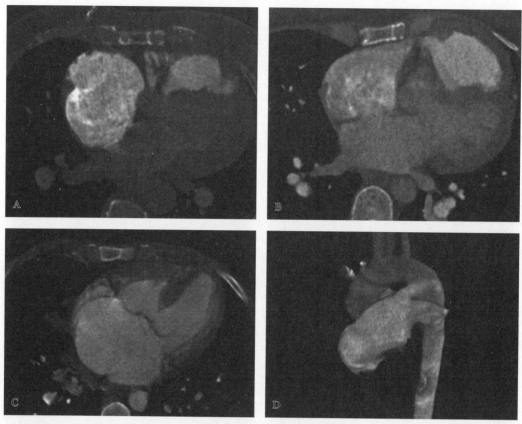

图10.10 CT显示卵圆孔未闭,右向左分流(A),继发孔型房间隔缺损(B),完全性房室间隔缺损(C),动脉导管未闭(D)

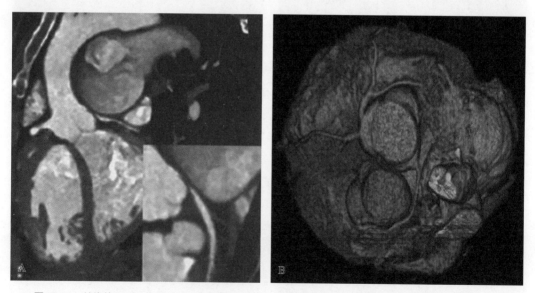

图10.11 扩张的PA(A)压迫左主干冠状动脉,左回旋冠状动脉异常起源于右冠状动脉窦(B)

(五)心血管CT扩展评估

存在CMR禁忌证(如先前安装起搏器、幽闭恐惧症等)的患者,如需要进行双心室功能评估，可通过心血管CTA进行。该检查需要回顾性心电门控采集，增加了电离辐射剂量。使用三期造影操作模式，可以通过合适的左、右心显影获得准确的双心室射血分数和容积数据（图10.12）。需要注意的是，尽管计算的射血分数与CMR的结果相当，但由于空间和时间分辨率以

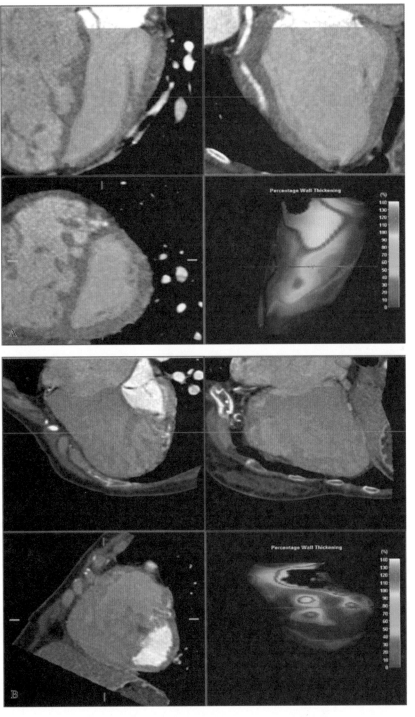

图10.12　源于CTA数据的左（A）、右（B）心室造影

及容积分析技术的不同，容积数据在CTA和CMR之间不能通用，与CMR相比，CTA系统高估了心室容积。因此，连续容积分析需要使用同一种技术，而且由于存在累积辐射暴露，一般不用CTA来检测。

七、CT新技术在肺动脉高压诊断中的应用

随着新的CT技术越来越多地应用于临床实践，在此研究领域中许多新的诊断工具也不断地涌现出来。其中包括肺动脉扩张性CTA评价（与肺毛细血管楔压呈良好的负相关）、左心房功能的直接评估及楔压的CTA推测评估。研究表明肺血管的自动形态学分析与功能参数相关（如6分钟步行距离），肺动脉纤曲和外周肺动脉纤细程度与肺动脉压力升高相关。最后，双源CT评估肺灌注正变得逐渐成熟，主肺动脉强化增加伴有肺实质强化减少充分反映了肺灌注/通气不匹配程度。这可能对肺动脉小栓子的检测和个体治疗的随访有特殊价值。

八、总结

在PH中，X线平片仍然是一种廉价而有用的一线检查方法。在过去的5～10年中，心血管和胸部CT在肺动脉高压的诊断和随访中得到了广泛应用。在先天性心脏病患者中，心血管CTA对PH和潜在先天性畸形的综合评估很有价值，对于那些安装起搏器或有其他磁共振检查禁忌证的患者来说，心血管CTA可以有效替代CMR。一些自动化的新技术正在兴起，并逐渐投入临床实践，随着技术的进步和辐射剂量的下降，心胸CT将在PH的诊断中发挥更加重要的作用。

（胡海波　黄浩佳　译）

参 考 文 献

［1］Nicol E，Kafka H，Stirrup J，et al. 2009. A single non-invasive diagnostic test for the assessment of pulmonary hypertension—the role of fast computed tomography in the assessment of severe pulmonary hypertension. Int J Cardiol，136（3）：278-288

［2］Elena P，Carole D，John V，et al. 2012. Pulmonary hypertension：how theradiologist can help. Radiographics 32（1）：9-32

［3］Dimopoulos K，Giannakoulas G，Bendayan I，et al. 2013. Cardiothoracic ratio from postero-anterior chest radiographs：a simple，reproducible and independent marker of disease severity and outcome in adults with congenital heart disease. Int J Cardiol，166（2）：453-457

［4］Perloff JK，Marelli A. 2012. Perloff's clinical recognition of congenital heart disease：expert consult—online and print，6e，6th edn. Saunders，Philadelphia

［5］Devaraj A，Hansell DM. 2009. Computed tomography signs of pulmonary hypertension：old and new observations. Clin Radiol，64（8）：751-760

［6］Sithamparanathan S，Padley SPG，Rubens MB，et al. 2013. Great vessel and coronary artery anatomy in transposition and other coronary anomalies. J Am Coll Cardiol Img，6（5）：624-630

超声心动图在先天性心脏病相关性肺动脉高压患者的诊断和随访中的应用 {第11章}

Pamela Moceri，Wei Li，and Konstantinos Dimopoulos

缩略词

ASD	atrial septal defect	房间隔缺损
CHD	congenital heart disease	先天性心脏病
IVC	inferior vena cava	下腔静脉
LA	left atrium	左心房
LV	left ventricle	左心室
LVOT	left ventricular outflow tract	左心室流出道
P	pressure	压力
PH	pulmonary hypertension	肺动脉高压
PAH	pulmonary arterial hypertension	动脉性肺动脉高压
PAP	pulmonary artery pressure	肺动脉压
PVR	pulmonary vascular resistance	肺血管阻力
RA	right atrium	右心房
RV	right ventricle	右心室
RVOT	right ventricular outflow tract	右心室流出道
TAPSE	tricuspid annular plane systolic excursion	三尖瓣环平面收缩期位移
Vmax	maximum velocity	最大运动速度
VSD	ventricular septal defect	室间隔缺损

无论是在诊断还是随访方面，超声心动图都是一种广泛用于评估先天性心脏病（CHD）患者的工具，尤其是合并肺动脉高压（PH）的患者。尽管复杂CHD和PH的超声心动图操作和解释需要大量的培训和专业知识，但超声检查具有成本低、非侵入性和广泛使用的优势。二维经

P. Moceri（⊠）

Cardiology Department，Hôpital Pasteur，CHU de Nice，Université Côte d'Azur，Nice，France

e-mail：moceri.pamela@gmail.com

W. Li・K. Dimopoulos

Adult Congenital Heart Centre，Centre for Pulmonary Hypertension，Royal Brompton Hospital，Imperial College，London，UK

© Springer International Publishing AG 2017

K. Dimopoulos，G.-P. Diller（eds.），*Pulmonary Hypertension in Adult Congenital Heart Disease*，Congenital Heart Disease in Adolescents and Adults，DOI 10.1007/978-3-319-46028-4_11

胸超声心动图能够显示心内解剖结构和潜在心脏缺陷，如心房、心室或房室间隔缺损，动脉导管未闭、主肺动脉窗或更复杂的疾病。除了解剖特征外，超声心动图还提供了心血管生理学信息，这在评估与CHD相关的肺动脉高压（PAH-CHD）患者时非常重要。在本章中，我们概述了超声心动图在PAH-CHD患者管理中的作用。

一、先天性心脏病相关性肺动脉高压的分类和诊断

PH定义为静息时平均肺动脉压（PAP）升高至≥25 mmHg，而诊断PAH要求肺动脉楔压正常且肺血管阻力（PVR）＞3 WU。虽然PAH-CHD的诊断在大多数情况下应通过心导管检查来确定，但超声心动图对可疑PH的提示是必不可少的（参见第2章）。近期的PH指南将PAH-CHD分为4类：①艾森门格综合征；②PAH-CHD伴左向右分流；③PAH与可能巧合存在的先天性小缺损（类似特发性PAH）；④修复术后持续存在PAH-CHD，或尽管及时修复了先天性心脏异常，但在日后发展为PH。此外，还有单侧或节段性PAH患者和Fontan型修复患者，尽管这些患者不符合PAH标准（平均PAP通常＜25 mmHg），但PVR升高。所有接受常规超声心动图检查的CHD患者应全面评估潜在的心脏解剖结构、生理功能及PH的存在和严重程度。

最近的PH指南对根据有症状患者的超声心动图三尖瓣反流（TR）最大速度评估PH的可能提供了明确标准。此外，指南还提出了一系列与心室、肺动脉多普勒、下腔静脉（IVC）和右心房（RA）相关支持诊断的超声心动图征象（表11.1）。但这些标准应慎用于PAH-CHD，因为它们可能不适用于复杂解剖结构或联合病变［例如，右心室流出道（RVOT）梗阻或房室瓣膜病］患者。

表11.1　**根据国际肺动脉高压指南，有症状患者的超声心动图征象**

超声提示PH的可能性	TR峰值速度（m/s）	其他超声心动图征象
低度可能	≤2.8或检测不到	没有
中度可能	≤2.8或检测不到	存在
	2.9～3.4	没有
高度可能	2.9～3.4	存在
	＞3.4	非必要
PH的超声心动图征象		
至少需要两个类别（A、B或C类）的征象		
A. 心室	B. 肺动脉（PA）	C. IVC和RA
RV/LV基底部直径比＞1	RVOT血流频谱的加速时间＜105ms	IVC直径＞21 mm和IVC吸气塌陷减少（＜50%用力吸气，＜20%平静吸气）
	RVOT血流频谱的加速收缩中期切迹	
LV偏心指数（收缩或舒张期）＞1.1	早期PR速度＞2.2 m/s	RA收缩末期面积＞18 cm²
	PA直径＞25 mm	

上述标准适用于大多数非PAH-CHD和一些PAH-CHD患者，具体取决于基础心脏解剖结构、分流方向和严重程度及联合病变（例如先天性瓣膜病）。因此，在PAH-CHD患者中应用上述标准时，需要CHD的专业知识以辅助判断

PH.肺动脉高压；TR.三尖瓣反流；PA.肺动脉；RV.右心室；LV.左心室；RA.右心房；IVC.下腔静脉；RVOT.右心室流出道；PR.肺动脉瓣反流

（一）三尖瓣反流

明确心脏解剖结构，特别是房室和心室动脉的关系，是用TR血流频谱评估肺动脉压之前必不可少的一步。

此外，应注意排除或考虑到右心室（RV）（例如双腔RV）、RV流出道或肺动脉内的阻塞等所有在无PH的情况下使TR速度增加的情况。在双心室循环和肺动脉瓣下RV的患者中，可通过峰值TR速度（$V_{max_{TR}}$）和改良Bernoulli方程来评估收缩期PAP（图11.1A）。

$$P_{梯度_{RV-RA}} = P_{收缩期_{RV}} - P_{收缩期_{RA}} = 4 \times V_{max_{TR}}^2$$

$$PAP_{收缩期} = P_{梯度_{RV-RA}} + P_{RA}$$

其中，$P_{梯度_{RV-RA}}$是收缩期RV与RA压力峰值之差；P_{RA}是估计的右心房压力。

应从多个切面观察TR射流，始终确保声束与反流平行。P_{RA}可根据IVC的直径和呼吸时直径的变异进行估计：IVC直径＜2.1 cm，吸气时塌陷＞50%，提示P_{RA}正常，为3 mmHg。IVC直径＞2.1 cm，用力吸气时塌陷＞50%或在平静吸气时塌陷＜20%，提示P_{RA}升高，为15 mmHg。当IVC直径和对用力吸气或平静吸气的反应不符合上述两种情况时，可使用8 mmHg的中间值估计P_{RA}。在IVC发育不全的CHD患者中（例如，左心房异构IVC离断伴奇静脉延续），应使用其他参数，如查体时观察到右心衰竭证据（每个体征视为右心房压增加5 mmHg）或三尖瓣E/e'比值。当然，P_{RA}也可通过临床评估的颈静脉压进行估计。

估测PA收缩压的常见误差来自超声对P_{RA}的高估，因此国际指南所使用的临界值仅基于TR速度，且估计PAP的金标准仍然是右心导管术。事实上，虽然PVR也可通过超声心动图$V_{max\ TR}$与肺动脉多普勒流速–时间积分的比率来估计，但这些公式假设的左心房压力在CHD患者中通常不可靠。

（二）肺动脉瓣反流

平均PAP可使用肺动脉瓣反流（PR）多普勒的早期峰值流速通过以下公式估算（图11.1B）。

$$PAP_{平均值} = 4 \times V_{PR最大值}^2 + P_{RA}$$

这种方法对于无法检测到TR的患者极为有用。

（三）肺动脉高压的其他超声心动图征象

除TR或PR速度外，超声心动图的其他征象也可支持对PH的疑诊，包括：

·室间隔变平（图11.1C）。收缩期或舒张期左心室偏心指数＞1.1提示RV高压。

·RA扩张（RA面积＞18 cm^2）或RV（RV/LV基底部直径比值＞1）（图11.1D）。此征象在心房水平有明显左向右分流（或部分型肺静脉异位引流）患者中的应用受到限制，其在无PH的情况下也可能发生RA和（或）RV扩张并引起RV间隔变平，而且RA扩张可能由三尖瓣或右房室瓣的相关病变，或由肺动脉狭窄引起。

·RV肥大和功能不全。RV肥大定义为从剑突下四腔心切面测量的RV游离壁厚度＞0.5 cm，是RV后负荷（不仅是PH）慢性增加的间接征象。

·肺动脉多普勒特征和测量。血流频谱呈尖峰状（急性，起点至顶峰的时间缩短）是重度PAH的体征（图11.1E）。缩短的PA加速时间与平均PAP呈负相关。此外，收缩中期"切迹"是严重PH的常见表现，被认为是肺循环反射波的结果。

·三尖瓣环平面收缩期偏移（TAPSE）可能是（纵向）RV功能最可靠的测量指标（图11.1F）。尽管近期指南未将其作为PH和RV功能的标志物，但其仍是临床实践中应用最广泛的参数之一。

·右向左（R-L）分流。心室（或动脉导管）水平的R-L分流是RV（或PA）压力严重升高的证据，无论其压力处于还是超过体动脉水平。因此，在无肺动脉狭窄的情况下，发绀患者的

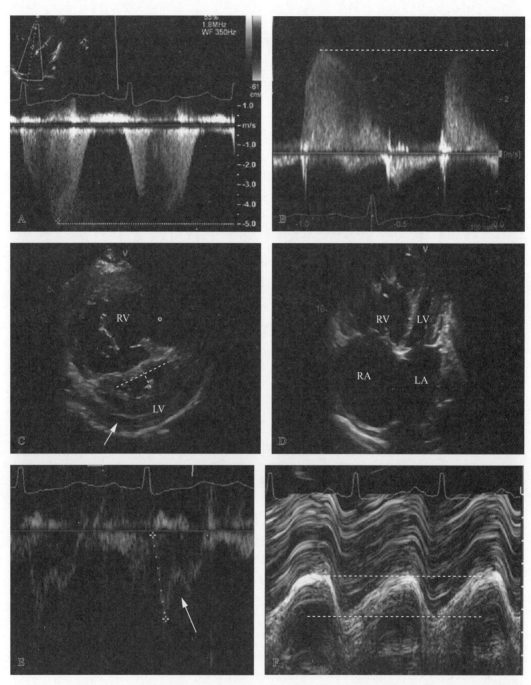

图11.1 PH的超声心动图征象。A.利用三尖瓣反流（TR）的血流频谱和改良Bernoulli方程估算艾森门格综合征和大型房间隔缺损患者的收缩期PAP。峰值TR速度5 m/s相当于收缩期RV-RA压力梯度100 mmHg。加上估计的右心房压力（在这种情况下为15 mmHg），计算得出收缩期PAP为115 mmHg。B.使用肺动脉瓣反流（PR）血流频谱估算平均PAP。早期压力梯度的峰值加上右心房压力得出平均PAP的估计值（此情况下58 mmHg＋15 mmHg＝73 mmHg）。C.心室频谱向LV重度偏移，舒张期偏心指数为3.7。D.同一患者的四腔心切面，显示大的继发孔型房间隔缺损，心房严重扩张。RV扩张、肥厚，而室间隔向小的充盈不足的LV偏移。E. RV流出道的血流频谱，加速时间缩短（点线）和收缩期"切迹"（箭头所示）。F.三尖瓣环平面收缩期位移（TAPSE）。LV.左心室；LA.左心房；RV.右心室；RA.右心房

心室、动脉导管或主肺动脉窗水平的低速双向分流被认为是艾森门格综合征的诊断标志。

·心包积液。特发性PAH晚期的患者常存在心包积液，其为RV衰竭和不良预后的标志（图11.2A）。PAH-CHD晚期也可能出现心包积液，但其对预后的作用可能存在其他合并症时难以判断，尤其是当患者存在唐氏综合征时（图11.2B）。事实上，许多唐氏综合征患者在无RV衰竭的情况下，可有少量或大量心包积液。

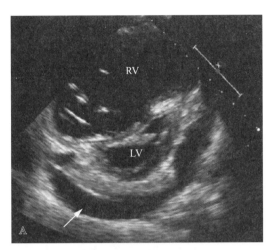 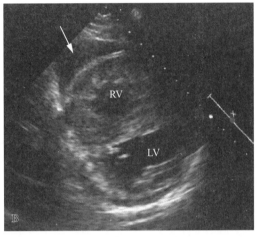

图11.2　PH患者心包积液。A. 1例重度特发性PAH且RV极度扩张和受损（衰竭）的患者出现心包积液（箭头）。B. 1例Down综合征和艾森门格综合征患者长期存在的心包积液（箭头），其RV功能保留，无RV衰竭体征。LV.左心室；RV.右心室

因此，超声心动图对PAH-CHD患者PA压力的评估包括定性和定量两部分。

（四）超声心动图对复杂先天性心脏病相关性肺动脉高压的评估

当使用超声心动图评估复杂CHD患者（例如，生理单心室或解剖RV功能LV）时，需要丰富的专业知识，因为"标准"超声心动图的参数可能不适用。

在解剖RV功能LV的患者中，例如，心房内调转术（Mustard或Senning）修复后的大动脉转位患者，其肺动脉瓣下心室在形态学上是左心室，当患者无PH时，常表现为新月状和高动力性的小心室（图11.3A和B）。

PH在该人群中并不少见，可为毛细血管前PH，或更常见为毛细血管后PH。虽然心导管术是确诊PH的必要手段（测量肺动脉楔压和右室舒张末压），但一些超声心动图征象可以支持对PH的怀疑。在这种情况下，应使用二尖瓣而非三尖瓣反流的超声和Bernoulli方程评估收缩期的PAP。还应注意是否存在肺动脉狭窄或左心室流出道（LVOT）梗阻。PR多普勒对平均PAP的估计非常有用。此外，估计体循环静脉心房压力较为困难，不管用何种技术评估，都应对可能的体循环静脉通路狭窄进行考量。

在未修复的单心室循环如左心室（LV）双入口或三尖瓣闭锁的患者中，多普勒超声测得的房室瓣反流不能用于估计收缩期PAP，更确切地说是估计体循环心室压力。在这种情况下，对解剖结构的理解，特别是明确心室-动脉关系尤为重要。一旦识别出PA和主动脉，应着重定量分析肺动脉瓣和肺动脉瓣下狭窄的程度。事实上，重度狭窄的肺动脉瓣很可能对肺循环起保护作用，防止其发生肺血管疾病，而轻度或中度跨肺动脉瓣的多普勒梯度（峰值＜60 mmHg）应始终引起对PH的怀疑。在无肺动脉瓣狭窄的成人患者中，所有心室-动脉连接不一致（PA源

于LV）的患者和心室－动脉连接一致且室间隔缺损（VSD）的患者中，PH水平可通过超声可靠诊断。

当存在外科分流（例如Blalock-Taussig分流）时，可使用分流的峰值多普勒速度估计由分流供血的主动脉和肺动脉之间的压差，前提是声束需与分流平行（图11.3C和D）。这对存在未经修复的肺动脉闭锁和主－肺动脉侧支动脉（MAPCAs）的患者特别有用，在这些患者中肺血管疾病通常发生在大的侧支或大的外科分流（如Waterston分流，参见第6章）供血的区域。虽然对单个侧支行有创的导管术是测量单个肺段压力的唯一可靠方法，但超声心动图也可提供PA压力升高的间接证据：对MAPCAs供血的压力正常区域进行多普勒探测，显示具有高峰值速度的连续血流（远高于4 m/s，取决于主动脉压力），而压力显著升高区域的血流峰值速度将大幅降低，反映出为这些区域供血的主动脉和肺动脉之间的压力梯度降低。显然，在未修复的肺动脉闭锁患者中，由于RV与肺循环并不相连，超声多普勒测得的TR速度不能用于估计收缩期PAP。

最后，Fontan循环的患者是一个独特且具有挑战性的亚组，在该亚组中，检测PH的标准不

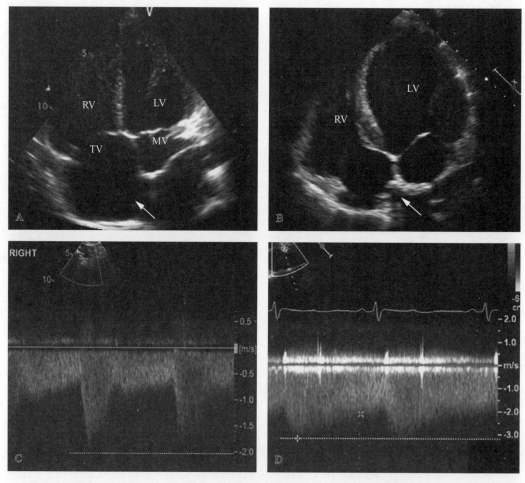

图11.3　复杂CHD中的PH。A. 一例大动脉转位既往Mustard（心房内调转）术后的患者。应注意其扩张和肥大的解剖RV功能LV、小的肺动脉瓣下LV和肺静脉通路（箭头）引导血流从肺静脉流入体循环RV和体循环。B. 一例解剖结构相似但严重PH的患者。肺下LV严重扩张和受损。C. 改良Blalock-Taussig分流（连接右锁骨下动脉与右肺动脉）的多普勒信号。峰值流速低提示体循环（锁骨下）动脉和右肺动脉的压力相似；因此，此处的PH由分流引起。D. Waterston分流（升主动脉和肺动脉之间）的多普勒信号。峰值速度为3.2 m/s，根据改良Bernoulli方程，主动脉与肺动脉之间的峰值压力梯度约为40 mmHg。这是PAP升高的一个明显的间接体征

适用。在Fontan循环中，肺血流被动地从体循环静脉流入肺动脉，而没有肺动脉瓣下心室的介入。因此，即使是PAP和PVR的轻微升高也可能导致严重的血流动力学损害。在Fontan手术的患者中，超声心动图无法准确估计PAP和PVR。但是，当Fontan循环和左心房（LA）之间存在手术开窗时，超声多普勒测得的分流流速可用于近似估计中心静脉（Fontan）系统和LA之间的压差。在左心房压力正常的情况下，开窗分流的流速＞1.8 m/s表明Fontan循环中的压力升高：

$$中心静脉（Fontan）压 = 4V^2 + 左心房压$$

即使左心房压轻度升高也可导致中心静脉压显著升高，从而影响Fontan循环。因此，在研究Fontan循环衰竭的毛细血管后原因时，应重点评估体循环心室的收缩和舒张特性及心脏瓣膜的功能。

二、右心室功能评价

CHD患者一旦确定存在PH，超声心动图在评估其基线和随访期间的RV（肺动脉瓣下心室）功能中发挥重要作用。事实上，RV对后负荷增加的适应（或适应不良）显著影响PH患者的功能状态和预后（参见第1章）。RV功能影响对治疗类型和强度的决策。当然，当CHD患者出现RV肥大和功能不全时，应排除RV压力超负荷的其他原因，如RVOT/肺动脉狭窄。

RV重构是对后负荷增加做出的反应，重构包括从适应性的肥厚（等长适应）到RV扩张和功能障碍（异长适应）。RV功能及其对压力超负荷的反应也可能受到RV先天性异常影响，或与影响心肌变形能力和收缩性的既往手术有关。

尽管经胸超声心动图对右心室尺寸和功能的评估存在局限性，但美国超声心动图学会和欧洲心血管影像协会的指南为正确实践和常规评估提供了相应的标准。大多数参数依赖于心尖四腔心切面获得的测量值，尽管这只为心脏复杂的解剖结构提供一个二维视图。RV功能可以使用各种参数进行评价，主要包括三尖瓣环平面收缩期位移（TAPSE）、组织多普勒成像外侧三尖瓣环处"s"波的峰值速度和右心室部分面积变化。

三维经胸超声心动图可以克服二维评估的一些局限（图11.4）并提供RV的容积评估。然而，只有很少的研究验证了三维技术在PH中的应用，其对PAH-CHD患者的适用性有待进一步探讨。

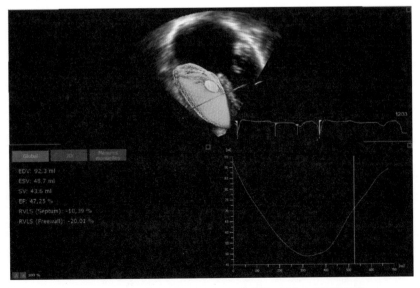

图11.4　房间隔缺损相关性PAH-CHD患者的三维右心室容积定量

RV对PH的各种不同反应，可在各种类型的PAH中甚至成人艾森门格队列中观察到（图11.5）。在后者中，分流的解剖位置（三尖瓣前 vs 三尖瓣后）可能影响RV对PA压力的适应。三尖瓣前缺损（即房间隔缺损）患者的典型表现类似于重度特发性PH，表现出显著的RV扩张和功能障碍等异长反应。另一方面，三尖瓣后分流的艾森门格综合征患者尤其是心室或房室间隔缺损的患者，往往表现出更好的RV适应性，伴有明显的RV肥厚却几乎没有RV扩张，且其收缩功能得到保留。在非限制性三尖瓣后分流的患者中，两个心室像是作为一个收缩单位工作，同时射血进入体循环和肺循环，因此其对RV后负荷升高的反应更好。斑点追踪成像表明，RV和LV的重构在三尖瓣前、后分流的患者之间存在差异。这些艾森门格综合征患者三尖瓣前、后病变之间的差异，尤其是RV适应性的差异，可能与预后有关，在治疗决策时应予以考虑。

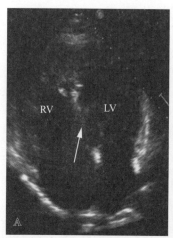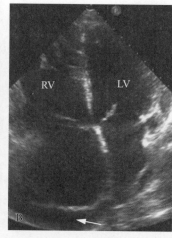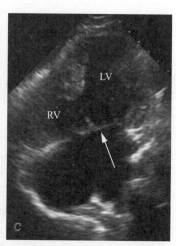

图11.5　艾森门格综合征患者的RV适应谱。A. 1例合并大型室间隔缺损的艾森门格综合征患者（箭头示缺损，伴心脏出入口扩大），其RV重度肥大，收缩功能保留且轻至中度扩张。患者的功能分级为2级。B. 1例大型动脉导管未闭的艾森门格综合征患者，其RV适应不良、肥大且重度扩张和功能受损。其RA也中度扩张，并有心包积液（箭头所示）。尽管接受PAH治疗，患者仍出现严重症状。C. 1例唐氏综合征合并完全性房室间隔缺损-艾森门格综合征患者。其右心室未发生扩张，但严重肥大，收缩功能保留。注意单房室瓣（箭头所示）。患者症状轻微。艾森门格综合征患者合并三尖瓣前缺损（房间隔缺损）的相关病例，见图11.1D（注意肥厚但重度扩张和受损的RV）

在解剖结构更复杂的PAH-CHD患者中，上述考虑大多不适用。在解剖RV功能LV的PH患者中，肺动脉瓣下解剖LV和二尖瓣可能比解剖RV和三尖瓣更好地适应升高的后负荷，其LV扩张、功能障碍和二尖瓣反流通常发生较晚。应注意左心室形状和大小的改变，以及肺动脉直径的增宽，以避免延误对PH的诊断。在这种情况下，即使早期的肺动脉瓣反流非常轻微，也常能被检测到，这对识别PAP升高极为有用。高压力的肺动脉瓣下LV和解剖RV功能LV之间复杂的心室-心室相互作用使得超声心动图的结果难以解释，需要高水平的专业知识和细致的纵向评估以检测其随时间推移的变化。

在单心室循环的患者中，PAP升高不太可能对体循环心室产生可检测到的明显影响。然而，心室功能显著影响这些患者的预后，需要对其进行监测。当使用PAH治疗时，为测定（继发于肺血流量增加的）容量超负荷相关的心室大小和功能变化，密切监测心室功能尤其重要。事实上，在体循环心室接受血液并供应体循环和肺循环的同时，未修复的单心室长期处于容量负荷之下。

三、在PH患者中识别未确诊的CHD

在已知患有PH的患者中，超声心动图对于排除CHD至关重要，尤其是考虑到特发性PAH和PAH-CHD在预后和管理上的差异。此外，在右心导管术（Fick方法而非热稀释法）过程中，考虑到其估算心排血量和肺血流量的方法，大量左-右分流的存在意义重大。血流动力学的计算（尤其是PVR）和患者的管理也会受到分流的显著影响。

在有经验的医师手中，二维超声心动图彩色多普勒可以检测出多数CHD，并记录缺损处分流的方向和速度。此外，当超声观察到重度RV扩张，但RV功能正常或呈高动力型，且跨肺动脉瓣流速时间积分保持不变（肺血流量正常或增加的指标）时，结果更支持CHD而非显著PH的诊断。在此类病例中，当缺损难以在经胸超声心动图中观察到时，可使用其他成像排除心内分流或心外分流（例如，超声心动图声学造影、经食管超声心动图、计算机断层扫描、心脏磁共振或心导管术结合全面的血氧测定）。事实上，由于声窗较差，在成人尤其是PAP升高至体动脉水平的患者中，CHD的诊断可能较为困难，在这些患者中，体循环和肺循环压力的相近导致了低速的双向分流，这种分流在经胸超声心动图中可能难以观察到。例如，在艾森门格综合征患者的超声心动图检查中，大的动脉导管未闭或主肺动脉窗都很容易被漏诊。

四、左心疾病患者

毛细血管后PH，即左心疾病相关PH，可能是CHD中最常见的PH类型。左侧梗阻性的先天性病变（例如，三房心、二尖瓣瓣上隔膜、先天性二尖瓣或主动脉瓣狭窄）及反流性病变和体循环心室功能障碍可导致PA压升高。此外，左心室收缩功能或严重的舒张功能障碍在年长的CHD患者中并不少见，这些患者可能较晚接受左心梗阻性病变、法洛四联症或其他CHD的手术修复，也可能在CHD手术的发展早期、心肌保护技术并不理想时接受了手术。Noonan综合征或心内膜弹性纤维增生症患者可出现限制性心肌病的表型，而严重的左心室致密化不全则可出现LV收缩和舒张功能障碍。根据最新的国际指南，与CHD相关的毛细血管后PH现已成为公认的一个整体，归属于PH分类的第2组：不应使用针对PAH的靶向药物进行治疗。

超声心动图可提供结构性心脏病的背景下左心室充盈压升高的直接和间接征象：左心室肥厚、LA扩张、二尖瓣多普勒E/A比值和早期充盈减速时间（DT）的变化、二尖瓣E/e'和肺静脉多普勒参数。在CHD和既往手术患者及解剖RV功能LV的患者中，上述参数未必可靠，进行解释时应当保持谨慎并结合临床表现。

五、超声心动图预测和随访

多项临床和生物学参数与艾森门格综合征患者的预后有关（见第21章）。RV扩张和功能障碍而非PAH的严重程度，与PAH的功能分级、运动能力和生存密切相关。最近发表的文献表明，右心室功能方面的超声心动图参数与艾森门格综合征的结局相关。在一项比利时队列研究中，TAPSE＜16 mm被用于识别不良结局高风险的患者，其也与肺动脉血栓的形成有关。

在来自Royal Brompton Hospital的一个大型艾森门格队列（双心室循环患者）中，TAPSE＜15 mm的艾森门格综合征患者死亡风险增加5倍。其他与预后相关的参数包括RA面积、RA/LA面积比和右心室有效收缩与舒张持续时间的比值（S/D）的增加，S/D可通过三尖瓣多普勒评估（图11.6）。

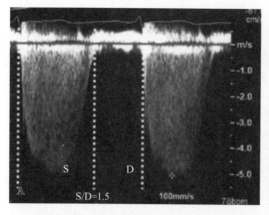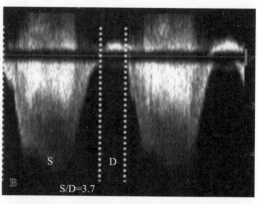

图 11.6　三尖瓣反流多普勒中收缩-舒张比的概念。两个收缩-舒张比（S/D）的例子：轻度症状（A）和严重症状（B）艾森门格综合征患者。进行性 RV 扩张和功能障碍与 RV 收缩延长和舒张缩短相关。灌注时间缩短导致心排血量降低。室上性心动过速发作时这种现象加剧，充盈时间严重缩短，对重度 PAH 患者可能致命

$$S/D = TR\text{持续时间} / \text{此次 TR 结束到下一个 TR 信号出现的时间}$$

　　在超声心动图的综合评分中，以下每项符合加 1 分：TAPSE ＜ 15 mm，S/D ≥ 1.5，右心房面积 ≥ 25 cm² 和右心房/左心房面积比 ≥ 1.5，该评分与死亡率密切相关。一项在 PH（包括特发性 PAH、CHD 修复术后 PAH 和其他原因的 PAH）儿童患者中开展的研究显示，标准胸骨旁短轴切面测量的收缩末期单纯 RV 与左心室内径的比值（RV/LV）与 PH 的侵入性检查得到的血流动力学指标显著相关。RV/LV ＞ 1 与不良事件（需要开始静脉前列环素治疗、房间隔造口术、死亡或移植）风险的增加相关。

　　斑点追踪技术在先天性心脏病中的作用正在扩大。采用二维和三维斑点追踪的先进超声心动图成像技术可测量内在心肌收缩力，相比其他参数，这个指标对负荷的依赖性可能更小。斑点追踪的评估结果与 PH 患者的死亡率相关。少数研究综述了斑点追踪技术评价复杂 CHD 心室功能的能力。斑点追踪技术表明，CHD-PAH 患者与其他 PAH 患者之间的心脏重构存在差异：艾森门格综合征可能与 RV 游离壁横向应变的增加和更高的存活率有关。不过，还需要进一步的研究来确定斑点追踪技术在 PAH-CHD 患者 RV 常规评估中的作用。

六、PAH-CHD 患者的超声心动图随访

　　PAH 治疗可对 RV 的生理功能产生显著的积极影响，还可以同时改善运动能力和生活质量。在一项对 23 名艾森门格综合征患者的研究中，在 RV 心肌功能指数改善 12% 以上的患者中，波生坦治疗的临床获益更为明显。此外，波生坦可改善组织多普勒成像评估的 RV 收缩功能（三尖瓣 S 波峰值）及根据三尖瓣 E/e′ 比值评估的舒张期 RV 功能。在另一项研究中，经过 24 周的治疗，波生坦改善了左、右心室纵向应变及右心房应变。尽管以上研究都是样本量较小的单中心研究，但这些结果有助于我们理解 PAH 治疗后临床改善的潜在机制，以及超声心动图在艾森门格综合征患者随访中的重要性。

七、未来展望

　　超声心动图可为 PAH-CHD 患者的诊断、预后评估和随访提供非常有用的信息。然而，由

于超声心动图评估存在变异性（与声窗、操作者本人和操作者间的变异性、右心室功能指数的负荷依赖性相关），许多PH中心认为超声心动图在PH管理仅具有次要作用。但对于PAH-CHD患者而言并非如此，在这些患者中，超声心动图（以及心导管术）是诊断、管理和随访的基础。标准的超声心动图与新技术如二维斑点追踪成像、RV三维定量和三维心肌追踪相结合，可提供有关心脏生理学的宝贵信息，并值得进一步的研究。

（晏　露　译）

参 考 文 献

［1］Hoeper MM，Bogaard HJ，Condliffe R，et al. 2013. Definitions and diagnosis of pulmonary hypertension. J Am Coll Cardiol，62（25 Suppl）：D42-D50

［2］Galiè N，Humbert M，Vachiery JL，et al. 2016. 2015 ESC/ERS Guidelines for the diagnosis and treatment of pulmonary hypertension：The Joint Task Force for the Diagnosis and Treatment of Pulmonary Hypertension of the European Society of Cardiology（ESC）and the European Respiratory Society（ERS）：Endorsed by：Association for European Paediatric and Congenital Cardiology（AEPC），International Society for Heart and Lung Transplantation（ISHLT）. Eur Heart J，37（1）：67-119

［3］Brennan JM，Blair JE，Goonewardena S，et al. 2007. Reappraisal of the use of inferior vena cava for estimating right atrial pressure. J Am Soc Echocardiogr，20（7）：857-861

［4］Rudski LG，Lai WW，Afilalo J，et al. 2010. Guidelines for the echocardiographic assessment of the right heart in adults：a report from the American Society of Echocardiography. J Am Soc Echocardiogr，23（7）：685-713

［5］Nageh MF，Kopelen HA，Zoghbi WA，et al. 1999. Estimation of mean right atrial pressure using tissue Doppler imaging. Am J Cardiol，84（12）：1448-1451. A8

［6］Abbas AE，Fortuin FD，Schiller NB，et al. 2003. A simple method for noninvasive estimation of pulmonary vascular resistance. J Am Coll Cardiol，41（6）：1021-1027

［7］Abbas AE，Fortuin FD，Schiller NB，et al. 2003. Echocardiographic determination of mean pulmonary artery pressure. Am J Cardiol，92（11）：1373-1376

［8］Kitabatake A，Inoue M，Asao M，et al. 1983. Noninvasive evaluation of pulmonary hypertension by a pulsed Doppler technique. Circulation，68：302-309

［9］Naeije R，Manes A. 2014. The right ventricle in pulmonary arterial hypertension. Eur Respir Rev，23：476-487

［10］Lang RM，Badano LP，Mor-Avi V，et al. 2015. Recommendations for cardiac chamber quantification by echocardiography in adults：an update from the American Society of Echocardiography and the European Association of Cardiovascular Imaging. J Am Soc Echocardiogr，28（1）：1-39. e14

［11］Maffessanti F，Muraru D，Esposito R，et al. 2013. Age-，body size-，and sex-specific reference values for right ventricular volumes and ejection fraction by three-dimensional echocardiography：a multicenter echocardiographic study in 507 healthy volunteers. Circ Cardiovasc Imaging，6（5）：700-710

［12］Grapsa J，Gibbs JSR，Dawson D，et al. 2012. Morphologic and functional remodeling of the right ventricle in pulmonary hypertension by real time three dimensional echocardiography. Am J Cardiol，109（6）：906-913

［13］Moceri P，Kempny A，Liodakis E，et al. 2015. Physiological differences between various types of Eisenmenger syndrome and relation to outcome. Int J Cardiol，179：455-460

［14］Moceri P，Iriart X，Bouvier P，et al. 2016. Speckle-tracking imaging in patients with Eisenmenger syndrome. Arch Cardiovasc Dis，109（2）：104-112.

［15］Nagueh SF，Appleton CP，Gillebert TC，et al. 2009. Recommendations for the evaluation of left ventricular diastolic function by echocardiography. J Am Soc Echocardiogr，22（2）：107-133

［16］Diller GP，Dimopoulos K，Broberg CS，et al. 2006. Presentation，survival prospects，and predictors of death in

Eisenmenger syndrome: a combined retrospective and case-control study. Eur Heart J, 27 (14): 1737-1742

[17] Diller GP, Alonso-Gonzalez R, Kempny A, et al. 2012. B-type natriuretic peptide concentrations in contemporary Eisenmenger syndrome patients: predictive value and response to disease targeting therapy. Heart, 98 (9): 736-742

[18] Tay EL, Peset A, Papaphylactou M, et al. 2011. Replacement therapy for iron deficiency improves exercise capacity and quality of life in patients with cyanotic congenital heart disease and/or the Eisenmenger syndrome. Int J Cardiol, 151 (3): 307-312

[19] Dimopoulos K, Inuzuka R, Goletto S, et al. 2010. Improved survival among patients with Eisenmenger syndrome receiving advanced therapy for pulmonary arterial hypertension. Circulation, 121 (1): 20-25

[20] Van De Bruaene A, Delcroix M, Pasquet A, et al. 2011. Iron deficiency is associated with adverse outcome in Eisenmenger patients. Eur Heart J, 32 (22): 2790-2799

[21] Van De Bruaene A, De Meester P, Voigt J-U, et al. 2013. Worsening in oxygen saturation and exercise capacity predict adverse outcome in patients with Eisenmenger syndrome. Int J Cardiol, 168 (2): 1386-1392

[22] Manes A, Palazzini M, Leci E, et al. 2013. Current era survival of patients with pulmonary arterial hypertension associated with congenital heart disease: a comparison between clinical subgroups. Eur Heart J, 35 (11): 716-724

[23] Forfia PR, Fisher MR, Mathai SC, et al. 2006. Tricuspid annular displacement predicts survival in pulmonary hypertension. Am J Respir Crit Care Med, 174 (9): 1034-1041

[24] Raymond RJ, Hinderliter AL, Willis PW, et al. 2002. Echocardiographic predictors of adverse outcomes in primary pulmonary hypertension. J Am Coll Cardiol, 39 (7): 1214-1219

[25] Moceri P, Dimopoulos K, Liodakis E, et al. 2012. Echocardiographic predictors of outcome in Eisenmenger syndrome. Circulation, 126 (12): 1461-1468

[26] Van De Bruaene A, De Meester P, Voigt J-U, et al. 2012. Right ventricular function in patients with Eisenmenger syndrome. Am J Cardiol, 109 (8): 1206-1211

[27] Ueti OM, Camargo EE, Ueti Ade A, et al. 2002. Assessment of right ventricular function with Doppler echocardiographic indices derived from tricuspid annular motion: comparison with radionuclide angiography. Heart, 88 (3): 244-248

[28] Kaul S, Tei C, Hopkins JM, et al. 1984. Assessment of right ventricular function using two-dimensional echocardiography. Am Heart J 107 (3): 526-531

[29] Jone P-N, Hinzman J, Wagner BD, et al. 2014. Right ventricular to left ventricular diameter ratio at end-systole in evaluating outcomes in children with pulmonary hypertension. J Am Soc Echocardiogr, 27: 172-178

[30] Fine NM, Chen L, Bastiansen PM, et al. 2013. Outcome prediction by quantitative right ventricular function assessment in 575 subjects evaluated for pulmonary hypertension. Circ Cardiovasc Imaging, 6: 711-721

[31] Smith BCF, Dobson G, Dawson D, et al. 2014. Three-dimensional speckle tracking of the right ventricle: toward optimal quantification of right ventricular dysfunction in pulmonary hypertension. J Am Coll Cardiol, 64: 41-51

[32] Moceri P, Bouvier P, Baudouy D, et al. 2017. Cardiac remodelling amongst adults with various aetiologies of pulmonary arterial hypertension including Eisenmenger syndrome-implications on survival and the role of right ventricular transverse strain. doi: 10.1093/ehjci/jew277.

[33] Kaya MG, Lam Y-Y, Erer B, et al. 2012. Long-term effect of bosentan therapy on cardiac function and symptomatic benefits in adult patients with Eisenmenger syndrome. J Card Fail, 18 (5): 379-384

[34] Abd El Rahman MY, Rentzsch A, Scherber P, et al. 2014. Effect of bosentan therapy on ventricular and atrial function in adults with Eisenmenger syndrome. A prospective, multicenter study using conventional and speckle tracking echocardiography. Clin Res Cardiol, 103 (9): 701-710

[35] Haeck ML, Scherptong RW, Marsan NA, et al. 2012. Prognostic value of right ventricular longitudinal peak systolic strain in patients with pulmonary hypertension. Circ Cardiovasc Imaging, 5 (5): 628-636

[36] Hardegree EL, Sachdev A, Villarraga HR, et al. 2013. Role of serial quantitative assessment of right ventricular function by strain in pulmonary arterial hypertension. Am J Cardiol, 111: 143-148

心血管磁共振

第12章

Michael A. Quail and Sonya V. Babu-Narayan

缩略词

A	area	区域
ASD	atrial septal defect	房间隔缺损
AVSD	atrioventricular septal defect	房室间隔缺损
BP	blood pressure	血压
CHD	congenital heart disease	先天性心脏病
CMR	cardiac magnetic resonance imaging	心脏磁共振
CTEPH	chronic thromboembolic pulmonary hypertension	慢性血栓栓塞性肺动脉高压
EDV	end diastolic volume	舒张末期容积
EF	ejection fraction	射血分数
ESV	end systolic volume	收缩末期容积
LA	left atrium	左心房
LAP	left atrial pressure	左心房压
LGE	late gadolinium enhancement	钆对比剂延迟强化
LV	left ventricle	左心室
PA	pulmonary artery	肺动脉
PAH	pulmonary arterial hypertension	动脉性肺动脉高压
PAP	pulmonary artery pressure	肺动脉压
PCWP	pulmonary capillary wedge pressure	肺毛细血管楔压
PDA	patent ductus arteriosus	动脉导管未闭
PVR	pulmonary vascular resistance	肺血管阻力
PWV	pulse wave velocity	脉搏波传导速度

M.A. Quail

Centre for Cardiovascular Imaging，Institute of Cardiovascular Science，University College London，Great Ormond Street Hospital for Children，London，WC1N 3JH UK

S.V. Babu-Narayan（✉）

Adult Congenital Heart Centre，Royal Brompton Hospital，Sydney Street，London，SW3 6NP UK

e-mail：S.Babu-Narayan@rbht.nhs.uk

© Springer International Publishing AG 2017

K. Dimopoulos，G.-P. Diller（eds.），*Pulmonary Hypertension in Adult Congenital Heart Disease*，Congenital Heart Disease in Adolescents and Adults，DOI 10.1007/978-3-319-46028-4_12

Qp	pulmonary blood flow	肺循环血量
Qs	systemic blood flow	体循环血量
RHC	right heart cardiac catheterisation	右心导管
RV	right ventricle	右心室
SVR	systemic vascular resistance	体循环血管阻力
TPG	transpulmonary gradient	跨肺压

一、引言

先天性心脏病（CHD）中肺动脉高压的评估具有挑战性，部分原因是升高的肺动脉压力可能由一系列血流动力学变化引起（有时多个机制共存），包括肺血流增加（左向右分流），肺血管阻力（PVR）升高或肺静脉压力升高。此外，肺动脉高压的预后深受右心室对负荷增加适应性的影响，也受到同时存在的先天性心脏畸形或术后残余畸形的影响。在这些复杂的状况下，临床医师需要对患者的血流动力学进行细致评估，心脏磁共振（CMR）特别适用于这一过程。

在本章中，我们将讨论CMR在CHD患者肺动脉高压评估中的作用，包括其与右心导管和部分多模态无创成像的联合应用。

二、血流动力学评估

正如本书其他部分所讨论，任何使得肺循环压力和容量负荷不受限制的大量心内或心外分流，都会导致肺血管疾病和动脉性肺动脉高压（PAH）的发展。PAH的特征是由肺血管收缩和血管重构导致的右心后负荷增加，其血流动力学结果是血管阻力增加，肺动脉顺应性降低，特征阻抗升高和波反射异常。儿童早期修复病变的目的是为了预防这种情况的发生，但也有少数患者在完全修复后晚期出现或发展为肺血管疾病（CHD相关性PAH的类型见表1.1）。

三、增强CMR联合心导管术

评估心内或心外左向右分流的患者必须严格区分由于肺血流量增加导致的肺动脉高压和由于肺血管疾病引起的PVR增加。

跨肺压［平均肺动脉压（PAP）－平均左心房压（LAP）］与平均肺血流量和PVR相关，遵守欧姆定律：

$$(PVR \times Qp) + LAP = PAP$$

从这个方程式可以看出，PA压力的升高可以通过PVR、血流或LAP的升高来实现。这些因素中的一个或多个可导致肺动脉高压（肺动脉平均压≥25 mmHg）。

准确评估血流动力学的重要性可以通过一个大的冠状静脉窦型房间隔缺损（ASD）合并部分肺静脉异位引流的例子来说明：平均PAP 35 mmHg和LAP 5 mmHg（跨肺压，TPG 30 mmHg）。如果Qp为10 L/（min·m²），则PVR指数为3 WU×m²，PAH是由血流增加导致的；但如果Qp为3 L/（min·m²），则患者的PVR指数升高为10 WU×m²，因此提示肺血管疾病。

虽然平均PA和LA压（或肺毛细血管楔压，PCWP）通常由右心导管（RHC）直接测定，但是基于Fick或热稀释法的血流评估存在问题（分流/瓣膜反流使稀释技术不准确，而间接Fick使用假设氧耗量会引入误差）。CMR被认为是评估大血管血流的金标准。CMR的一个新应用是磁共振增强心导管术，即患者首先进行RHC，紧接着进行CMR检查，在获取CMR血流的同时于肺动脉分支中放置球囊导管（Swan-Ganz，用于平均PA和PCWP的测量）。急性肺血管舒张试验也可以使用吸入性一氧化氮（含或不含氧），易于对PVR变化进行可靠评估。

这种方法特别适用于合并有分流（如ASD和PDA）、肺部血流多种来源（体肺侧支循环）或瓣膜反流患者，因为传统方法在这些情况下容易出现明显的错误。而这种方法可以应用于任何需要精确计算PVR的患者。虽然大多数单位都没有联合的CMR-导管实验室，但是将患者从导管实验室转至CMR操作室是可行的，为此需要制订严格的操作程序和安全协议。

四、CHD相关性PAH不同亚型的CMR评估

（一）艾森门格综合征

当PVR升高超过体循环血管阻力（SVR），从而导致心内或心外分流逆转时，就会发生艾森门格综合征。使用多普勒超声心动图可以定性判断是否存在右向左净分流。然而，CMR相位对比血流成像可以准确地定量评估肺血流量和体循环血流量，因此，可以跟踪随着时间推移或治疗反应的肺体心排血量比值（$Qp:Qs$）的一系列变化。

与其他类型的PAH一样，通过计算右室射血分数（RVEF）评估右心室（RV）的功能和适应性，可能会提供预后信息并提示治疗反应。最近Jensen等的研究表明，艾森门格综合征患者的心室功能受损（无论是右心室还是左心室EF受损）与死亡率升高相关（图12.1）。此外，本

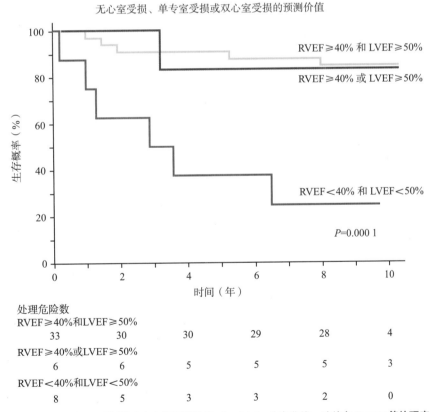

图12.1　LV或RV受损及双心室均受损的Kaplan-Meier生存曲线，改编自Jensen等的研究

研究表明双室功能受损与预后较差相关；右室射血分数（RVEF）和左室射血分数（LVEF）处于最低四分位数的患者死亡率明显更高［风险比＝8.0（95%置信区间2.5～25.1),P＝0.000 4］。本研究的一个重要阴性发现是，除了EF和静息血氧饱和度，没有其他临床参数（包括超声心动图、实验室或功能检查）具有预后价值。可能的原因是小样本研究时CMR测量的EF比其他重要参数更加敏感。众所周知，CMR的高度可重复性为罕见病提供了研究依据。

这些数据也与其他类型PAH的研究一致。在特发性PAH患者中，CMR获得的右室收缩末压（RVESV）、右室舒张末压（RVEDV）和RV质量已被证明具有预后价值。在儿童PAH患者（包括CHD患者）中，RVEF和左心室（LV）心搏量指数具有预后价值。

Jensen等的研究强调了LV在这种情况下的重要性。与其他类型的PAH相比，艾森门格综合征患者也常出现明显的左心室异常；例如，如果基础病变是房室间隔缺损（AVSD）。这就需要仔细评估左、右心室。首先获取RV和LV长轴及四腔位电影图像，再计划覆盖两个心室的短轴位连续图像（9～12层）。RV和LV收缩末期容积（ESV）和舒张末期容积（EDV）是根据辛普森（Simpson）法则在舒张末期和收缩末期人工分割心内膜轮廓后计算出来的。用这些容积可以算出心搏量和射血分数。计算心室质量是用心外膜和心内膜轮廓的差值，乘以层厚和心室心肌的比重1.05 g/ml。当结合大血管血流时，容积数据还可以准确定量左、右房室瓣反流。因为该方法覆盖整个心脏，所以不需要做几何模型假设，这在心脏结构复杂的情况下（如适应或适应不良和既往手术）具有重要意义。

与其他类型的PAH比较，艾森门格综合征患者生存率有所提高，这是一个有趣但难以解释的发现。不过，在同一PVR水平下，艾森门格综合征患者的RV质量通常大于特发性PAH患者。在这种情况下，RV的适应可能是生存率提高的主要决定因素。

和其他类型的PAH一样，追踪疾病进展和对治疗的反应对于艾森门格综合征也有一定价值。Van de Veerdonk等的研究表明，RVEF不仅可以预测PAH的死亡率，而且随访期间RVEF的提高与预后改善相关，而与PVR无关。在艾森门格综合征中CMR的应用有待进一步研究。

艾森门格综合征的慢性发绀可导致凝血功能异常，从而易使血栓形成。原位血栓形成的高危部位为主肺动脉及其分支。利用冠状位三维快速场回波序列的钆对比剂增强MR血管造影可用于显示肺动脉解剖，通常表现为典型的扩张。对于无法获得静脉通路或对钆对比剂有禁忌的患者（如肾功能障碍，在该类人群常见），可以使用舒张期"全心"、磁化、三维、平衡、稳态自由进动（SSFP）序列和呼吸门控导航来获取三维解剖。针对初步成像结果的肺动脉干和肺动脉分支选择性电影图像也会有帮助。"全心"数据对心内形态的描述也提供了重要信息。

钆对比剂延迟强化（LGE）成像技术指在静脉注射钆对比剂10～15分钟后获取T_1加权、反转恢复和梯度回波图像。异常心肌（如瘢痕、间质间隙增大、纤维化）比正常组织更易透过对比剂并使其停留更长时间。异常心肌在LGE图像上呈高信号，已有证据表明其对一些成人CHD患者的临床事件具有预测价值。肺动脉高压常见的LGE部位包括室间隔插入点。然而，近期一项研究发现，在大样本复杂病因的肺动脉高压患者中，包括少数CHD相关性PAH，LGE并未提供预后信息。一项仅包括艾森门格综合征患者的小型研究显示，除插入点外，LGE在其他部位也十分常见，但该研究并未显示LGE的预后价值。目前，对于心肌纤维化在这些患者中的作用的认识仍然有限，利用更加现代的高分辨率LGE技术的数据很少。将新的间质纤维化CMR测量方法应用于RV还需要进一步的研究。

（二）中度体肺分流相关性肺动脉高压

由于PVR轻/中度升高，一些心内或心外分流和PAH患者在静息时不会出现发绀，且SVR仍然高于PVR，保持左向右净分流。这个患者群体的准确诊断具有挑战性，需要更好的指标来确定患者的PAH与左向右分流的量不成比例，即PVR升高。这个群体的临床管理也很有难度，是否关闭分流依赖于对 PVR 的精确估计；因此，这些患者适合进行增强 CMR 联合心导管术检查。

该组的 CMR 评估与上述相似，应侧重于 LV 和 RV 功能的评估。诊断后，$Qp:Qs$ 的 CMR 评估［测量平均体动脉血压（BP）和计算 SVR 有助于解释］是一种跟踪肺血管疾病进展的有效方法。

（三）伴有小缺损或修复后的肺动脉高压

发生肺动脉高压的心脏小缺损患者常被认为是特发性 PAH 与心脏缺损偶然共存，其中最常见的是本不可能导致 PAH 的小 ASD。虽然对其疾病进程和生理学仍然知之甚少，但 ASD 的存在可能是有益的，因为在 PVR 显著升高的情况下可以通过右向左分流维持心排血量。即使在修复前和修复后早期肺动脉压是正常的，患者也有可能在 CHD 缺损修复多年后出现 PVR 升高和 PAH。这些患者也有特发性 PAH 的倾向。

因此，对这些患者的 CMR 评估可以特发性 PAH 为模型。应对其他常见的肺动脉高压病因进行彻底的评估，特别是第 2 大类（左心疾病）、第 3 大类（肺部疾病/缺氧）和第 4 大类（慢性血栓性肺动脉高压，CTEPH）。事实上，CMR 增强血管造影可能对后者的评估特别有用。

诊断后的系列 CMR 评估必须关注双心室容积和功能，这些指标可以独立预测特发性 PAH 的死亡率和治疗无效率。RV 功能也可以用于指导进一步的治疗。事实上，最近的数据表明，CMR 容积数据的变化要早于临床恶化；因此，恶化的 RV 指数可以作为加强治疗的一个指标。然而，这种策略的影响还有待检验。

（四）Fontan 循环中的肺动脉高压

在 Fontan 循环中，体循环静脉血直接回流到肺部，不经过右心室。Fontan 循环中的血流动力学很有趣：肺循环暴露在搏动性消失或至少严重减弱的血流中。血流搏动性对剪切应力介导的一氧化氮释放具有重要作用，一氧化氮可降低 PVR，并促进毛细血管形成。在接受 Fontan 类型姑息治疗的患者中，PVR 可能升高，在这种情况下，即使 PVR 最小程度的升高，也可能对肺循环和心排血量产生重要的临床不良影响。

重要的一点是，Fontan 循环的体循环功能是由内在的前负荷决定的，其受到右心室缺失的限制。通过对肺静脉血流和心室容积的定量分析，CMR 可以提供有价值的信息。无论原始心室在形态学上是左型还是右型，CMR 都可以对体循环心室功能进行精确的连续定量。心排血量可以直接在主动脉血流中测量。房室瓣反流可以通过搏出量和主动脉前向血流的容积差来量化。CMR 还可以很好地检测腔内血栓形成，这是 Fontan 循环的一个重要并发症。血栓可在心房 – 肺动脉 Fontan 循环的右心房或在全腔静脉肺动脉连接术后的肺动脉盲端内形成。流入 Fontan 循环（上、下腔静脉）和流出（肺静脉）的血流测量可以通过体肺侧支循环来量化分流，这一过程也可以通过对比增强血管造影成像来实现。这些侧支循环已被证明会影响全腔静脉肺动脉连接术后非常短期的结果（如住院时间），但其在远期或在 Fontan 手术失败的情况下所发挥的作用仍不明确。

（五）继发于偶然发现的先天性心脏病的 PAH 或左心疾病

CMR 也可参与有创的肺动脉高压或被其他影像学偶然诊断为肺动脉扩张后的检查。令人意外的一点是，既往未诊断出的静脉窦型房间隔缺损在 CMR 检查中并不少见，其管理受肺血管血流动力学的显著影响（当 PVR 较低且有可能进行手术修复时），也因此与预后相关（图 12.2）。

左心疾病的存在、严重程度和潜在原因也可以通过 CMR 来评估，CMR 是量化左心室容积、质量和功能的金标准。CMR 优良的组织特征对左心疾病的病因学诊断具有重要意义（图 12.3）。

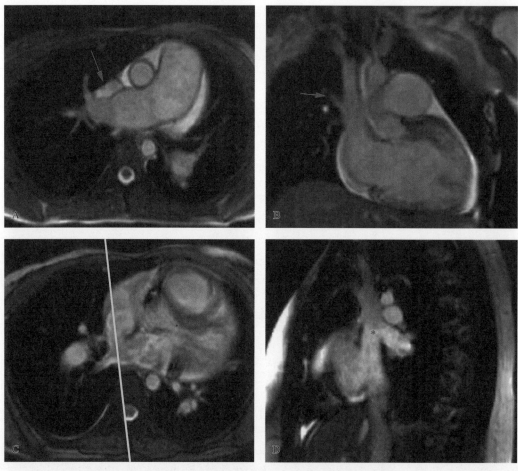

图 12.2　图中可见一条异常的右上肺静脉（红色箭头）水平走行并进入上腔静脉（A）。与主动脉相比，肺动脉干和右肺动脉明显扩张（B）。冠状位图像显示右上肺静脉进入上腔静脉。同时可见心包积液。横轴位可见静脉窦型房间隔缺损（C），黄线为获取（D）中的静脉窦型房间隔缺损图像的定位线

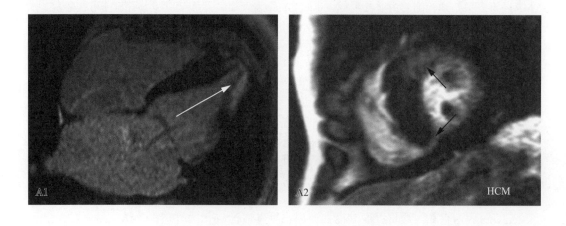

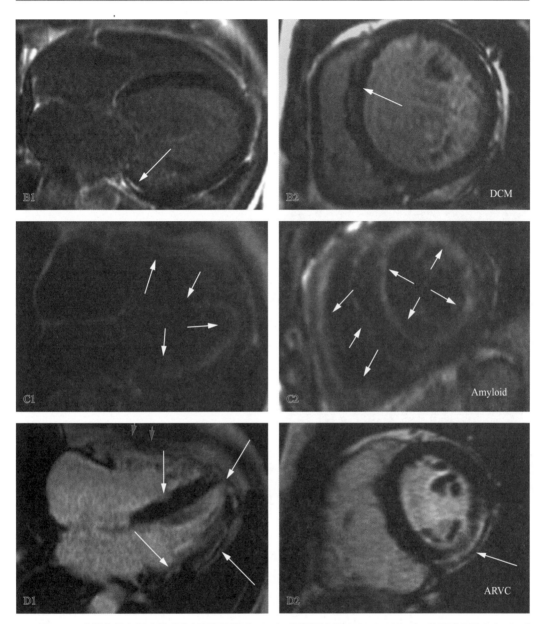

图 12.3　非缺血性心肌病钆对比剂延迟强化（LGE）。肥厚型心肌病（HCM）（A）、扩张型心肌病（DCM）（B）、心肌淀粉样变（Amyloid）（C）和伴左心室受累的致心律失常性右心室心肌病（ARVC）（D）在四腔心（1）及短轴位（2）上典型 LGE 的 CMR 表现，箭头示 LGE。图片改编自 Babu-Narayan

五、肺动脉高压无创 CMR 生物标志物

使用 CMR 进行中心肺血流动力学无创评估的前景十分广阔，因为它可以辅助 PAH 的无创诊断及 PAH 诊断后疾病的持续评估。

（一）肺动脉压和肺血管阻力升高的标志

量化的室间隔曲率是一个颇有前景的标志。室间隔的位置是由瞬时 RV-LV 压力梯度决定的。

在健康状态下，整个心脏周期的LV压力超过RV压力，因此LV形成一个圆形。然而，在PAH患者，这个压力梯度降低甚至逆转，导致室间隔变平或偏向LV（图12.4）。该标志能够跟踪儿童肺血管扩张试验中PA压力变化，其对RV负荷急性变化的敏感性已从中得到证实。类似的，使用多元线性回归方程，以室间隔角度和RV质量为参量，也可以在成年人中计算出近似的PA压力。这些简单的方法具有吸引力，因为它们是基于常规扫描和简单后处理的短轴电影图像。然而，当应用于CHD时需考虑到同时存在的流出道病变（肺动脉或主动脉狭窄）、补片材料的存在或束支传导阻滞的影响。

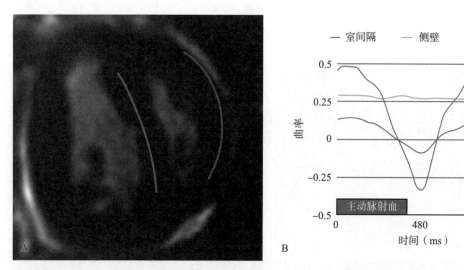

图12.4　A.左心室运动时侧壁及室间隔的关注区域；B.一个心动周期中室间隔（红线）、侧壁（绿线）的曲率及曲率比（蓝线）。曲率比（蓝线）最小值点与肺动脉平均压密切相关。图片改编自Pandya等

肺动脉血流指标，如平均流速，已被证明与PAP相关。四维相位对比血流成像已用于肺动脉涡流成像，它也被证明与PAP相关。而四维血流成像同样可以估计三尖瓣反流速度。

PVR代表后负荷的平均、非脉动组成部分；后负荷的额外脉动组成部分包括顺应性、特征阻抗［脉搏波传导速度（pulse wave velocity，PWV）］和波反射。

（二）顺应性

顺应性定义为在给定的压力变化下（ΔP）所能发生的体积变化（ΔV）。在PAH中，肺动脉变硬，顺应性降低，导致后负荷增加。CMR测量的肺动脉的相对横截面积变化已被用于顺应性的无创性评估。这种评测指标因为对ΔP成分的忽略，只能用于粗略估计顺应性；然而，该指标已被证明与PVR相关，并可用于预测临床事件。

（三）特性阻抗和脉搏波传导速度

在射血时，RV必须加速血液进入肺动脉，以克服惯性和血管顺应性。这就是血管的特征阻抗（Zc），它控制着收缩早期的心室负荷。Zc与PWV（c）直接相关，关系如下：$Zc = \rho c/Ad$，其中Ad为血管舒张面积，ρ为血液密度。从这个等式可以看出，当血管面积较小和PWV升高时，收缩早期的心室负荷增加。在稳定的PWV下，扩张的肺动脉会降低收缩早期负荷。PWV与血管的物质属性有关：在没有波反射的情况下，它是在动脉同一位置测量到的脉动压力和脉动流量之间的关系。计算肺动脉PWV的一种方法是流量面积（QA）法。这是基于水锤方程的解决方法，需使用相位对比CMR测量肺动脉的流量（Q）和横断面积（A）（由于肺动脉干的平面运动，理想的测量部位为肺动脉分支）：

$$PWV = \Delta Q / \Delta A$$

这种方法需在收缩早期无波反射时段测量（单位：PWV 为 m/s，ΔQ 为 m^3/s，ΔA 为 m^2）。该时段是射血开始时后一个非常短的间隔，可能持续不到30毫秒；因此，需要高时间分辨率的成像方法。一种实现方法是通过对收缩期的前30毫秒内的 Q 和 A 曲线的前三个未经过滤和内插的点进行线性回归来测量 Q 对 A 的梯度。肺动脉高压患者 PWV 高于对照组。然而，这一指标在检测、筛选和监测患者方面的作用尚不清楚，并且关于先天性心脏病相关性肺动脉高压（PAH-CHD）的数据是缺乏的。

（四）波反射

动脉波反射是由血管面积或顺应性的突然改变引起的，是构成 RV 负荷的一部分。由于 PAH 的特征是广泛的血管改变，因此人们推测异常的波反射可能是 RV 后负荷增加的另一个来源。波反射的影响可以一名 PAH 患者肺动脉血流曲线的定性观察为例，该曲线显示典型的收缩中期"切迹"；这代表早期的波反射［导致峰值速度降低和峰值速度时间提前（加速时间）］（图 12.5）。最近有研究表明，通过一种称为波强度分析的技术，CMR 可用于无创定量评估肺循环的波反射。该方法已被证明可以区分健康人和疾病患者，也可以识别 PAH 的某些亚型。

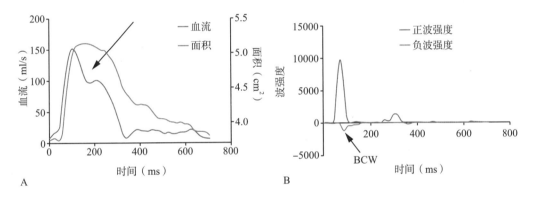

图 12.5　特发性肺动脉高压患者的相位对比 MR 血流（蓝色）和面积（红色）曲线。在血流曲线有一特征性切迹（箭头，图 A），这是由于向心脏方向移动的（反向压缩波，BCW）的负波反射（箭头，图 B）造成的

（五）误区

肺血流量通常在主肺动脉处测量。然而，PAH 患者的主肺动脉通常会扩张。据观察，在此处的测量结果常常会高估血流量，这个问题可以通过测量肺动脉分支的血流来解决（它的另一个优点是可以提供单个肺的数据）。获取另外数据以对肺动脉血流（如肺静脉血流）的测量结果进行内部验证也很重要。此外，心律失常在 CHD 相关性 PAH 患者中并不少见，并可导致心脏门控困难。

总结

CMR 是评价心室功能、容积和大血管血流的金标准。使用 CMR 时观察者内部和观察者之间的变异性低，且没有电离辐射。这种精确性和可重复性意味着在需要收集心室参数的临床试验中，使用 CMR 成像比经胸超声心动图所需的样本量更少。CMR 同时评估心内和心外解剖的能力对 CHD 患者至关重要。PAH 的许多 CMR 标志物已被证明具有很高的预后价值，CMR 对于 CHD 相关性 PAH 患者的重要性无疑也将日益凸显。

（杨　凯　译）

参 考 文 献

［1］ Muthurangu V，Taylor A，Andriantsimiavona R，et al. 2004. Novel method of quantifying pulmonary vascular resistance by use of simultaneous invasive pressure monitoring and phase-contrast magnetic resonance flow. Circulation，110：826-834

［2］ Jensen AS，Broberg CS，Rydman R，et al. 2015. Impaired right，left，or biventricular function and resting oxygen saturation are associated with mortality in eisenmenger syndrome：a clinical and cardiovascular magnetic resonance study. Circ Cardiovasc Imaging，8（12）：e003596

［3］ Bellenger NG，Davies LC，Francis JM，et al. 2000. Reduction in sample size for studies of remodeling in heart failure by the use of cardiovascular magnetic resonance. J Cardiovasc Magn Reson，2：271-278

［4］ Swift AJ，Rajaram S，Campbell MJ，et al. 2014. Prognostic value of cardiovascular magnetic resonance imaging measurements corrected for age and sex in idiopathic pulmonary arterial hypertension. Circ Cardiovasc Imaging，7：100-106

［5］ van de Veerdonk MC，Kind T，Marcus JT，et al. 2011. Progressive right ventricular dysfunction in patients with pulmonary arterial hypertension responding to therapy. J Am Coll Cardiol，58：2511-2519

［6］ Moledina S，Pandya B，Bartsota M，et al. 2013. Prognostic significance of cardiac magnetic resonance imaging in children with pulmonary hypertension. Circ Cardiovasc Imaging，6：407-414

［7］ Broberg C，Ujita M，Babu-Narayan S，et al. 2004. Massive pulmonary artery thrombosis with haemoptysis in adults with Eisenmenger's syndrome：a clinical dilemma. Heart，90：e63

［8］ Swift AJ，Rajaram S，Capener D，et al. 2014. LGE patterns in pulmonary hypertension do not impact overall mortality. JACC Cardiovasc Imaging，7：1209-1217

［9］ Broberg CS，Prasad SK，Carr C，et al. 2014. Myocardial fibrosis in eisenmenger syndrome：a descriptive cohort study exploring associations of late gadolinium enhancement with clinical status and survival. J Cardiovasc Magn Reson，16：32

［10］ Keegan J，Jhooti P，Babu-Narayan SV，et al. 2014. Improved respiratory efficiency of 3D late gadolinium enhancement imaging using the continuously adaptive windowing strategy（CLAWS）. Magn Reson Med，71（3）：1064-1074

［11］ Broberg CS，Chugh SS，Conklin C，et al. 2010. Quantification of diffuse myocardial fibrosis and its association with myocardial dysfunction in congenital heart disease. Circ Cardiovasc Imaging，3：727-734

［12］ Plymen CM，Sado DM，Taylor AM，et al. 2013. Diffuse myocardial fibrosis in the systemic right ventricle of patients late after mustard or senning surgery：an equilibrium contrast cardiovascular magnetic resonance study. Eur Heart J Cardiovasc Imaging，14（10）：963-968

［13］ Heng EL KP，Gatzoulis MA，Moon J，et al. 2015. Pilot data of right ventricular myocardial T1 quantification by free-breathing fat-water separated dark blood saturation-recovery imaging. J Cardiovasc Magn Reson，17（Suppl 1）：Q23

［14］ Heng EL KP，Gatzoulis MA，Moon J，et al. 2016. Right ventricular T1 mapping by free-breathing fat-water separated dark blood saturation-recovery imaging in repaired tetralogy of Fallot and healthy volunteers. J Cardiovasc Magn Reson，18（Suppl 1）：O26

［15］ Oudkerk M，van Beek EJ，Wielopolski P，et al. 2002. Comparison of contrast-enhanced magnetic resonance angiography and conventional pulmonary angiography for the diagnosis of pulmonary embolism：a prospective study. Lancet，359：1643-1647

［16］ Ley S，Ley-Zaporozhan J，Pitton MB，et al. 2012. Diagnostic performance of state-of-the-art imaging techniques for morphological assessment of vascular abnormalities in patients with chronic thromboembolic pulmonary hypertension（CTEPH）. Eur Radiol，22：607-616

［17］ Rajaram S，Swift AJ，Telfer A，et al. 2013. 3D contrast-enhanced lung perfusion MRI is an effective screening tool for chronic thromboembolic pulmonary hypertension：results from the ASPIRE registry. Thorax，68：677-678

[18] van de Veerdonk MC，Marcus JT，Westerhof N，et al. 2015. Signs of right ventricular deterioration in clinically stable patients with pulmonary arterial hypertension. Chest，147：1063-1071

[19] Odenwald T，Quail MA，Giardini A，et al. 2012. Systemic to pulmonary collateral blood flow influences early outcomes following the total cavopulmonary connection. Heart，98：934-940

[20] Babu-Narayan SV. 2010. The role of late gadolinium enhancement cardiovascular magnetic resonance in the assessment of congenital and acquired heart disease. Prog Pediatr Cardiol，28：11-19

[21] Pandya B，Quail MA，Steeden JA，et al. 2014. Real-time magnetic resonance assessment of septal curvature accurately tracks acute hemodynamic changes in pediatric pulmonary hypertension. Circ Cardiovasc Imaging，7（4）：706-713.

[22] Swift AJ，Rajaram S，Hurdman J，et al. 2013. Noninvasive estimation of PA pressure，flow，and resistance with CMR imaging：derivation and prospective validation study from the ASPIRE registry. JACC Cardiovasc Imaging，6：1036-1047

[23] Sanz J，Kuschnir P，Rius T，et al. 2007. Pulmonary arterial hypertension：noninvasive detection with phase-contrast MR imaging. Radiology 243：70-79

[24] Reiter G，Reiter U，Kovacs G，et al. 2008. Magnetic resonance-derived 3-dimensional blood flow patterns in the main pulmonary artery as a marker of pulmonary hypertension and a measure of elevated mean pulmonary arterial pressure. Circ Cardiovasc Imaging，1：23-30

[25] Gan CT，Lankhaar JW，Westerhof N，et al. 2007. Noninvasively assessed pulmonary artery stiffness predicts mortality in pulmonary arterial hypertension. Chest，132：1906-1912

[26] Swift AJ，Rajaram S，Condliffe R，et al. 2012. Pulmonary artery relative area change detects mild elevations in pulmonary vascular resistance and predicts adverse outcome in pulmonary hypertension. Investig Radiol，47：571-577

[27] Quail MA，Steeden JA，Knight D，et al. 2014. Development and validation of a novel method to derive central aortic systolic pressure from the MR aortic distension curve. J Magn Reson Imaging，40（5）：1064-1070

[28] Swillens A，Taelman L，Degroote J，et al. 2013. Comparison of non-invasive methods for measurement of local pulse wave velocity using FSI-simulations and in vivo data. Ann Biomed Eng，41：1567-1578

[29] Quail MA，Knight DS，Steeden JA，et al. 2015. Noninvasive pulmonary artery wave intensity analysis in pulmonary hypertension. Am J Physiol Heart Circ Physiol，308：H1603-H1611

[30] Addetia K，Bhave NM，Tabit CE，et al. 2014. Sample size and cost analysis for pulmonary arterial hypertension drug trials using various imaging modalities to assess right ventricular size and function end points. Circ Cardiovasc Imaging，7：115-124

第13章　心肺运动试验和6分钟步行试验

Graham Stuart and Reza Ashrafi

缩略词

ACCP	American College of Chest Physicians	美国胸科医师协会
ACHD	adult Congenital Heart Disease	成人先天性心脏病
AT	anaerobic threshold	无氧阈
ATS	American thoracic society	美国胸科学会
BP	blood pressure	血压
CO_2	carbon dioxide	二氧化碳
CPET	cardiopulmonary exercise testing	心肺运动试验
DO_2	peripheral oxygen delivery	外周氧输送
HCO_3	bicarbonate	碳酸氢盐
HF-PEF	heart failure with preserved ejection fraction	射血分数保留的心力衰竭
MVV	maximum voluntary ventilation	最大自主通气量
NYHA	New York Heart Association	纽约心脏病协会
OUER	oxygen Uptake Extraction Ratio	摄氧率
OUES	oxygen Uptake Efficiency Slope	摄氧量效率斜率
PAP	pulmonary arterial pressure	肺动脉压力
$PetCO_2$	end tidal CO_2	呼气末二氧化碳
PH	pulmonary hypertension	肺动脉高压
PH-ACHD	pulmonary hypertension related to adult congenital heart disease	成人先天性心脏病相关肺动脉高压
RER	respiratory exchange ratio	呼吸气体交换率
VCO_2	CO_2 production	二氧化碳生成量
V_D	dead space	无效腔
V_E	minute ventilation	每分钟通气量

G. Stuart，M.B.Ch.B.，M.Sc.，F.R.C.P.（✉）· R. Ashrafi，M.B.B.S.，B.Sc.，M.R.C.P.
Bristol Heart Institute and Bristol Royal Hospital for Children，Marlborough St，Bristol BS2 8HW，UK
e-mail：Graham.Stuart@nhs.net；Graham.Stuart@uhbristol.nhs.uk；reza.ashrafi@uhbristol.nhs.uk

© Springer International Publishing AG 2017
K. Dimopoulos，G.-P. Diller（eds.），*Pulmonary Hypertension in Adult Congenital Heart Disease*，
Congenital Heart Disease in Adolescents and Adults，DOI 10.1007/978-3-319-46028-4_13

VO$_2$	oxygen consumption	摄氧量
V$_T$	tidal volume	潮气量
WR	work rate	功率

一、引言

　　心肺运动试验（CPET）和6分钟步行试验（6MWT）已有数十年的历史，目前主要用于多种心血管疾病的诊断和预后评估，包括心力衰竭、心肺功能定量评估、术前评估及治疗效果或症状恶化的监测。CPET/6MWT可以单独或联合评估成人先天性心脏病相关肺动脉高压（PH-ACHD）。与静态肺功能检查和标准的活动平板检查相比，CPET可以动态评估心肺功能的变化，更适用于评估静息时症状不明显而在运动状态下症状明显的病变。本章主要介绍运动的生理背景、CPET/6MWT的操作规范及其在评估PH-ACHD患者中的诊断和预后价值。

二、生理背景

　　运动生理学测试的核心是评估静息、有氧运动和恢复中的以下两个关键过程：

（1）氧气从心脏输送至组织。

（2）二氧化碳通过肺部从血液中排出。

这两个关键过程需要：

（1）肺通气。

（2）O$_2$和CO$_2$在肺毛细血管中的弥散。

（3）动脉血和静脉血在全身的流动。

（4）O$_2$和CO$_2$在血管和肌肉组织中的交换。

　　心血管系统对运动的正常反应是心率增加，同时心肌收缩力显著增强，Frank-Starling曲线左移。这些变化最终引起心排血量增加和左心房压升高，并传递到肺动脉系统。此外，非重要脏器的小动脉血管收缩，大肌肉群则作为泵促进静脉回流。这些过程增加了高代谢组织特别是骨骼肌的氧运输。

　　运动中正常的通气反应指当氧耗需求增加时，呼吸频率和潮气量也随之增加。当运动量较大时，呼吸频率的增加非常显著的，伴随吸气时间和呼气时间的缩短，这一过程由机体呼吸肌群的激活和呼气末肺容积的减少实现。运动也会引起肺毛细血管血流和氧弥散增加。对于正常人，平时不使用的肺血管床在运动时开放，通气/灌注比下降（从静息时的0.8降至0.5）。肺动脉舒张压改变不明显，肺血管阻力无明显变化，但是肺动脉收缩压显著升高（是正常心脏的3倍）。因此，右心室的工作负荷相较左心室明显增加。这一过程在先天性心脏病患者中更为明显。

（一）肺动脉高压患者运动时病理生理改变

　　由于PH-ACHD的疾病谱很广，很难对运动状态下的病理生理改变进行统一归纳。对于先天性心脏病患者，可能因既往心脏手术或体肺静脉异常出现心室充盈受限。例如：患者接受心房内调转术（Mustard或Senning手术）进行大动脉转位后，这部分患者的心房内存在隔板，会限制体静脉或肺静脉的回流，同时也会限制心室充盈并阻碍运动中心排血量的增加。如果肺静脉通路受阻，患者可能出现肺静脉高压，通常需要接受外科矫治或者经导管置入支架。

经长期随访观察，Mustard或Senning手术矫治大动脉转位后，约7%患者有继发于肺血管疾病的肺动脉高压。确切的病因尚不清楚，可能与手术时机延误、长期发绀对肺血管的影响有关。同理，室间隔小缺损的患者可以出现肺血管阻力的异常升高。心内分流的大小不应静态评估，成人中观察到的室间隔小缺损可能是幼儿时期的大缺损在生长发育中部分闭合的结果。这种缺损对肺血管遗留的影响不易被静态检查发现，却可以通过心肺运动试验进行检测。

一些先天性心脏病如复杂性肺动脉闭锁和Fontan循环对运动的反应更为复杂。肺动脉闭锁时，一些区域的肺动脉压力可以升高至体循环水平，并继发肺血管病变。但是对于肺动脉狭窄的地方，肺血流小，肺血管阻力较低甚至正常（参见第6章）。Fontan循环中的肺血管疾病（见第7章）是先天性心脏病中的另一种特殊情况，患者缺少肺动脉瓣下的心室泵而依赖于骨骼肌泵和体循环心室的功能，因而对其心肺运动试验/6分钟步行试验的解读更为复杂。在这种情况下，尽管患者的肺动脉压力用双心室循环的标准来看并不高，其肺血管阻力仍可能升高。这种"相对"的肺动脉高压也易受环境因素如在高海拔地区生活等的影响。所以，先天性心脏病患者进行CPET/6MWT之前，应进行详细的超声心动图检查，如果可能，应通过血流动力学全面评估患者的解剖结构、残余畸形和术后存在的其他疾病。

尽管如此，在PH-ACHD患者CPET提供的详细信息中，可观察到一些共同的病理生理改变。由于肺血管结构的变化，肺血管阻力和肺动脉压力逐渐增加，肺泡灌注受损。这一过程加重了V/Q比例失调，增加无效腔通气，同时导致心排血量降低，肺毛细血管氧气弥散下降。与正常对照相比，患者的呼吸频率和通气量显著增加，当发绀和缺氧引起代谢性酸中毒时，由于呼吸性代偿，患者的二氧化碳分压降低。

以上这些变化均可在CPET中检测到，对病理生理变化的理解有助于发挥CPET各项检测指标在先天性心脏病相关性PH患者中的评估价值。每一个CPET试验室都必须对各项检查指标的正常值、敏感性和应用价值建立明确的认识。另外，单项检测指标的参考价值不大，但可以对多种变化的模式和随时间的连续性改变进行综合分析。

（二）检测指标

1.摄氧量：峰值VO_2 摄氧量（VO_2）是指运动过程中机体代谢消耗氧气的体积。氧气的摄取和利用包括3个阶段，分别是呼吸阶段（通气、肺泡-毛细血管弥散、与血红蛋白结合），心血管阶段（血液循环将氧气输送至骨骼肌）、肌肉阶段（氧气从红细胞至线粒体至呼吸链的弥散）。VO_2是一项评估机体为骨骼肌运动输送氧气能力的指标，由Fick方程定义，即心搏量乘以心率乘以动静脉氧差（$A-VO_2$）。健康人运动时该指标呈线性上升，在接近最大运动耐量时达到摄氧平台，但在临床实践中不可能让患者达到运动极限，在这里使用峰值VO_2代替。VO_2受到年龄、性别和身高不同程度地影响。VO_2的单位是ml/（kg·min），对于肥胖和水肿的患者应使用干体重。

运动过程中VO_2主要随心排血量增加，在健康人中可以增加6倍，但也受以下因素影响：血液向大肌群的流动、肺血管的扩张和肌肉组织摄氧能力增加（动静脉血氧含量差增加）。$VO_{2\ max}$是指个体最大的摄氧能力，但这种强度的运动往往无法达到，所以常用峰值VO_2（peak VO_2，运动过程中最大的VO_2）代替$VO_{2\ max}$。峰值VO_2在先天性心脏病患者中常常降低，而一旦出现肺动脉高压，其左心室充盈和右心功能的恶化会进一步抑制峰值VO_2。

2.氧脉搏 氧脉搏（VO_2/HR）由VO_2除以心率（HR）计算得到。该指标反映了心脏每次搏动时肺部的摄氧情况，可用来替代每搏量。在健康人中，氧脉搏从运动初期开始升高，直到心率的增加无法进一步提高心排血量。氧脉搏的单位是ml/次。当存在右向左分流时，氧饱和度低的血液向体循环系统分流，导致氧脉搏降低。因此，对氧脉搏的正确解读需监测血氧饱和度。氧脉搏的变化值（$\triangle O_2$）是氧脉搏在运动中的最高值与基线值的差值，是评价PH患者预后的一个重要参数。

3. VCO_2 VCO_2指二氧化碳（CO_2）的排出量，单位为L/min。多数CO_2经呼吸产生，但是当高运动负荷下乳酸生成增加时，部分二氧化碳由下列缓冲反应产生：

$$[H^+] + [HCO_3] \longleftrightarrow [H_2CO_3] \longleftrightarrow [CO_2] + [H_2O]$$

由于CO_2的溶解度明显高于O_2，血气分析中测得的CO_2并不能反映试验中产生的CO_2总量。

4. $PetCO_2$ $PetCO_2$指呼气末二氧化碳分压。

5. 每分钟通气量（V_E） V_E指每分钟通气的总量，反映了潮气量和呼吸频率。通常情况下V_E不会造成运动受限，如V_E小于预计值的80%，提示运动受限与肺部因素有关。

6. 最大自主通气量（MVV） MVV指以最大速度用力深吸气和深呼气12秒以上，仪器计算出的每分钟最大通气量。

7. 无氧阈（AT） 肌肉的氧供与通气量的增加不成比例的点称为无氧阈。肌肉从此点开始无氧代谢，导致乳酸生成。CPET过程中，当V_E呈指数级增加，VO_2却不增加或轻度增加时，即可确定为AT。在先天性心脏病特别是PH患者中，由于心排血量减低和通气当量较高，AT往往会提前出现。

8. 生理无效腔与潮气量的比值（V_D/V_T） V_D/V_T是评价肺部气体交换效率的一项重要指标，用于测量解剖无效腔和无灌注肺泡（生理无效腔）在每次呼吸中的占比。

V_D/V_T用Bohr公式计算，$PaCO_2$是指通过血标本直接检测或用Jones方程估算的二氧化碳分压，$PeCO_2$是指呼出气体中的二氧化碳分压，通常由V_E/VCO_2比值计算。

$$V_D/V_T = \frac{(PaCO_2 - PeCO_2)}{PaCO_2}$$

在运动中，多个因素包括潮气量增加、支气管扩张和肺灌注量的增加都会影响V_D/V_T。正常人中这些因素会导致V_D/V_T降低。对于PH患者，在静息状态下肺血管床的代偿已经接近最大值，所以其生理无效腔并不会在运动中减少，因此在PH患者中V_D/V_T往往会增加。

9. 功率（WR） WR由自行车功率计测量，运动阻力逐级递增，采用ramp方案逐级递增功率，通常单位为瓦（watts）。

10. 呼吸气体交换率（RER） RER是指CO_2释放量与O_2摄取量的比值，是一种用于评估为机体供能的呼吸底物的无创指标：

RER = 0.7代谢以脂肪和碳水化合物为主。

RER = 0.8代谢以蛋白和碳水化合物为主。

RER = 1.0及以上代谢以碳水化合物为主。

多数中心用该指标来确定患者运动的充分性：RER > 1.1表示有效（最大）的运动负荷试验。

11. 肺泡-动脉氧分压差（A-aO_2） 在CPET或6MWT过程中可通过血气分析测定肺泡-动脉氧分压差，用以评估肺泡和动脉之间含氧量的差值，为低氧血症的原因提供线索。

采集动脉血气后，使用以下公式计算A-aO_2：

$$[(FiO_2\%/100) \times (P_{atm} - P_{H_2O})] - (P_{aCO_2}/0.8 - P_{aO_2})$$

12. 通气储备 通气储备是用于评估通气需求和能力的指标，由以下公式计算：

$$(V_e peak/MVV) \times 100$$

13. 通气当量斜率（V_E/VCO_2）

通气当量斜率指排出1L二氧化碳所需要的通气量。在心力衰竭和不合并发绀的先天性心脏病患者中，V_E/VCO_2的升高通常提示预后不佳；而发绀患者中，通气量在发绀的驱动下增加，解读此指标时要慎重。正常情况下V_E/VCO_2应 < 30，但其在心力衰竭和PH患者会升高，还应结合先天性心脏病的情况进行解释。

14. 摄氧率（OUER） 摄氧率是摄氧量VO_2与氧气输送量DO_2的比值，对氧气消耗和运输的评价有重要价值：当通过增加需求或降低供给来维持有氧呼吸时，正常情况OUER会增加70%至最大值，此后开始无氧呼吸。

该指标可由以下公式计算：

$$\frac{SaO_2 - SvO_2}{SaO_2}$$

OUER升高提示氧输送障碍或氧需求增加。遗憾的是，中心静脉氧饱和度（SvO_2）需要通过中心静脉置管检测。

15.摄氧量效率斜率（OUES） OUES反映了氧气摄取和利用的有效性，由VO_2与每分钟通气量的对数曲线拟合计算。该指标与是否用力无关，对评估无法完成极量运动试验患者的运动耐量尤为重要，并与PH患者预后相关。

三、CPET/6MWT在诊断先天性心脏病相关性肺动脉高压中的应用价值

在当前UK诊断指南中，PH患者的基线评估方法是6MWT，而CPET对患者的基线功能评价更适合预后评估。下文将讨论这两项检查的临床应用。

（一）6MWT

6MWT是一项简单的检查手段，多数可在门诊进行，患者需要在一个15～30 m的长廊内往返步行6分钟，最后由工作人员记录步行的总距离（图13.1）。另外，还要记录检查前后的血压、心率和血氧饱和度等指标。

除了以上指标外，检查前后要使用校正的BORG评分，记录患者呼吸困难的程度（另见第20章）。

评分	呼吸困难的程度
0	无
↓	↓
5	严重的呼吸困难
↓	↓
10	极限

6MWT具有简便、廉价和可重复性等优点，而且技术要求不高。步行长廊内应有清晰的标识，并且无障碍物。如果检查过程中患者需要吸氧，此时应记录行走的距离、时间和血氧饱和度。医护人员监督下进行的检查示例见图13.1。

（二）心肺运动试验

先天性心脏病相关PH患者进行CPET的适应证主要包括：

·疾病严重程度的评估。
·连续监测/评估治疗的反应。
·制订运动处方。
·早期诊断PH。
·评估不同疾病过程对运动受限的影响。

（三）CPET操作方案

CPET研究指在运动平板或功率自行车上运动时采集ECG、血压、血氧饱和度、每次呼吸的气体等指标进行综合分析。也可加入血气和乳酸分析，但它们并非必不可少的指标，应用也不

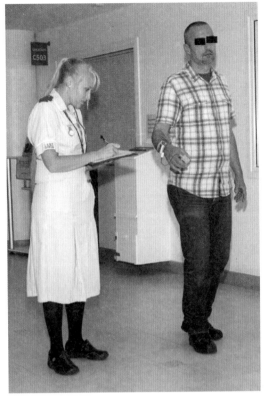

图13.1 一名患者正在医护人员的监督下进行6MWT

是很普遍。在一些小样本研究中，患者在接受右心导管术的同时在功率自行车上进行CPET。

1. CPET 的风险 文献报道，标准的平板运动试验发生心肌梗死或死亡的风险约1/2500。HF-ACTION研究中（唯一一项评价CPET安全性的研究）2037例试验，无一例死亡且主要心血管事件的发生率＜0.5/1000。其他PH和先天性心脏病患者进行运动试验的相关研究均未报告死亡或严重并发症。

美国胸科协会（ATS）和美国胸科医师协会（ACCP）立场声明中CPET的绝对和相对适应证详见表13.1。

表13.1 根据ATS/ACCP立场声明制订的CPET绝对禁忌证和相对禁忌证

绝对禁忌证	相对禁忌证
急性心肌梗死	冠状动脉左主干疾病
不稳定型心绞痛	中度狭窄性瓣膜病
未控制的有症状心绞痛	未治疗的严重高血压，如收缩压＞200 mmHg
原因不明的晕厥	肥厚型心肌病
活动性心内膜炎	重度肺动脉高压
活动性心肌炎	电解质紊乱
症状严重的心室流出道梗阻	早孕或复杂妊娠
未控制的心力衰竭	心律失常
急性肺栓塞	高度房室传导阻滞

绝对禁忌证	相对禁忌证
下肢血栓形成	
主动脉夹层	
不能合作	
呼吸衰竭	
未控制的哮喘	
氧饱和度＜85%且在测试中无法吸氧	
可能被运动加重的疾病，如感染	

根据先天性心脏病患者自身的特点，一些特殊的安全事项应得到关注，如：

（1）主动脉缩窄患者在修复术后易在运动中出现高血压，导致试验难以完成。

（2）一些患者因存在大量心内分流，在运动中会出现明显的症状。

2. CPET 的设备　因篇幅有限，本章无法详细介绍CPET试验过程的各种设备、校准和设备维护，如需了解可参考ATS/ACCP立场声明。

3. 平板运动试验　多数医师比较熟悉平板运动负荷试验，传统的平板运动负荷试验采用Bruce方案，主要用于评价心肌缺血，且适用于不能骑自行车的患者。目前，多数中心进行平板运动试验时采用校正的Balke方案（或类似方案），运动平板的速率以固定梯度逐渐增加，使患者更容易耐受以发挥最大运动潜能。

4. 功率自行车　功率自行车是当前更推荐的方法，也是全球多数CPET试验中心采用的设备，特别适用于PH患者。与运动平板类似，功率自行车也采用逐级递增功率的方法。功率自行车的发动机可以克服自身链条的阻力，因此患者在起始时可处于零负荷状态，对于严重功能受限的患者，第一阶段的运动可以轻松进行。这一点对于复杂先天性心脏病伴骨骼肌疾病或肥胖的患者尤其重要。功率自行车获得的$VO_{2\,max}$最多可比运动平板低20%；特别在PH患者中，功率自行车的各项指标均低于运动平板。一个可能的机制是在较大运动量时，V-Q差距增加。

对于下肢障碍因而不宜使用活动平板和功率自行车时，建议进行手摇自行车试验，不过运动过程中的峰值VO_2最多只能达到$VO_{2\,max}$的70%。

功率自行车和运动平板CPET试验的比较详见表13.2，展示了功率自行车在临床应用的优势。

表13.2　功率自行车和运动平板CPET试验的比较

	运动平板	功率自行车
$VO_{2\,max}$	较高	较低
功率测量	无	有
血气分析	困难	简单
噪声和伪影	较多	较少
安全性	较低	较高
肥胖患者的承重	较高	较低
对腿部肌肉力量的要求	较高	较低

5. CPET　进行CPET之前，安排运动试验的医师应确定当患者所服药物如β受体阻滞剂或胺碘酮，可能影响试验结果时，是否需要停药。本章作者所在的中心一般告知患者在检查的2小时之前可少量进食，检查时应着宽松舒适的服装和平底鞋（图13.2）。

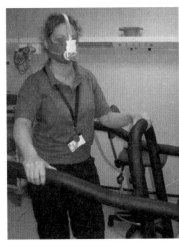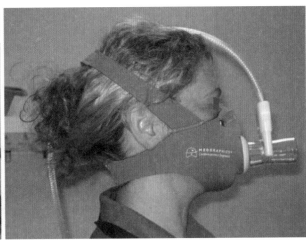

图13.2　工作人员展示CPET装备

进行运动试验之前，应记录患者的血红蛋白浓度，并在静息状态下进行全套肺功能检查，包括气体交换，血气分析可以通过动脉置管实现，为后续分析做准备。

理想的CPET方案是进行8～12分钟运动后，患者因各种原因自行终止试验（患者对终止原因描述可为寻找病因提供线索）。提前终止CPET的指征要结合患者的病史，并可参考表13.3所列的情况。

表13.3　提前终止CPET的指征

胸痛伴ECG缺血性改变
室性心律失常
有症状的心律失常
高度房室传导阻滞
呼吸衰竭
先兆晕厥
意识模糊
血压下降超过20 mmHg
严重高血压，收缩压超过220 mmHg
呼吸困难，血氧饱和度降低至80%以下

运动试验需要连续监测血压、血氧饱和度、ECG及上文提到的指标直至恢复期结束。很多指标需要进行年龄校正。检查结束后，应继续监测患者直至指标恢复正常，而且患者自我感觉良好，足以离开检查室。

（四）先天性心脏病和肺动脉高压患者的极量CPET试验

解读运动试验的结果时，重要的是应确定患者是否已尽全力，然而任何指标都无法证实这一点，对下列指标的综合考虑或可给临床医师一些提示。复杂性先天性心脏病患者往往不会达到年龄校正的极量预计值。

    1. RER 超过 1.1。

    2. 达到 WR 最大预计值。

    3. 达到心率的最大预计值。

    4. 通气受限，表现为 $V_E/MVV > 20\%$ 或氧饱和度显著降低超过 5%。

    5. 达到 VO_2 的峰值预计值。

    CPET 试验结束后经软件处理的经典九图，见图 13.3。

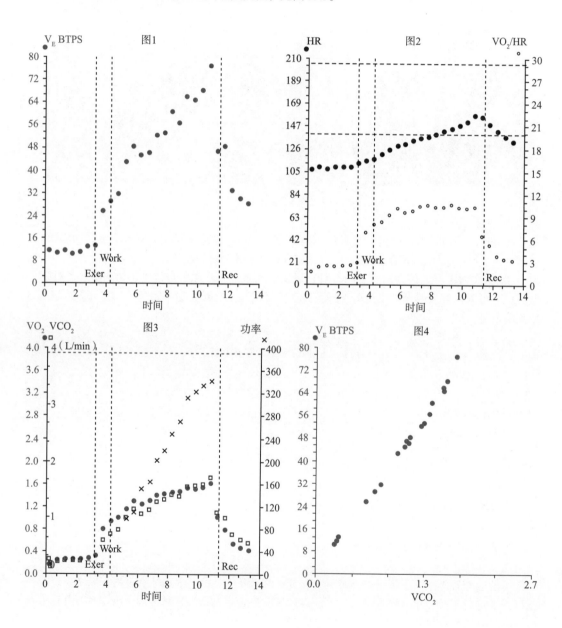

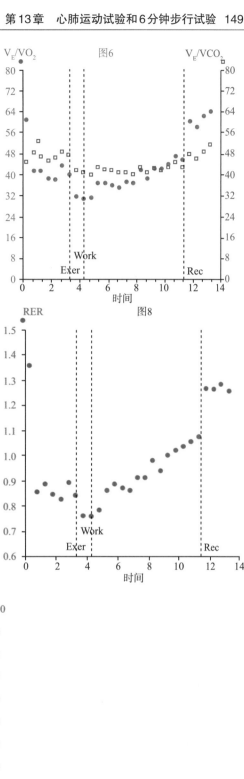

图13.3 多数CPET中心使用的经典九图

四、CPET/6MWT的解读

进行CPET试验或6MWT试验之前，应意识到ACHD患者即使没有症状，其运动耐量也可能减低。对于不同的诊断，其运动耐量也不同，主动脉缩窄患者的峰值VO_2水平平均为矫正型大动脉转位患者的2倍。对于先天性心脏病患者，需要提供尽可能多的临床信息以便出报告的医师更好地解读试验数据。

（一）疾病严重性和预后的评估

先天性心脏病合并PH的患者进行CPET的一个重要目的是评估疾病的严重程度，并对患者的预后和功能进行评价。有关PH-ACHD患者CPET的研究较少，下文中提到的预后数据多来自PH的相关研究，其研究人群也纳入了先天性心脏病患者。

先天性心脏病相关性PH预后的指标中最常用的是峰值VO_2。峰值VO_2在先天性心脏病相关性PH中显著降低，而且峰值VO_2降低与预后不佳密切相关。Groepenhoff等对CPET是否能比6MWT获得更多有关预后的信息进行了研究。他们发现CPET参数确实可以预测PH患者的预后，但是与6MWD相比只略有优势。PH患者中V_E/VCO_2斜率<48、峰值VO_2>13.2 ml/kg/min、Δ氧脉搏>3.3 ml/次或者6MWT>400 m提示预后良好（$P<0.05$）。然而，多元回归分析提示，只有Δ氧脉搏可以改善6MWT单因素预测模型的结果。许多中心建议使用VO_2/WR参数，该参数与预后明确相关，推荐的界值是5.5 ml/（min·watt）。

V_E/VCO_2斜率也是先天性心脏病相关性PH的一个有用的预后指标，随着PH水平增加，V/Q比例失调愈发明显，引起动脉血氧饱和度的下降和早期乳酸形成，并触发通气反应，使得V_E/VCO_2斜率升高。该参数是由V_E与VCO_2散点图的线性回归计算所得，儿童中大于51、成人中大于55提示PH-ACHD预后不良；该斜率的显著升高提示病情严重和预后不良。在先天性心脏病人群（不仅限于PH患者）中，V_E/VCO_2与生存率显著相关，有研究提示该斜率是预测死亡率的一个强有力指标。

在包括先天性心脏病患者在内的PH患者中，一个新兴的预测指标是深吸气量（肺总量－功能残气量），深吸气量在静息状态下降，在运动过程中小于预计值的89%，提示患者的生存率降低。深吸气量的下降使得患者在运动状态下无法增加V_T，并导致通气效率降低及V_D/V_T比值增大。

此外，在PH人群中OUES预测结局的界值是0.56 L min^{-1}/log Ve。

6MWT是一种比CPET更为简单的运动耐量试验。虽然6MWT已经在PH患者中应用多年，但现有数据多基于原发性（现在称为特发性）PH或者多病因PH的研究，而未对先天性心脏病相关性PH进行单独研究。评价疾病严重程度的指标包括：

（1）6MWT<322 m与预后不佳有关；距离<165 m的患者1年生存率低。

（2）动脉血氧饱和度下降超过10%提示死亡率增加3倍，但其对存在分流的ACHD患者是否适用尚不明确。

最近的一项研究中，Groepenhoff等发现患者治疗后的以下指标可提示预后不良：6MWT未见明显改善，最大心率未增加4次，峰值VO_2未提高0.3 ml/（min·kg），或氧脉搏未增加1 ml/次。

总之，CPET和6MWT是评估PH患者严重程度和预后的重要手段，也是评估PH-ACHD患者的关键环节。更多预后相关内容详见第21章。

（二）持续监测和评估对治疗的反应

在对疾病的严重程度进行评估后，监测疾病病程及治疗反应成为CPET/6MWT的主要目的。

6MWT连续监测操作简单，便于在门诊进行评估，与其他检测如血压和脉率一并记录。6MWT的变化趋势有利于对患者运动耐量的监测，并对PH-ACHD患者病情恶化和死亡风险提出早期预警。6MWT也可以评估分流，艾森门格综合征患者在静息时和峰值运动时氧饱和度的差值与症状和预后相关。6MWT的另一个很重要价值是对治疗反应的评估，其可协助判断患者是否有理想的治疗反应。6MWT可以同时评估患者治疗后运动距离的改善情况和运动过程中气短的情况；这些指标的价值已被许多PH相关研究证实。

CPET同样可用于分析患者的变化趋势，且能提供更为详细的信息，从而评估生理改变和对治疗的反应性。峰值VO_2增加、V_E/VCO_2斜率降低都提示PAP的下降。

（三）诊断ACHD患者未识别的肺动脉高压

虽然不能仅依据CPET或6MWT数据确诊PH，但这些检查数据可以提示存在PH的可能性。无创的检查手段确实可能漏诊PH，如声窗较差的超声心动图或患有先天性心脏病却未查出时。

与正常对照相比，先天性心脏病患者的峰值VO_2、VO_2/dWR、氧脉搏、无氧阈均减低，心率/VO_2斜率增加。上述变化同时出现提示PH可能性更大。这可能与气体交换异常、左心充盈和红细胞通过时间有关，尽管结果无法提示心排血量的下降是由本身的心血管畸形还是PH的相关损伤造成的。

当PAP升高时，由于生理无效腔的增加和$PetCO_2$下降，V_E/VCO_2升高，这些都提示PH的存在。进一步的定量评估需使用右心导管，测量PAP和肺血管阻力。在PH的代偿机制中，患者的呼吸频率常显著增加，潮气量相应减少，气体交换受损，V_D/V_T比值增加。

OUER对评估射血分数保留的心力衰竭（HF-PEF）患者的运动耐量很有价值。PH患者的OUER比收缩性或舒张性心力衰竭患者更低，可以用于气短原因的鉴别。

如果在CPET过程中进行动脉血气分析，那么就可以计算$A-aO_2$，通气/灌注不匹配会导致$A-aO_2$显著增加，提示ACHD患者存在PH。随着PH的加重，红细胞通过肺血管的时间缩短，进一步导致低氧血症，在CPET或6MWT试验中患者可出现血氧饱和度的下降。

最后，对于ACHD患者，无论其心房间交通是否已知，运动中静脉回流的增加可引发右心房压力升高，在肺血管阻力增加的情况下右心房压可超过左心房，提示运动引起的PH或进展性PH。右心房压高于左心房会导致右向左分流和血氧饱和度下降，分流使得不饱和的血液流入体循环，$PetCO_2$迅速降低，V_E/VO_2也较V_E/VCO_2更快升高。

在PH-ACHD患者中上述指标均需全面评估，尤其对于多水平分流和肺血管疾病合并气道疾病的患者，单一项指标的解读是非常困难的。

（四）鉴别运动受限的原因：其他的可能原因

PH-ACHD患者运动耐量降低的原因很多，包括自身心脏基础疾病、PH和相关合并症，以及单纯的体能退化。运动试验有利于医师更好地评估患者，也有助于识别可纠正的病因，从而改善患者的生活质量。上文讨论了PH患者中的特异性改变，下一部分的内容将着重探讨其他常见于PH-CHD患者且可能引发运动受限的情况。

1.体能退化 CPET的一项巨大的优势是其可以评估患者（包括PH-ACHD）是否体能退化，这是运动不耐受的重要组成部分。事实上，ACHD患者的运动耐量低于同龄人群，所以对很多患者来说，体能退化是一个非常现实的问题。CPET中的很多指标都可以协助识别患者的体能退化，例如：

（1）运动不充分，RER＜1.1。

（2）VO_2无法达到平台或最大值。

（3）HR-VO_2曲线左移。

（4）氧脉搏降低。

（5）无氧阈较低。

一些指标如较低的无氧阈可见于轻度疾病状态，只有通过适当的运动程序和重复试验才能识别出体能退化。这一点在ACHD患者的评估中非常有用。

2.肥胖　肥胖在先天性心脏病患者中很常见，是引起运动受限的重要原因之一。在肥胖患者进行CPET时，可以观察到在较低的WR下VO_2即明显增加。由此可以解释在实际/理想（偏瘦）体重时，峰值VO_2偏低或为正常低值。这也说明了肥胖的潜在影响。

3.胸部疾病　先天性心脏病患者可合并各种相关病症，这些病症可能与其异常的肺功能有关，如间质性肺疾病或肌肉/胸廓畸形引起的限制性通气障碍。其中包括既往心脏外科手术特别是开胸手术的影响。幼儿时的开胸手术（如体肺动脉分流术、动脉导管结扎和主动脉缩窄修复）可以导致脊柱侧弯的发展，从而引起呼吸受限。一些外科手术也可能损伤周围神经，导致单侧膈神经麻痹。在这些患者的评估中，CPET的第一步应为进行全套呼吸功能检查包括气体分析，从中可以识别出限制性和阻塞性通气功能及弥散功能障碍。

运动过程中，先天性心脏病患者的VO_2和VO_2/dWR会降低；此外，PH患者的很多改变也会在PH-ACHD患者中表现出来，例如V_E/VCO_2和V_D/V_T的比值增加，通气效率降低。鉴别上述变化来源于PH还是胸部异常时，一个很好的指标是通气阈值（也称为无氧阈值）。该指标在胸部异常疾病中通常会降低，在PH患者中却变化不大。

（五）运动锻炼

CPET是评估运动锻炼效果的有用的工具。在第20章中也有相关介绍。PH-ACHD患者运动的效果也可以定期通过6MWT来评估。CPET对于运动锻炼计划的制订很有价值，同时一些指标如峰值VO_2也可以反映功能状态和预后指标的改善。

结论

CPET和6MWT等运动试验对于PH-ACHD的诊断、疾病严重程度和治疗反应的评估及鉴别运动受限的原因具有重要价值。对于CPET为PH诊断和严重程度提供的重要信息，应结合先天性心脏病患者的临床情况和其他无创、有创检查结果予以解读。

（赵　青　译）

参 考 文 献

［1］Balady GJ, Arena R, Sietsema K, et al. 2010. Clinician's guide to cardiopulmonary exercise testing in adults: a scientific statement from the American Heart Association. Circulation, 122（2）: 191-225

［2］Parikh KS, Rajagopal S, Arges K, et al. 2015. Use of outcome measures in pulmonary hypertension clinical trials. Am Heart J, 170（3）: 419.e3-429.e3

［3］Warburton DE, Haykowsky MJ, Quinney HA,. 2002. Myocardial response to incremental exercise in endurance-trained athletes: influence of heart rate, contractility and the Frank-Starling effect. Exp Physiol, 87（5）: 613-622

［4］Stickland MK, Butcher SJ, Marciniuk DD, et al. 2012. Assessing exercise limitation using cardiopulmonary exercise testing. Pulm Med, 2012: 824091

［5］Tamhane RM, Johnson RL Jr, Hsia CC. 2001. Pulmonary membrane diffusing capacity and capillary blood volume measured during exercise from nitric oxide uptake. Chest, 120（6）: 1850-1856

［6］Warnes CA. 2006. Transposition of the great arteries. Circulation, 114（24）: 2699-2709

［7］Albouaini K, Egred M, Alahmar A, et al. 2007. Cardiopulmonary exercise testing and its application. Heart, 93（10）: 1285-1292

［8］Oliveira RB，Myers J，Araujo CG．2011．Long-term stability of the oxygen pulse curve during maximal exercise. Clinics（Sao Paulo），66（2）：203-209

［9］Wasserman K，Beaver WL，Whipp BJ．1990．Gas exchange theory and the lactic acidosis（anaerobic）threshold. Circulation，81（1 Suppl）：1114-1130

［10］Jones NL，Robertson DG，Kane JW．1979．Difference between end-tidal and arterial PCO2 in exercise. J Appl Physiol Respir Environ Exerc Physiol，47（5）：954-960

［11］Mohsenifar Z，Ross MD，Waxman A，et al．1985．Changes in distribution of lung perfusion and ventilation at rest and during maximal exercise. Chest，87（3）：359-362

［12］Tolle J，Waxman A，Systrom D．2008．Impaired systemic oxygen extraction at maximum exercise in pulmonary hypertension. Med Sci Sports Exerc，40（1）：3-8

［13］Baba R．2000．The oxygen uptake efficiency slope and its value in the assessment of cardiorespiratory functional reserve. Congest Heart Fail，6（5）：256-258

［14］Ramos RP，Ota-Arakaki JS，Alencar MC，et al．2014．Exercise oxygen uptake efficiency slope independently predicts poor outcome in pulmonary arterial hypertension. Eur Respir J，43（5）：1510-1512

［15］National Pulmonary Hypertension Centres of the UK，Ireland．2008．Consensus statement on the management of pulmonary hypertension in clinical practice in the UK and Ireland. Thorax，63（Suppl 2）：ii1-ii41

［16］Laboratories ATSCoPSfCPF．2002．ATS statement：guidelines for the six-minute walk test. Am J Respir Crit Care Med，166（1）：111-117

［17］Tolle JJ，Waxman AB，Van Horn TL，et al．2008．Exercise-induced pulmonary arterial hypertension. Circulation，118（21）：2183-2189

［18］Rodgers GP，Ayanian JZ，Balady G，et al．2000．American College of Cardiology/American Heart Association Clinical Competence statement on stress testing：a report of the American College of Cardiology/American Heart Association/American College of Physicians—American Society of Internal Medicine Task Force on Clinical Competence. J Am Coll Cardiol，36（4）：1441-1453

［19］Keteyian SJ，Isaac D，Thadani U，et al．2009．Safety of symptom-limited cardiopulmonary exercise testing in patients with chronic heart failure due to severe left ventricular systolic dysfunction. Am Heart J，158（4 Suppl）：S72-S77

［20］Diller GP，Dimopoulos K，Okonko D，et al．2005．Exercise intolerance in adult congenital heart disease：comparative severity，correlates，and prognostic implication. Circulation，112（6）：828-835

［21］Abumehdi MR，Wardle AJ，Nazzal R，et al．2016．Feasibility and safety of cardiopulmonary exercise testing in children with pulmonary hypertension. Cardiol Young，26（6）：1144-1150

［22］Becker-Grunig T，Klose H，Ehlken N，et al．2013．Efficacy of exercise training in pulmonary arterial hypertension associated with congenital heart disease. Int J Cardiol，168（1）：375-381

［23］American Thoracic S．2003．American College of Chest P. ATS/ACCP statement on cardiopulmonary exercise testing. Am J Respir Crit Care Med，167（2）：211-277

［24］Bruce RA，McDonough JR．1969．Stress testing in screening for cardiovascular disease. Bull N Y Acad Med，45（12）：1288-1305

［25］Nagle FJ，Balke B，Naughton JP．1965．Gradational step tests for assessing work capacity. J Appl Physiol，20（4）：745-748

［26］Valli G，Vizza CD，Onorati P，et al．2008．Pathophysiological adaptations to walking and cycling in primary pulmonary hypertension. Eur J Appl Physiol，102（4）：417-424

［27］Miyamura M，Honda Y．1972．Oxygen intake and cardiac output during treadmill and bicycle exercise. J Appl Physiol，32（2）：185-188

［28］Martin TW，Zeballos RJ，Weisman IM．1991．Gas exchange during maximal upper extremity exercise. Chest，99（2）：420-425

［29］Groepenhoff H，Vonk-Noordegraaf A，Boonstra A，et al．2008．Exercise testing to estimate survival in pulmonary hypertension. Med Sci Sports Exerc，40（10）：1725-1732

［30］Ferreira EV，Ota-Arakaki JS，Ramos RP，et al．2014．Optimizing the evaluation of excess exercise ventilation for prognosis assessment in pulmonary arterial hypertension. Eur J Prev Cardiol，21（11）：1409-

1419

[31] Rausch CM, Taylor AL, Ross H, et al. 2013. Ventilatory efficiency slope correlates with functional capacity, outcomes, and disease severity in pediatric patients with pulmonary hypertension. Int J Cardiol, 169 (6): 445-448

[32] Dimopoulos K, Okonko DO, Diller GP, et al. 2006. Abnormal ventilatory response to exercise in adults with congenital heart disease relates to cyanosis and predicts survival. Circulation, 113 (24): 2796-2802

[33] Richter MJ, Tiede H, Morty RE, et al. 2014. The prognostic significance of inspiratory capacity in pulmonary arterial hypertension. Respiration, 88 (1): 24-30

[34] Miyamoto S, Nagaya N, Satoh T, et al. 2000. Clinical correlates and prognostic significance of six-minute walk test in patients with primary pulmonary hypertension. Comparison with cardiopulmonary exercise testing. Am J Respir Crit Care Med, 161 (2 Pt 1): 487-492

[35] Benza RL, Miller DP, Gomberg-Maitland M, et al. 2010. Predicting survival in pulmonary arterial hypertension: insights from the registry to evaluate early and long-term pulmonary arterial hypertension disease management (REVEAL). Circulation, 122 (2): 164-172

[36] Paciocco G, Martinez FJ, Bossone E. 2001. Oxygen desaturation on the six-minute walk test and mortality in untreated primary pulmonary hypertension. Eur Respir J, 17 (4): 647-652

[37] Sitbon O, Humbert M, Nunes H, et al. 2002. Long-term intravenous epoprostenol infusion in primary pulmonary hypertension: prognostic factors and survival. J Am Coll Cardiol, 40 (4): 780-788

[38] Groepenhoff H, Vonk-Noordegraaf A, van de Veerdonk MC, et al. 2013. Prognostic relevance of changes in exercise test variables in pulmonary arterial hypertension. PLoS One, 8 (9): e72013

[39] Blok IM, van Riel AC, Schuuring MJ, et al. 2015. Decrease in quality of life predicts mortality in adult patients with pulmonary arterial hypertension due to congenital heart disease. Neth Hear J, 23 (5): 278-284

[40] D'Alto M, Romeo E, Argiento P, et al. 2012. Bosentan-sildenafil association in patients with congenital heart disease-related pulmonary arterial hypertension and Eisenmenger physiology. Int J Cardiol, 155 (3): 378-382

[41] Wensel R, Opitz CF, Ewert R. 2000. Effects of iloprost inhalation on exercise capacity and ventilatory efficiency in patients with primary pulmonary hypertension. Circulation, 101 (20): 2388-2392

[42] Ting H, Sun XG, Chuang ML. 2001. A noninvasive assessment of pulmonary perfusion abnormality in patients with primary pulmonary hypertension. Chest, 119 (3): 824-832

[43] Williams RG, Pearson GD, Barst RJ, et al. 2006. Report of the National Heart, Lung, and Blood Institute working group on research in adult congenital heart disease. J Am Coll Cardiol, 47 (4): 701-707

[44] Glaser S, Noga O, Koch B, et al. 2009. Impact of pulmonary hypertension on gas exchange and exercise capacity in patients with pulmonary fibrosis. Respir Med, 103 (2): 317-324

[45] Sun XG, Hansen JE, Oudiz RJ, et al. 2002. Gas exchange detection of exercise-induced right-to-left shunt in patients with primary pulmonary hypertension. Circulation, 105 (1): 54-60

[46] Dua JS, Cooper AR, Fox KR, et al. 2007. Physical activity levels in adults with congenital heart disease. Eur J Cardiovasc Prev Rehabil, 14 (2): 287-293

右心导管术

第14章

Massimo Chessa

缩略词

PH	pulmonary hypertension	肺动脉高压
RHC	right heart catheterisation	右心导管检查

介绍

右心导管检查（RHC）可以确诊肺动脉高压（PH）和动脉性肺动脉高压（PAH），以评估血流动力学的严重程度并进行肺血管反应试验（表14.1）。

表14.1　国际肺动脉高压指南对于右心导管检查的建议

声明	推荐等级	证据水平
对所有需要确诊和考虑应用PAH靶向药物治疗的动脉性肺动脉高压患者进行RHC	I	C
通过RHC确认肺动脉高压靶向药物的治疗效果	IIa	C
通过RHC判断临床恶化并作为评估治疗升级和（或）联合治疗效果的基线	IIa	C

Hoeper等报道了一项关于PH患者行右心导管术严重不良事件的多中心研究，对行及未行肺血管反应试验或肺动脉造影的患者进行了5年的回顾和6个月的前瞻评估。在经验丰富的中心PH患者行RHC不良事件发生率（1.1%）和死亡率（0.055%）很低。先天性心脏病患者需要接受全面的左、右心导管检查，其解剖学的复杂性和既往情况的多样性为心导管术的实施带来了更多挑战。

表14.2总结了在RHC期间必须记录和计算的变量。

M. Chessa，M.D.，Ph.D.，F.S.C.A.I.，F.E.S.C

Pediatric and Adult Congenital Heart Centre，I.R.C.C.S.-Policlinico San Donato，University Hospital，San Donato Milanese，Milan，Italy

e-mail：massichessa@yahoo.it

© Springer International Publishing AG 2017

K. Dimopoulos，G.-P. Diller（eds.），*Pulmonary Hypertension in Adult Congenital Heart Disease*，Congenital Heart Disease in Adolescents and Adults，DOI 10.1007/978-3-319-46028-4_14

表14.2　侵入性血流动力学评估需要测量/计算的基本数据

测量参数	心率，血红蛋白浓度，身高和体重
	氧饱和度（SVC，IVC，RA，RV，PA和SA）
	患者吸氧$FiO_2 > 30\%$时，再次测量上述部位的PO_2
	氧耗量（VO_2）：直接测量或查表获得
	右心房压力
	右心室压力
	肺动脉压力
	肺动脉楔压，或左心房压力，或左室舒张末压
	外周动脉血压
	对血管扩张剂的反应（在IPAH或左向右分流的先天性心脏病中评估手术可能性）
计算参数	体表面积
	混合静脉血氧饱和度
	心排血量/心脏指数或存在分流的患者的肺循环（Q_p）和体循环（Q_s）血流量比值
	Q_p/Q_s比值
	肺血管阻力（PVR）
	体血管阻力（SVR）
	肺/体阻力比值（PVR/SVR）

IVC.下腔静脉；PA.肺动脉；RA.右心房；RV.右心室；SA.体动脉；SVC.上腔静脉；IPAH.特发性肺动脉高压

（一）如何进行心脏导管

CHD患者通常在局部麻醉下在导管室接受右心导管检查。常用的静脉通路包括股静脉、颈内静脉和手臂静脉（肱内静脉或头静脉），锁骨下静脉则较少采用。血管通路问题在成人先天性心脏病患者（ACHD）中并不罕见，这可能由多种原因导致：如既往的多次心导管检查或解剖学异常［例如左心房异构伴下腔静脉（IVC）离断，奇静脉引流］。因此，在某些患者可能使用不常用的血管通路或多个血管通路。

心导管可到达心腔和血管，采集血液样本并测量压力。理想条件下，所有的血液样本应在同一时刻采集；如果样本被气泡污染或未能立即分析，可能会产生测量误差。应注意在测量氧饱和度时，如血红蛋白浓度 > 20 g/dl，血氧仪会不够准确；在这种情况下，最好对样本进行血气分析。

最好在患者自主呼吸室内空气，或在接受含氧不超过30%（$FiO_2 < 30\%$）的混合气体通气的情况下采集血样。如果给予患者富氧气体（ > 30%氧气），饱和度就无法对肺部尤其是肺静脉血流进行准确评估，因为在血样中可能存在大量的溶解氧。动脉和肺动脉的血液可被直接采集以测量其氧饱和度。对于心导管无法到达的肺静脉（除非通过房间隔缺损），如果患者未吸氧并无明显的肺实质病变或肺内分流，则假设肺静脉氧饱和度值为98%。如果心房水平没有引起体循环氧饱和度下降的右向左分流，则可以假设左心房氧饱和度等于肺静脉。计算体循环血流量（体循环心排血量，Qs）需要测量混合静脉饱和度（MVS）。MVS可通过上腔静脉（SVC）和下腔静脉（IVC）氧饱和度的中间值估计，通常使用以下公式：

$$MVS = \frac{3 \times SVC + 1 \times IVC}{4}$$

在不存在房间隔缺损的情况下，可用右心房血氧饱和度替代MVS。若没有分流的证据，也可用肺动脉血氧饱和度作为MVS的替代指标。应注意，IVC血氧饱和度的测量值会随采样位置变化：理想的取样点位于横膈处，这样可以将肝静脉回流血纳入下腔血样本中。当存在分流和

（或）三尖瓣反流时，血液回流入IVC，术者会以SVC上部测得的氧饱和度作为MVS，因为已有研究证明SVC比IVC饱和度更接近MVS。

（二）评估肺血流量和心排血量

在采集到各处的血氧饱和度后，就可以算出体循环血流量（Q_s）和肺循环血流量（Q_p）及二者的比率（Q_p/Q_s）。最常用的方法是热稀释法和Adolph Fick（Fick方法）。两者都基于假设且具有局限性。

1. 热稀释法　最初在20世纪50年代引入，向上游注入一定体积和温度的液体后，热稀释的原理决定了血流热变化的速率和程度。此方法在没有心内分流时更准确。一个特殊的球囊漂浮导管被放置在肺动脉中，其远端有热敏电阻，其近端有一个通向右心房的开口。将预定量［10 cm^3（ml）］的生理盐水或右旋糖酐溶液从近端开口迅速注入右心房。心腔（右心室）应处于注射部位和采样部位之间，以使溶液与血液充分混合。血液温度的变化由热敏电阻记录下来，右心的血流量与温度变化的速率和程度成正比。这一过程应重复进行，并取连续三次测量的平均值。三个样本之间的差异不能超过10%。

2. Fick方法　在先天性心脏病中最常用的计算Q_p和Q_s的方法由Adolph Fick于1870年描述。Fick方法的基本原理是：在稳定状态下，流入和流出器官（在这里是肺）的血流量与血液中指示剂（在这里是氧气）浓度的变化量成正比。因此，通过计算肺动脉和肺静脉的血氧含量，并计算氧耗量，就可以用以下公式（称为Fick方程）计算肺血流量。基于Fick原理的流量计算可应用于肺循环和体循环：

$$Q_p\left(\frac{L}{min}\right) = \frac{VO_2\left(\frac{L}{min}\right)}{PVO_2含量 - PAO_2含量}$$

$$Q_s\left(\frac{L}{min}\right) = \frac{VO_2\left(\frac{L}{min}\right)}{AoO_2含量 - MVO_2含量}$$

其中，VO_2为氧耗量，PVO_2含量为肺静脉氧含量，PAO_2含量为肺动脉氧含量，AoO_2含量为主动脉氧含量，MVO_2含量为混合静脉氧含量。

氧耗量（VO_2）可以直接测量（直接Fick法），也可以从现成的表格中获得（间接Fick法，附录1）。间接Fick法的准确性明显低于直接Fick法，但尽管如此，它还是得到了广泛应用。在理想情况下，应该测量而不是假定VO_2。VO_2可以用传统的容器来测量：所有呼出的气体被气泵抽走，并通过混合气体分析系统测量其中的氧含量。测得吸入和呼出氧含量之差后，再结合已知的泵流量，可以估算出VO_2。直接Fick法假设呼出的气体不会丢失，混合系统可有效测量氧气含量，且呼出气体的体积等于吸入空气的体积。也可使用新型间接热量计测量VO_2（例如CCM Express®）。

Fick方程的分母是跨器官（肺部或体循环）的动静脉血氧含量差。计算动脉和静脉血氧含量（ml O_2/L）时，需要已知血液的携氧能力，即动脉或静脉血样可结合的最大含氧量，可使用以下公式计算：

$$携氧能力\left(\frac{ml\,O_2}{L}\right) = Hb\left(\frac{g}{L}\right) \times 1.39\left(\frac{ml\,O_2}{gHb}\right)$$

有时系数用1.34或1.36代替1.39。

血液中的含氧量是指特定样本（动脉或静脉）中的含氧量，可按以下公式估算：

$$动脉氧含量\left(\frac{ml\,O_2}{L}\right) = 携氧能力\left(\frac{ml\,O_2}{L}\right) \times SatO_{2动脉}（\%）$$

$$静脉氧含量\left(\frac{ml\,O_2}{L}\right)=\ 携氧能力\left(\frac{ml\,O_2}{L}\right)\times SatO_{2静脉}（\%）$$

其中 $SatO_{2动脉}$ 为动脉血氧饱和度，$SatO_{2静脉}$ 为静脉血氧饱和度。

最后，有效肺血流量（Q_{ep}）是泵入肺部的脱氧血量：

$$Q_{ep}\left(\frac{L}{min}\right)=\frac{VO_2\left(\dfrac{L}{min}\right)}{PVO_2含量-MVO_2含量}$$

在没有分流的双心室心脏中，Q_{ep} 等同于 Q_p。

使用以下公式计算肺循环与体循环的流量比（Q_p/Q_s）可以估计分流的大小：

$$Q_p/Q_s=\frac{SatO_{2\,Ao}-SatO_{2\,MV}}{SatO_{2\,PV}-SatO_{2\,PA}}$$

其中 $SatO_{2\,AO}$、$SatO_{2\,MV}$、$SatO_{2\,PV}$ 和 $SatO_{2\,PA}$ 分别为主动脉、混合静脉、肺静脉和肺动脉血氧饱和度。

当 Q_p/Q_s 在 1～1.5 时，可视为少量左向右分流，临床影响也较小。$Q_p/Q_s>1.8$ 时表示左向右的大量分流，而 $Q_p/Q_s<1$ 时表示右向左的净分流。

（三）压力评估和波形

心腔和血管内的压力变化一般由膜传感器记录，传感器将压力信号转换成电信号，然后经过滤、放大，输出为随时间变化的压力波形。

压力波形由心导管和管路中一定容量的液体传入位于体外的传感器。表14.3展示了获取心内压力准确数值的方法（图14.1）。

表14.3 右心导管准确测定压力的操作技巧

步骤1：检查设置	检查传感器的调平、调零和校准
	选择适当的充液导管（短、大口径、硬、带侧孔或端孔）
	确保导管和传感器之间连接紧密，避免液体渗漏
	清除管路中的所有气泡
步骤2：采集	结合心电图评估获得的压力波形。检查波形时，要考虑到患者心律，非窦性心律不仅会改变心房波形的形态，而且还会改变心室的绝对压力和收缩期流量
	检查可能干扰波形跟踪的器械（如导致过度衰减或减轻衰减）
	检查动脉血气以确保血碳酸含量和pH正常，排除呼吸道的病理改变
	测量呼气末时的压力
	压力的波形数据要在注入对比剂或给液之前获取。还应避免患者术前脱水

1.右心房 正常右心房压力为 2～8 mmHg。

正常波形有两个主要的正向波（a和v）和两个负向波（x和y）。a波产生于心房收缩后的压力上升，因此在心电图上P波约80毫秒后出现。a波通常是主波，但在心房颤动患者中缺失。当心房血液排空流入心室受限时，如三尖（或右房室）瓣狭窄或右心室顺应性差，可出现高a波。

在心室收缩早期，由于心房舒张和房室交界处向下运动，导致下行的x波。在心室收缩早期，有时可见小的正偏转c波，造成x波中断，其距a波的时间等于心电图上的PR间期。因此，一度房室传导阻滞的患者c波增高。随着右心房的继续舒张和c波后压力的下降，x继续下行，现在称其为x′。

心房被动充盈产生正向v波，三尖瓣关闭时，波的峰值出现在心室收缩末期，与心电图T波末相对应。随后的y下降反映了房室瓣打开并向心室迅速排空时右心房压力的下降。

呼吸会对波形产生影响，特别是在合并肺部疾病的患者中：在吸气期间，胸部扩张，胸腔内压力变为负值。这种负压可传递到右心房，右心房压力在吸气过程中下降。右心房压力最好在呼气末测量且要避免做Valsalva动作。

2. 右心室　正常右心室收缩压为20～30 mmHg，舒张末压为2～8 mmHg。

当右心室收缩压力超过肺动脉时（图14.1，点1），肺动脉瓣开放，血液自右心室流入肺动脉。这一变化多在心电图上QRS波群开始后即刻发生。此后，压力开始下降，当心室内压力低于肺动脉压时，肺动脉瓣关闭（图14.1，点2）。在舒张早期和晚期，心室充盈产生正向波（图14.1，点3和点4），心房收缩时，在心室波形上可见a波（图14.1，点5）。舒张末压（图14.1，点6）是心室收缩前的压力，包含在QRS复合波内。

3. 肺动脉　正常的肺动脉收缩压为17～32 mmHg，舒张压为4～13 mmHg，肺动脉平均压为12～16 mmHg。国际肺动脉高压指南将肺动脉高压定义为肺动脉平均压≥25 mmHg，并按照肺动脉压升高的原因进行分类（见第2章）。

4. 肺毛细血管楔压　平均肺毛细血管楔压（PCWP）通常为2～12 mmHg。PCWP压力接近左心房压力。在无肺静脉阻塞或二尖瓣病变的情况下，PCWP可以反映左心室的舒张末期压力。

应注意，准确记录PCWP是诊断左心疾病所致肺动脉高压（毛细血管后PH）的关键。为测量PCWP，应将导管顶端的气囊插入远端肺动脉，膨胀的气囊阻塞血管并阻断该处的前向血流（图14.2）。当评估PCWP时，操作人员应小心避免气囊过度充盈，这可能导致"过度膨胀"或"过度楔入"而致PCWP测量值的虚高。

5. 左心房　正常左心房压力在5～12 mmHg。

左心房压力波形与右心房压力波形基本相同，但压力通常稍高且以v波为主。

6. 左心室　正常的左心室收缩压为90～140 mmHg，舒张末压为5～12 mmHg。

除非存在主动脉瓣或瓣上、下狭窄，左心室收缩压的峰值应与升主动脉相等：如存在狭窄，

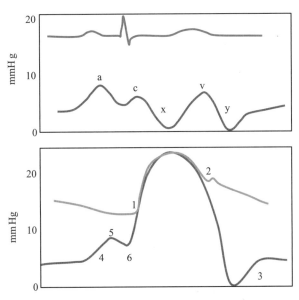

图14.1　顶图示心电图和右心房的压力波形。底图示右心室（红色）和肺动脉（黄色）波形。更多说明请参见文字。图片由K.Dimopoulos博士提供

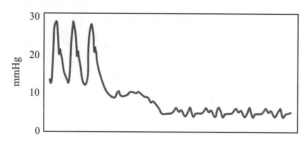

图 14.2　从肺动脉到肺毛细血管的压力变化。图片由 K.Dimopoulos博士提供

左心室压力大于主动脉。左室舒张末压（LVEDP）是简便有效的左心室舒张功能评价指标。当 LVEDP升高（＞12 mmHg）时，提示左心室舒张功能不全和（或）左心室衰竭。若RHC期间无法获得可靠的PCWP或左心房压力无法直接测得时，操作人员应建立动脉通路并测量LVEDP。

7. 主动脉　正常的主动脉收缩压为90～140 mmHg，舒张压为60～90 mmHg。

该波形在主动脉瓣开放前出现快速上升和收缩前上升（升支切迹；见图14.3，点1）。接着压力逐渐升至峰值，并随主动脉瓣的关闭下降而出现清晰的重搏切迹（图14.3，点2）。正常情况下，左心室的压力峰值与主动脉压相等。在年长患者中，主动脉收缩压升高可由主动脉和大动脉僵硬所致，而在青少年和年轻患者中，每搏输出量的增加可使主动脉压力升高。

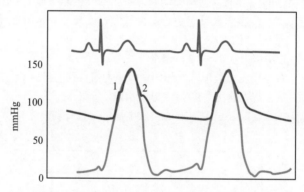

图14.3　主动脉（红色）和左心室（浅蓝色）压力波形。图片由K.Dimopoulos博士提供

（四）肺血管阻力和体循环阻力

在PH患者特别是先天性心脏病患者的心导管检查中，阻力计算尤为重要。

必须牢记的概念是，血管通路的阻力等于通路两端的压力差除以通过的血流量。对于右心，肺血管床的状况决定了肺血管的阻力（PVR），可通过以下公式计算：

$$PVR = \frac{\text{mean } PAP - \text{mean } LAP}{Q_\text{p}}$$

PAP表示肺动脉压力，LAP表示左心房压力，Q_p表示肺血流量。当左心房压无法直接测得时，可用PCWP或LVEDP替代。

同样，体循环阻力（SVR）的计算方法如下：

$$SVR = \frac{\text{mean } AoP - \text{mean } RAP}{Q_\text{s}}$$

其中，AOP表示主动脉压力，RAP表示右心房压力，Q_s表示体循环血流量。

阻力单位一般采用mmHg/（L·min），也称为Wood单位（WU）。

阻力单位也可采用dyne·s·sec/cm⁵。将WU换算成dyne·s·sec/cm⁵时须乘以80。若代入公式的QP和Qs由体表面积推导而来，则阻力指数单位亦为WU×m²。

肺动脉高压的血流动力学定义见第2章。

（五）对急性血管扩张剂的反应

在特发性PAH、遗传性PAH和与食欲抑制剂相关的PAH患者进行心导管检查期间，应进行肺血管反应试验，以确定哪些患者可能从钙通道阻滞剂（CCBs）的长期治疗中受益。表14.4汇总了关于血管反应试验的建议。只能用短效、安全、易于使用及对体循环影响小或无的药物作为急性血管扩张剂（表14.5）。急性肺血管反应试验阳性定义为在心排血量（Qp）不变或增加的情况下，使用急性血管扩张剂后肺动脉平均压（mPAP）下降≥10 mmHg，且mPAP绝对值≤40 mmHg。

表14.4 PAH患者进行血管反应试验的建议

建议	推荐类别	证据水平
IPAH、遗传性PAH和食欲抑制剂相关PAH的患者进行血管反应试验，以检测出可接受大剂量CCB治疗的患者	I	C
对血管反应试验的阳性反应被定义为心排血量（Qp）不变或增加的情况下，使用急性血管扩张剂后肺动脉平均压（mPAP）下降≥10 mmHg，且mPAP绝对值≤40 mmHg	I	C
肺血管反应试验应仅在转诊中心进行	IIa	C
应使用一氧化氮作为血管扩张剂进行血管反应试验	IIa	C
血管反应试验可在其他类型的PAH中进行	IIb	C
可通过静脉注射依前列醇或静脉注射腺苷进行血管反应试验	IIb	C
不推荐口服或静脉注射使用CCB进行急性血管反应试验	III	C
对于其他类型PH（第2、3、4和5大类）不建议进行检测CCB治疗可行性的血管反应试验	III	C

表14.5 肺血管反应性试验的常用药物

药物	路径	半衰期	剂量范围[a]	追加剂量[b]	持续时间[c]
依前列醇	静脉	3分钟	2～12 ng/（kg·min）	2 ng/（kg·min）	10分钟
腺苷	静脉	5～10秒	50～350 mg/（kg·min）	50 mg/（kg·min）	2分钟
一氧化氮	吸入	15～30秒	10～20 p.p.m	-	5分钟[d]

a. 初始剂量和最大耐受剂量（最大剂量受低血压、头痛、脸红等副作用的限制）的建议如上

b. 按追加剂量逐步给药

c. 每步给药的持续时间

d. 若使用一氧化氮（NO），则建议在剂量范围内一次性给药

此外，还可以对临界肺血管阻力的先天性心脏病患者进行肺血管反应性测试，以评估其可逆性并协助判断是否修复其心脏缺损。然而，目前仍然缺乏有关手术可行性阈值的循证证据，在此情况下进行肺血管反应性试验是否有价值仍存在争议，这个问题在本书的其他章节中也被广泛讨论（见第1、4和第17章）。

附录1：耗氧量估算图表

男性患者												
年龄	心率（次/分）											
	50	60	70	80	90	100	110	120	130	140	150	160	170
3	155	159	163	167	171	175	178	182	186	190			
4	149	152	156	160	163	168	171	175	179	182	186		
6	141	144	148	151	155	159	162	167	171	174	178	181	
8	136	141	144	148	152	156	159	163	167	171	175	178	
10	130	134	139	142	146	149	153	157	160	165	169	172	176
12	128	132	136	140	144	147	151	155	158	162	167	170	174
14	127	130	134	137	142	146	149	153	157	160	165	169	172
16	125	129	132	136	141	144	148	152	155	159	162	167	
18	124	127	131	135	139	143	147	150	154	157	161	166	
20	123	126	130	134	137	142	145	149	153	156	160	165	
25	120	124	127	131	135	139	143	147	150	154	157		
30	118	122	125	129	133	136	141	145	148	152	155		
35	116	120	124	127	131	135	139	143	147	150			
40	115	119	122	126	130	133	137	141	145	149			

女性患者												
年龄	心率（次/分）											
	50	60	70	80	90	100	110	120	130	140	150	160	170
3	150	153	157	161	165	169	172	176	180	183			
4	141	145	149	152	156	159	163	168	171	175	179		
6	130	134	137	142	146	149	153	156	160	165	168	172	
8	125	129	133	136	141	144	148	152	155	159	163	167	
10	118	122	125	129	133	136	141	144	148	152	155	159	163
12	115	119	122	126	130	133	137	141	145	149	152	156	160
14	112	116	120	123	127	131	134	133	143	146	150	153	157
16	109	114	118	121	125	128	132	136	140	144	148	151	
18	107	111	116	119	123	127	130	134	137	142	146	149	
20	106	109	114	118	121	125	128	132	136	140	144	148	
25	102	106	109	114	118	121	125	128	132	136	140		
30	99	103	106	110	115	118	122	125	129	133	136		
35	97	100	104	107	111	116	119	123	127	130			
40	94	98	102	105	109	112	117	121	124	128			

（段安琪 赵智慧 译）

参 考 文 献

［1］ Galiè N，Hoeper MM，Humbert M，et al. 2009. ESC Committee for Practice Guidelines（CPG）. Guidelines for the diagnosis and treatment of pulmonary hypertension: the Task Force for the Diagnosis and Treatment of Pulmonary Hypertension of the European Society of Cardiology（ESC）and the European Respiratory Society（ERS），endorsed by the International Society of Heart and Lung Transplantation（ISHLT）. Eur Heart J，30（20）: 2493-2537

［2］ Badesch DB，Champion HC，Sanchez MA，et al. 2009. Diagnosis and assessment of pulmonary arterial hypertension. J Am Coll Cardiol，54: S55-S66

［3］ Chemla D，Castelain V，Hervé P，et al. 2002. Haemodynamic evaluation of pulmonary hypertension. Eur Respir J，20: 1314-1331

［4］ Hoeper MM，Lee SH，Voswinckel R，et al. 2006. Complications of right heart catheterization procedures in patients with pulmonary hypertension in experienced centers. J Am Coll Cardiol，48（12）: 2546-2552

［5］ Jones JPS，Benson L. 2015. Hemodynamics: pressures and flows. In: Butera G，Chessa M，Eicken A，Thomson J（eds）Cardiac catheterization for congenital heart disease. Springer，Milan

［6］ Bergersen L，Foerster S，Marshall AC，et al. 2009. Congenital heart disease: the catheterization manual. Springer，New York

［7］ Rutledge J，Bush A，et al. 2010. Validity of the LaFarge equation for estimation of oxygen consumption in ventilated children with congenital heart disease younger than 3 years—a revisit. Am Heart J，160（1）: 109-114

［8］ Li J. 2013. Accurate measurement of oxygen consumption in children undergoing cardiac catheterization. Catheter Cardiovasc Interv，81（1）: 125-132

［9］ Gossl M，Rihal CS. 2010. Cardiac shunt calculations made easy: a case-based approach. Catheter Cardiovasc Interv，76（1）: 137-142

［10］ Wilkinson JL. 2001. Haemodynamic calculations in the catheter laboratory. Heart，85（1）: 113-120

第三部分

成人先天性心脏病相关性肺动脉高压的管理

第15章

先天性心脏病性肺动脉高压的
保守治疗和相关建议

Heba Nashat，Samantha J. Fitzsimmons，Carl Harries，
Konstantinos Dimopoulos，and S. John Wort

缩略词

ACE	angiotensin converting enzyme	血管紧张素转化酶
ARB	angiotensin receptor blocker	血管紧张素受体阻滞药
ASD	atrial septal defect	房间隔缺损
BNP	B-type natriuretic protein	脑利尿钠肽
CHD	congenital heart disease	先天性心脏病
CI	cardiac index	心脏指数
CO_2	carbon dioxide	二氧化碳
CPET	cardiopulmonary exercise test	心肺运动试验
CT	computed tomography	计算机断层扫描
CTCA	computed tomography coronary angiogram	计算机断层扫描冠状动脉造影

H. Nashat · C. Harries · K. Dimopoulos · S.J. Wort（⊠）
Adult Congenital Heart Centre and National Centre for Pulmonary Hypertension，Royal Brompton Hospital，
London，UK
e-mail：S.Wort@rbht.nhs.uk

S.J. Fitzsimmons
Department of Adult Congenital Heart Disease，University Hospital Southampton，Southampton，UK

© Springer International Publishing AG 2017
K. Dimopoulos，G.-P. Diller（eds.），*Pulmonary Hypertension in Adult Congenital Heart Disease*，
Congenital Heart Disease in Adolescents and Adults，DOI 10.1007/978-3-319-46028-4_15

CTPA	computed tomography pulmonary angiogram	计算机断层扫描肺动脉造影
CVE	cerebrovascular events	脑血管事件
DCCV	direct current cardioversion	直流电复律
ECG	electrocardiogram	心电图
ERCP	endoscopic retrograde cholangiopancreatography	经内镜逆行胰胆管造影术
ES	eisenmenger syndrome	艾森门格综合征
ET	exercise training	运动训练
ICD	implantable cardioverter defibrillator	植入型心律转复除颤器
ID	iron deficiency	铁缺乏
INR	international normalized ratio	国际标准化比值
iPAH	idiopathic pulmonary arterial hypertension	特发性肺动脉高压
LA	left atrium	左心房
LV	left ventricle	左心室
MCH	mean corpuscular haemoglobin	平均血红蛋白
MCV	mean corpuscular volume	平均血红蛋白体积
PA	pulmonary artery	肺动脉
PAH	pulmonary arterial hypertension	动脉性肺动脉高压
PH	pulmonary hypertension	肺动脉高压
PRV	polycythemia rubra vera	真性红细胞增多症
PVR	pulmonary vascular resistance	肺血管阻力
QoL	quality of life	生活质量
RA	right atrium	右心房
RAAS	renin-angiotensin-aldosterone system	肾素-血管紧张素-醛固酮系统
RAP	right atrial pressure	右心房压
RV	right ventricle	右心室
RVAD	right ventricular assist device	右心室辅助装置
SVR	systemic vascular resistance	体循环血管阻力
TAPSE	tricuspid annular plane systolic excursion	三尖瓣环平面收缩期位移
TEE	trans-esophageal echocardiography	经食管超声心动图检查
V_E	minute ventilation	每分钟通气量
VF	ventricular fibrillation	心室颤动
VO_2	volume of oxygen	摄氧量
VSD	ventricular septal defect	室间隔缺损
VT	ventricular tachycardia	室性心动过速
WHO FC	World Health Organization functional class	WHO功能分级
6MWT	6 minute walk distance	6分钟步行距离

一、引言

先天性心脏病相关性肺动脉高压（PAH-CHD）的发生率有着地域的差别，但总体上成人先天性心脏病中约10%的患者发展为PAH。PAH-CHD是各种病理机制累及肺血管床并导致肺血管阻力（PVR）升高、右心衰竭和早逝的疾病过程。根据缺损的类型或修补缺损的时机和方法，患者表现为不同的解剖和病理生理改变。在PAH-CAD的疾病谱中，一种类型是小缺损合并PAH、外科或介入矫正术后的PAH患者，他们具有与特发性肺动脉高压（IPAH）相似的表现。另一类型为艾森门格综合征（ES）。ES的特点是肺动脉压力升高至接近体动脉水平，出现反向分流和发绀。慢性低氧和持续分流可导致凝血异常、缺铁性贫血、肾功能不全、肥大型骨关节病、矛盾性栓塞和心力衰竭等多系统受累表现。不同类型PAH-CHD的临床表现、治疗和预后存在明显差异。

尽管越来越多的证据显示PAH-CHD患者可从PAH治疗中获益，PAH-CHD死亡率仍然很高。此外，PAH-CHD人群异质性高，不同亚组需要不同的处理方式。例如ES中Down综合征患者占很大比例，与同等缺损的非Down综合征患者相比，表现为进展更快，病情更严重，这部分患者在文献中报道较少，在管理上也更具挑战。

对于PAH-CHD患者而言，支持治疗、潜在并发症的处理和避免既往未经验证的治疗方法与靶向药物治疗同样重要。目前指南推荐应定期咨询在CHD和PH领域均有丰富经验的医师。常规注意事项包括避孕、预防心内膜炎和流感、肺炎疫苗免疫接种。PAH妇女禁忌妊娠将在第19章详细讨论。直到PAH治疗时代，药物治疗主要包括药物如利尿药、抗心律失常药、地高辛、β受体阻滞剂和醛固酮受体拮抗剂，后文将对此进行讨论。

本章将阐述针对PAH-CHD特别是ES的保守治疗方法。

二、PAH-CHD全身并发症

PAH-CHD并发症根据心脏缺损、年龄、矫治状况、分流程度和方向（图15.1）而异。ES的典型表现为发绀；长期缺氧，慢心排和PAH会对多系统造成影响（另见第3章）。症状体征包括

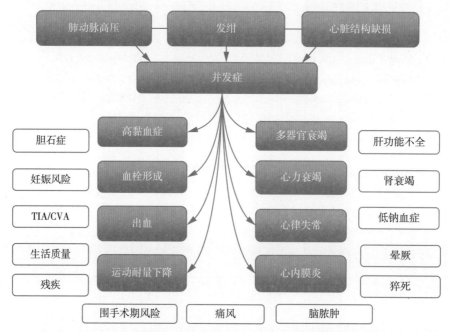

图15.1　ES全身并发症。ES症状、体征和全身并发症不仅与肺动脉高压严重程度相关，也与合并存在的显著发绀和简单或复杂心脏缺损相关。TIA.短暂性脑缺血发作；CVA.脑血管意外/脑卒中

呼吸困难、疲乏、头晕和头痛，与不合并PH的CHD患者相比致死率和致残率高。心律失常和心力衰竭是重要的晚期并发症，也是常见死亡原因。晚期PAH-CHD可考虑肺移植联合分流矫正（如果缺损仍然存在）或心肺联合移植，但由于供体稀缺和晚期常合并多器官功能衰竭，患者很少有机会接受移植。因此，需要针对PAH-CAD的并发症进行替代治疗。

（一）血液系统异常

1. 红细胞增多和静脉放血疗法 继发于促红细胞生成素增加的红细胞增多是对长期慢性缺氧的一种生理代偿。发绀严重程度与红细胞计数呈负相关：在铁代谢正常的患者中血氧饱和度越低，红细胞计数和血细胞比容越高。但血细胞比容升高会增加血液黏稠度，血液黏稠度与以下因素相关：红细胞体积和形态、血细胞聚集和离散、血浆黏度、温度和剪切力。红细胞增多也可以导致剪切力增加，导致循环中舒张血管因子和收缩因子失衡。继发性红细胞增多是对慢性低氧血症的一种适应性代偿反应，进而导致血液黏稠度增加，但是很少引起高黏血症的症状。ES患者高黏血症的症状包括头痛、头晕、视物模糊、精神状态异常、耳鸣和疲乏。这些症状都是非特异性的，并且可能与其他疾病重叠，如缺铁性贫血、心力衰竭和颅内感染。

通过预防性或常规静脉放血将血细胞比容维持在可接受的水平（血细胞比容<65%）很少用于防止脑血管事件或减轻高黏血症症状。实际上，在发绀型CHD患者的管理中，这里存在很大的误区。常规静脉放血可能导致明显的缺铁性贫血，氧运输能力受损和运动耐量下降。缺铁性贫血在ES中很常见，当存在铁缺乏的证据，尤其是血红蛋白浓度低于相应血氧饱和度预期的水平，应密切监测红细胞计数以免红细胞计数过度增加，不过这种情况很少见。

必须鉴别ES患者继发性红细胞增多和表现为真性红细胞增多症的原发性红细胞增多（PRV）。后者和脑血管事件的关系更为密切，指南推荐常规静脉放血和（或）应用细胞减压术治疗维持血细胞比容在45%以下，从而降低血栓的风险。PRV患者脑血管事件风险的明显升高与多种因素相关，包括血小板增多、纤溶系统活性受损、血小板激活、白细胞激活、内皮小板收缩和整体血液黏稠度增加。与PRV不同，发绀型先天性心脏病患者红细胞增多与血小板计数降低有关（或低-正常），且常伴有出血倾向。迄今为止，ES患者继发性红细胞增多与主要脑血管事件风险之间的关系尚不明确。

反复静脉放血容易发展为铁缺乏和微小循环红细胞。发绀型心脏病和继发性红细胞增多症成人患者中，这种小红细胞可以在微循环高剪切力的状态下抵抗形变，反过来也会增加高黏血症症状和脑血管事件的风险。因此，静脉放血虽能降低血液黏度，存在短期潜在获益，但可能造成长期缺铁，加重高黏血症症状和脑血管事件风险。脱水能快速增加血细胞比容并使高黏血症恶化，在这些患者中初始治疗是进行容量置换而不是静脉放血。

考虑静脉放血潜在的危害，其适应证仅限于两种情况：①继发性红细胞增多导致中重度高黏血症症状的患者，不伴脱水或缺铁性贫血；②可在术前考虑静脉放血以进行自体献血和促进血小板生成。当出现静脉放血指征时，应遵循安全措施，在有经验的中心进行静脉放血。首先记录基线生命体征，此后在操作过程中每15分钟重复记录1次。放血的同时输注等张生理盐水避免容量突然发生变化，导致前负荷减少而发作晕厥。另外应使用空气过滤器避免空气栓塞。当患者出现低血压、血氧饱和度下降、心悸/心律失常或晕厥先兆/晕厥时，应立即停止操作。若操作后24小时高黏血症症状持续存在，需考虑其他原因如容量状态、脑脓肿（当出现神经症状时）。如果症状持续又没有其他原因，可在48小时内进行第二次放血，但是这种情况很少见也需尽量避免。

2. 止血异常 止血异常是发绀型CHD患者除红细胞增多外又一种常见的复杂并发症，主要包括血小板生成异常和凝血级联反应异常。

血小板减少在发绀型患者中非常普遍。患者的血小板计数和氧饱和度呈正相关，与血红蛋白/血细胞比容水平呈负相关。其可能的发病机制为：①血小板生成减少；②骨髓巨核细胞生成减少；③血小板破坏增加；④血小板活化增加。1893年，Ashoff推断来源于骨髓的巨核细胞在迁移至血液时，由于其大小而停留在肺毛细血管床并在成熟后产生血小板。在右向左分流患者中，骨髓巨核细胞绕过肺循环而缺少了上述成熟过程，导致血小板生成减少。

ES患者也可见凝血异常。维生素K依赖的凝血因子（因子Ⅱ、Ⅶ、Ⅸ、Ⅹ）和Ⅴ因子减少、纤溶活性增加和获得性的血管性血友病因子消耗，导致这些患者表现为出血倾向。获得性血管性血友病通常与出血时间延长相关，但发绀型患者的出血时间发生矛盾性缩短，可能无法反映潜在的出血情况，这种现象尚无明确解释。

3.出血、血栓和抗凝　如上所述，ES患者同时存在出血和血栓风险。咯血在ES患者中很常见，通常表现为无生命危险的小咯血。小咯血只是肺内出血的一种外部表现，无法反映肺内出血的程度。发生大咯血需要多团队紧急评估，遵循ABC流程（保护气道、维持呼吸和循环），常见的处理措施包括住院、停用可引起出血的药物，影像学检查明确出血范围、来源和容量补充。大的支气管动脉、体肺动脉侧支或肺动脉瘤破裂通常是致命性的（图15.2）。ES患者中出血

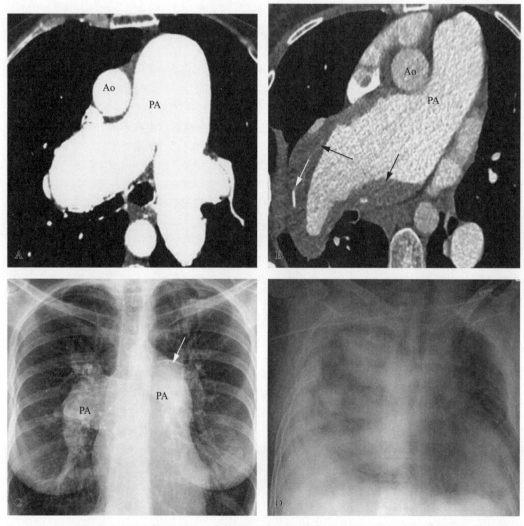

图15.2　巨大房间隔缺损合并ES的CT成像（A）与同水平主动脉相比，肺动脉明显扩张，肺动脉可见原位血栓形成（黑色箭头）；（B）X线胸片；（C）提示房间隔缺损合并ES患者增粗的肺动脉和肺动脉钙化（白色箭头）；（D）肺动脉扩张导致肺动脉破裂和咯血。Ao.主动脉；PA.肺动脉

并不少见，需要考虑预防出血发生的策略（表15.1）。

其他常见出血（表15.2）包括鼻出血、月经过多和胃肠道出血，这些都涉及多学科并可能需要进行一些检查（如内镜）以减少并发症。

ES患者中血栓形成也很常见。主要原因包括凝血异常、血流淤滞于扩张的管腔、动脉粥样硬化、内皮受损、促血栓物质（人工瓣膜、导管、起搏器导线）和房性心律失常。出血风险的增加并不能减少患者的血栓风险。瘤样扩张的肺动脉内常常形成薄层血栓，部分钙化，其在ES患者中发生率约为30%（图15.2）。一项纳入34名ES患者的回顾性研究显示，21%的患者合并近端肺动脉血栓形成，其中女性更多见，血氧饱和度也更低。另一项研究显示，肺动脉原位血栓形成与高龄、双侧心室功能不全、心功能分级差和肺动脉扩张、肺血流缓慢等相关，与发绀程度或凝血参数无明显相关。

目前指南建议，合并心房颤动或肺动脉血栓形成的ES患者若无咯血应进行抗凝治疗。由于华法林治疗窗窄，需要定期监测。对ES尤其是血液黏度高的患者进行INR检测时，需要校正采血管内枸橼酸钠含量。目前尚无证据支持ES患者进行常规抗凝或应用阿司匹林。口服抗凝血药与缺铁性贫血的发生有关，当出现铁缺乏时，患者需接受常规的评估和处理。目前尚无ES患者服用新型口服抗凝血药物的相关数据，直接拮抗剂的缺乏也限制了新型口服抗凝血药在这些有出血倾向患者中的应用。

4.缺铁性贫血　目前尚无ES患者中缺铁性贫血的明确定义。Tay等定义的铁缺乏（ID）（血清铁＜30 μg/L或血清铁＜50 μg/L，且转铁饱和度＜15%）来自于非发绀型的患者。更早一些，Spence等建议将血清铁≤15 μg/L和转铁饱和度≤15%作为发绀型患者ID的定义。在左心衰竭患者中，考虑到机体的慢性炎症状态，ID被定义为血清铁＜100 μg/L或血清铁100～299 μg/L，且转铁饱和度＜20%。

发绀型患者ID贫血有多种原因：止血异常、出血或外在因素如饮食或药物。ID在ES患者和其他发绀型先天性心脏病中常见，发生率20%～37%。ES患者的血红蛋白水平范围为18～24 g/dl，在发生异常时却降低到普通人群的正常水平，因而常常被忽略。在发绀型ID患者中，典型的小细胞性贫血（平均血细胞比容MCV≤80 fl）很少见。在这些患者中，血红蛋白浓度、MCV和平均MCH不适用于诊断ID，而应使用血清铁和转铁饱和度等铁代谢参数。可溶性转铁蛋白受体分析在有条件进行时，对ID的诊断也非常有帮助。

ID对发绀型先天性心脏病和ES患者有诸多负面影响。氧运输和转运至外周组织能力的下降可以损害患者的运动耐量。在一项纳入162名患者的研究中，Ammash等探讨发绀型先天性心脏病自发性脑血管事件的发生率和危险因素。在合并有小细胞ID（MCV＜82fl）的41例患者中，11例发生了脑血管事件，证明了ID贫血、小细胞和脑血管事件之间存在较强的相关性。

对发绀型先天性心脏病和ES患者的ID管理数据有限，但有证据支持补铁治疗。在一项25名患者的研究中，补充铁储备可改善生活质量和运动耐量（6分钟步行距离）。目前指南推荐铁缺乏的患者考虑补铁，但对具体的补铁程度没有提供明确的标准。Tay等所用的方法结合了剂量策略（主要是口服，仅在患者不能耐受口服时给予静脉注射），这一方案在很多PH中心被采用（图15.3）。尽管一般采取逐步口服铁剂的策略，但由于PAH患者胃肠吸收不好，副作用较常见，也需要考虑静脉内补铁。难治性继发性红细胞增多及高黏血症症状的出现和加重也应引起注意，不过在我们的经历中较少出现。Van De Bruaene等建议密切监测静息状态下氧饱和度＜83%的接受补铁治疗的患者。

总之，ID与不良预后明确相关，在接受抗凝和常规静脉放血治疗患者中尤其明显。考虑到PAH患者ID的发生率高，推荐每年或更高频率地对铁代谢进行检测并补充铁剂（口服或静脉注射）。

表15.1　防止出血的策略

·仅在以下指征出现时使用抗凝血药：
-心房颤动
-血栓栓塞事件
-机械瓣
-原位血栓形成
-心力衰竭终末期
·密切监测抗凝血药的使用
-将INR保持在预定的治疗范围内
-定期监测
-枸橼酸盐校正样本[a]
·及时治疗呼吸道感染
·向上滴定调整PAH靶向药物的剂量
·支气管动脉栓塞治疗复发性咯血

对于艾森门格综合征患者防止出血的推荐策略

a.对于血细胞比容高的患者，需要用柠檬酸盐对血液样本进行校正，否则INR会被低估

表15.2　艾森门格综合征患者出血的类型

·小出血
-皮肤擦伤
-黏膜皮肤出血（牙龈）
-鼻出血（可能成为大出血）
-月经过多（可能成为大出血）
-轻度咯血（因呼吸道感染）
·大出血
-咯血，可能是由于：
PA夹层或破裂
支气管动脉破裂
-医源性/手术出血
内镜检查（上、下消化道）
内镜介入操作（如ERCP/括约肌切开术）
心导管术导致PA夹层/破裂
-自发性胃肠出血
-脑出血（例如继发于脓肿）

PA.肺动脉；ERCP.内镜逆行胰胆管造影

（二）氧疗和航空旅行

氧气是强大的肺血管舒张因子，能够降低PAH患者的PVR。静息状态血氧饱和度低（小于85%）与ES患者预后不良相关，可反映疾病的严重程度，但目前没有随机对照研究显示长期氧疗对ES的获益。实际上ES患者的低氧血症是心内或心外右向左分流的结果，不能为氧疗所纠正。一项评估夜间吸氧疗效的前瞻性队列研究，入选23例ES患者，接受固定剂量的氧疗每天

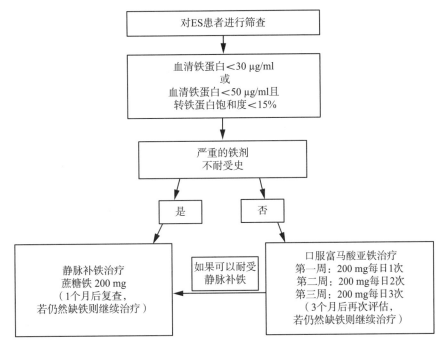

图 15.3　缺铁性贫血患者的建议方案。静脉补铁时可选用不同铁剂，如麦芽糖羧基铁。改编自 Tay 等

至少 8 小时，随访 2 年。结果显示氧疗对运动耐量、血流动力学参数、生活质量或生存率没有影响。只要不限制患者体力和社交活动，医师可以根据患者吸氧可能带来的症状改善决定是否处方氧疗。重度低氧和静息状态下呼吸困难、肺活量减少或等待移植的患者中，氧疗可改善症状。同时还需考虑氧疗的风险，包括鼻黏膜干燥、鼻出血、睡眠紊乱和旅行/活动时氧气瓶的负担。

　　为避免影响患者的生活质量，无须限制航空旅行。荷兰团队设计了一项对发绀和健康患者的研究以评估在模拟和实际飞行中的影响。患者能很好地耐受一般的航空旅行，在飞机上升过程中血氧饱和度的下降发绀组与健康对照组相似。研究者推断飞机旅行中大气压的改变对发绀型先天性心脏病患者无有害作用。Brogerg 等的回顾性研究显示 ES 患者能耐受商用飞机的旅行。因此，无须限制 ES 患者航空旅行。关于飞行中氧疗的证据很少。需要注意的是商用飞机上湿度较低可能会导致脱水，从而促进血栓形成；因此建议患者多饮水，在长途旅行中伸展下肢和定期活动。

　　乘坐常压舱如缆车或其他交通工具前往高海拔地区可能是安全的，但是需逐渐行进以适应气压变化的过程。高海拔地区需要根据症状来限制活动。一些水土不服的患者可能无法耐受在高海拔地区的长期停留。

（三）痛风

　　高尿酸血症是 ES 另一个常见并发症，主要机制为尿酸生成增多和肾脏清除减少。肾脏的低灌注和滤过分数升高可增加尿酸盐的重吸收并导致继发性的高尿酸血症。尿酸水平与 ES 血流动力学的严重程度相关，高尿酸血症是预后不良的独立预测因子。反复发作的痛风性关节炎可考虑应用促进尿酸排泄和抑制尿酸生成的药物。急性期可以口服秋水仙碱或关节内非甾体抗炎药来缓解症状。无症状的高尿酸血症无常规用药指征。

（四）胆石症

　　胆结石主要包括两种类型：胆固醇结石和胆色素结石。ES 患者因红细胞增多及含铁血黄素增多，导致胆汁中非结合胆红素浓度增加，因此，ES 患者中常见的是胆红素钙盐胆结石。

急性胆囊炎可能会引起菌血症、急腹症和血流动力学不稳定，是ES的严重并发症。对ES合并胆石症/有症状胆结石患者推荐到专业中心经由多学科团队处理。若需外科手术，建议对PAH和ES均由有经验的心脏麻醉科医师实施麻醉。由于ES全身麻醉风险高，建议首选微创性操作：内镜逆行胰胆管造影（ERCP）和切开术。腹腔镜检查需要向腹腔内注入CO_2，这一操作会使静脉回流减少，ES患者可能不耐受。外科胆囊切除术后的疼痛管理尤为困难，却对血流动力学的稳定至关重要（见下文）。

（五）非心脏外科手术和预防心内膜炎

PAH-CHD和ES是围手术期并发症的明确危险因素。PAH患者常因术后早期风险和猝死而不建议外科手术。术中的液体转移、麻醉药物、腹腔镜术中向腹腔内充气或低氧或高碳酸血症均可引起右心室前后负荷改变，应激或疼痛可使上述反应加剧，PAH患者的右心室不能耐受上述变化而失代偿。外科术中的体循环低血压和心律失常可引发右心室缺血，导致右心室（RV）功能恶化。因此，麻醉方式的选择对PAH患者至关重要。ES的风险管理也使用相同的原则。

围手术期风险管理的两个主要原则是预防体循环低血压和避免肺动脉压力升高（肺动脉高压危象）。外科术中风险包括心律失常、血栓栓塞、出血和体循环阻力骤然改变。密切监测、维持合适的体循环血压、控制疼痛、氧疗和改善通气、避免恶化因素，必要时应用血管加压素和肺动脉扩张药，都是围手术期管理的基本环节。研究显示33例进行全身麻醉或局部麻醉的ES患者中，26%出现低血压，17%氧饱和度下降，而在麻醉诱导期使用血管加压素可以减少低血压的发生。

潜在心脏疾病包括发绀型先天性心脏病患者，感染心内膜炎的风险明显升高，需要进行预防，不过预防措施只适用于高风险操作如侵入性牙科操作，而不适用于呼吸道操作、胃肠、泌尿生殖系或皮肤软组织操作。

（六）运动训练

这一部分内容将在第20章进行详细描述。运动耐量下降是成人CHD患者常见症状，在约1/3的患者中出现。6分钟步行试验表明，运动受限在发绀或PH患者中最为明显。在运动期间，内皮一氧化氮的产生随通气量成比例增加，机体的PVR下降，以避免肺动脉平均压升高。PH患者运动时肺血流增加不足，尽管右向左分流可以增加体循环心排血量，但会引发体循环血氧饱和度进一步下降和生理无效腔的增加。

应鼓励ES患者进行运动训练。在重度心力衰竭患者中，规律的运动训练能够提高内皮功能并改善长期预后。CHD患者存在骨骼肌的功能受损，是康复/运动训练的潜在靶点。对于临床稳定的患者，推荐进行轻到中度的有氧运动和低强度的抗阻运动。对于ES患者，推荐进行低耗能、等长运动成分较少的休闲运动，禁忌竞技性运动（详见第20章）并应避免高强度的等长运动（如举重）。持续分流的患者必须避免潜水运动。

（七）心力衰竭，利尿药和心血管药物

右心衰竭是PAH患者死亡率和致残率的主要决定因素（见第1章）。肺动脉压力升高右心室后负荷增加，导致右心室扩张和功能不全，无法适应大量的体液转移。此外，心室间的相互作用、心肌缺血和三尖瓣反流进一步影响心排血量和中心静脉压力，导致氧运输减少和多脏器功能衰竭。氧饱和度的下降导致发绀型CHD患者的脏器功能进一步衰竭恶化。

对PAH尤其是ES患者RV衰竭的管理具有挑战性。遗传学研究显示，在心脏形成过程中，RV和LV起源于不同部位的不同祖细胞。这也许可以解释非先天性心力衰竭患者的常规药物如β受体阻滞剂，对PAH患者的右心衰竭无效。

急性失代偿性心力衰竭患者需要在重症监护室进行适当的初始观察（表15.3）和监测，目的是明确和逆转诱发因素，如肺泡低氧、高碳酸血症、酸中毒和败血症（表15.4，图15.4）。此

外，需要识别和明确导致急性RV衰竭患者不良预后的因素（表15.5）。

表15.3　对RV衰竭患者的初步检查

病史
进行性呼吸困难、水肿、劳力性呼吸困难
WHO功能分级变化、6分钟步行距离
停药或依从性不好
生活质量评分（如EMPHSIS-10）
新发心律失常
检查
体重增加、心动过速、低血压、JVP升高、水肿、腹水
心内膜炎表现（Osler结节，小出血，Janeway损伤，新出现杂音）
深静脉血栓形成
RV功能评估
心电图显示RV负荷过重，心律失常，缺血
BNP升高
超声心动图
RA面积≥25 mm^2
心包积液
TAPSE＜15 mm
RA/LA面积比值≥1.5
RV有效收缩期/舒张期时间比值≥1.5
RHC血流动力学
RAP＞14 mmHg
与右心衰竭不匹配的较低肺动脉压力

对出现右心室衰竭征象的患者进行的初步检查。WHO FC.世界卫生组织心功能分级；JVP.颈静脉压力；RV.右心室；BNP.B型利钠肽；RA.右心房；LA.左心房；TAPSE.三尖瓣环收缩期位移；RHC.右心导管；RAP.右心房压力

表15.4　PAH-CHD患者中引起心力衰竭的可逆病因

电解质或代谢紊乱，铁缺乏，检查：	
	血生化、肝功能、甲状腺功能
	血红蛋白、铁代谢
感染，进行：	
	感染筛查（血、尿、痰标本）
	考虑头颅CT以排除脑脓肿
心律失常：	
	检查ECG排除新发心律失常
肺栓塞，考虑：	
	CTPA，肾功能受损时禁用
	D-二聚体（艾森门格综合征患者中诊断价值有限）
心肌缺血：	

续表

	持续监测肌钙蛋白和ECG
	CTCA以排除扩张的肺动脉压迫冠状动脉
原有肺部疾病恶化	
	既往手术导致或与发绀型心脏病有关的脊柱侧弯
	睡眠呼吸紊乱

CT.计算机断层扫描；CTPA.肺血管CT；CTCA.冠状动脉CT；ECG.心电图

表15.5　PAH-CHD患者预后不良预测因子（参见第21章）

RV衰竭征象
晕厥
症状快速进展
WHO FC Ⅲ级或Ⅳ级
6MWD＜300 m
CPET：VO$_2$峰值氧耗量降低
低血压
低钠血症
肾功能不全
BNP＞300 ng/L
RA面积≥25 cm^2，RA/LA面积＞1.5
TAPSE＜1.5 cm
心包积液
RAP＞15 mmHg
CI＜2 L/（min·m^2）

RV.右心室；WHO FC.世界卫生组织功能分级；6MWD.6分钟步行距离；CPET.心肺运动试验；VO$_2$.摄氧量；BNP.脑利尿钠肽；RA.右心房；RAP.右心房压力；CI.心脏指数

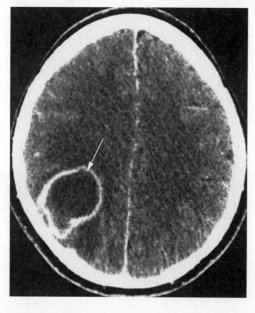

图15.4　脑脓肿（箭头）伴外周水肿和中线移位征象（来自1名出现晕厥和发热合并VSD的艾森门格综合征患者）

优化液体管理非常重要。不管低容量还是容量超负荷，患者的心脏都难以耐受并导致心排血量的下降。祥利尿药能减轻RV前负荷和心室扩大，改善RV功能、RV-LV间相互作用和LV顺应性，从而改善心排血量。RV的扩张会激活肾素 – 血管紧张素 – 醛固酮系统（RAAS），可引起继发性高醛固酮血症。因此，应用醛固酮拮抗药如螺内酯可能会有帮助。高剂量的肺动脉扩张药能降低RV后负荷并改善RV功能和心排血量。对于严重失代偿的患者，可考虑应用静脉（前列环素，西地那非）或吸入（前列环素，NO）肺动脉扩张药。

当RV收缩压接近或超过体循环压力时，右冠状动脉灌注受损，造成肥厚的右心室心肌缺血。这种情况下，应用血管收缩药降低RV前负荷，增加体循环压力以维持足够的冠脉灌注压。正性肌力药如多巴酚丁胺和多巴胺（β_1受体激动剂）可用来增加心排血量。也可选择米力农（磷酸二酯酶Ⅲ型抑制剂）避免β_1受体激动剂的变时性作用。由于上述药物均可能引起体循环的血管扩张，需联合应用血管收缩药。

终末期RV衰竭患者对常规治疗反应不佳，可考虑体外生命支持过渡到移植。PAH患者可以使用的作为移植治疗过渡的辅助装置十分有限。血流动力学尤其是PVR升高，阻碍了右心室辅助装置的应用，导致肺动脉和毛细血管的压力升高，并可能产生不利影响。

需要注意的是某些常规心力衰竭治疗对ES和PAH-CHD患者是有害的。β受体阻滞剂和钙离子拮抗剂禁用于治疗PAH，因为ES患者可能无法耐受其负性肌力作用。与左心疾病不同，β受体阻滞剂不能改善PAH患者的RV功能。在某些PAH中可因其他适应证应用β受体阻滞剂，如用小剂量的β受体阻滞剂预防反复发生的心律失常。而当PAH患者出现神经体液激活时，仅可以应用醛固酮拮抗剂；ACEI和ARB能降低SVR并增加右向左分流，导致发绀加重，因此ES患者应避免使用。ACEI和ARB也可能引起低血压，因而同样不适用于PAH。近来一项德国注册登记研究显示，在153例ES患者和各种心脏解剖结构的患者中，利尿剂的使用率约为35%，地高辛为25%，ACEI/ARB为10%，β受体阻滞剂为18%，口服抗凝血药为18%，阿司匹林为25%。传统药物治疗（利尿药、地高辛、ACEI/ARB）和预后没有明显的关系。与简单先天性心脏病相比，复杂CHD患者更可能加用传统治疗。

（八）肾功能不全和低钠血症

肾功能不全是PAH-CHD的常见并发症，可见于2/3的成人ES患者，其机制十分复杂。肾功能和结构异常均可出现在PAH-CHD患者中。心力衰竭时，心排血量的减少导致重要脏器包括肾脏的灌注量下降，RAAS系统激活（通过心脏扩张和肾血流减少）以维持肾脏灌注和肾小球血流。然而，这种代偿机制会促使水钠潴留，引起心脏和肾功能进一步恶化。发绀型CHD患者中，长期慢性缺氧可直接影响肾功能，也可通过增加血液黏稠度间接影响肾功能。

肾功能不全时水潴留、高血压和贫血可进一步导致心功能恶化。中重度肾功能受损［肾小球滤过率 < 60 ml/（min · 1.73m^2）］与发绀型患者死亡率增高3倍有关。应定期检查肾功能，避免应用加重肾功能不全的药物（如对比剂、抗生素、利尿药）或根据情况调整剂量。

低钠血症（ < 136 mmol/L）在充血性心力衰竭很常见，是水潴留超过钠潴留的结果。低钠血症是心力衰竭和缺血性心脏病患者明确的预后因素。在很多CHD患者中可见的神经体液激活是导致低钠血症的重要原因。在一项对1004名成人CHD患者进行的回顾性研究中，总计15%的患者合并低钠血症，20%的ES患者合并低钠血症，不考虑肾功能和利尿药的使用时出现低钠血症的患者死亡风险增加3倍。低钠血症是CHD患者的重要独立预后因子，因此需要定期评估患者的血钠水平。

（九）心律失常

心律失常在PAH中十分常见，与临床恶化和主要不良事件如住院或死亡相关。心律失常发作可能是急性失代偿或病情恶化的信号，PAH患者发生心律失常的风险明显高于非严重心脏病患者。

在PAH-CHD患者中，最常见的心律失常是室上性心动过速，常由心房扩张或既往手术瘢痕组织引起。室上性心动过速包括心房扑动和心房颤动，据报道在PAH患者中年发生率为2.8%。在晚期PAH患者中，心房颤动5年累积发生率接近25%。对于急性发作期有症状但血流动力学稳定的患者，初始治疗包括纠正血生化或内分泌原因引起的心动过速，如甲状腺功能异常、贫血或电解质失衡。对于血流动力学稳定的患者可考虑应用胺碘酮进行转复，并密切监测体循环灌注的参数。然而，对于血流动力学不稳定或使用腺苷后无改善的体循环低灌注患者，最好选择直流电转复（DCCV）。DCCV需要进行全身麻醉或镇静，可能会给PAH患者带来风险，因而需要给予高级麻醉药物。心律失常发作超过48小时而血流动力学稳定的患者，在转复时需要进行经食管超声心动图（TEE）以排除心房内血栓。采用药物如β受体阻滞剂控制心率时，需考虑其负性肌力作用，从小剂量起始，没有负性肌力作用的胺碘酮可能更适合使用。然而，以上药物在PAH-CHD患者中均缺乏证据，β受体阻滞剂或其他抗心律失常药物也都未得到明确推荐。当房性心律失常反复发作时，可考虑局部麻醉下进行导管消融。

恶性心律失常，如室性心动过速，在PAH患者中不如室上性心动过速那么常见。在一项纳入132名心搏骤停PAH患者的研究中，仅8%的心搏骤停由心室颤动（VF）引发。PAH-CHD患者因其心脏缺损或之前外科手术瘢痕，发生恶性心律失常的概率偏高。对于持续VT或VT/VF发作后存活的患者，需要排除扩张的PA压迫冠状动脉导致心律失常的可能。另外，还需要排除一些潜在的诱发因素，如QT间期延长或电解质失衡。可考虑植入型心律转复除颤器（ICD）进行二级预防，但植入过程中也有相应风险，如感染、出血和镇静药物的不良反应等。在缺少静脉入路的患者皮下植入ICD是一种可选方案，但ICD的植入也要权衡长期获益和患者的意愿（见第23章）。

总结

随着CHD诊断技术的进步，以及外科和药物治疗的发展，更多的CHD患者存活至成年。管理PAH-CHD的最佳方法是通过及时修补缺损进行预防。然而，仍有部分患者可能发展为PAH-CHD并出现如本章所述的多系统并发症，其致死率和致残率仍然很高。对潜在的各系统并发症进行评估和专科处理与PAH-CHD靶向药物治疗同等重要。对这些患者来说，最佳的管理应在对PAH和成人CHD均经验丰富的中心，或专业的PAH和成人CHD中心之间的共享模式下进行。

（罗　勤　译）

参 考 文 献

［1］Engelfriet PM，Duffels MG，Moller T，et al. 2007. Pulmonary arterial hypertension in adults born with a heart septal defect：the Euro Heart Survey on adult congenital heart disease. Heart，93（6）：682-687

［2］Diller GP，Kempny A，Alonso-Gonzalez R，et al. 2015. Survival prospects and circumstances of death in contemporary adult congenital heart disease patients under follow-up at a large tertiary centre. Circulation，132（22）：2118-2125

［3］Dimopoulos K，Giannakoulas G，Wort SJ，et al. 2008. Pulmonary arterial hyperten-sion in adults with congenital heart disease：distinct differences from other causes of pulmo-nary arterial hypertension and management implications. Curr Opin Cardiol，23（6）：545-554

［4］Ramjug S，Hussain N，Hurdman J，et al. 2016. Pulmonary arterial hypertension associated with congenital heart disease：comparison of clinical and anatomic-pathophysiologic classification. J Heart Lung Transplant，35（5）：610-618

［5］D'Alto M，Diller GP. 2014. Pulmonary hypertension in adults with congenital heart disease and Eisenmenger syndrome: current advanced management strategies. Heart, 100（17）: 1322-1328

[6] Dimopoulos K, Wort SJ, Gatzoulis MA. 2014. Pulmonary hypertension related to congenital heart disease: a call for action. Eur Heart J, 35（11）: 691-700

[7] Dimopoulos K, Inuzuka R, Goletto S, et al. 2010. Improved survival among patients with Eisenmenger syndrome receiving advanced therapy for pulmonary arterial hypertension. Circulation, 121（1）: 20-25

[8] King P, Tulloh R. 2011. Management of pulmonary hypertension and down syndrome. Int J Clin Pract Suppl 174: 8-13

[9] Dimopoulos K, Kempny A. 2016. Patients with down syndrome and congenital heart disease: survival is improving, but challenges remain. Heart, 102（19）: 1515-1517

[10] Galie N, Humbert M, Vachiery JL, et al. 2016. 2015 ESC/ERS guidelines for the diagnosis and treatment of pulmonary hypertension: the joint task force for the diagnosis and treatment of pulmonary hypertension of the European Society of Cardiology（ESC）and the European Respiratory Society（ERS）: endorsed by: Association for European Paediatric and Congenital Cardiology（AEPC）, International Society for Heart and Lung Transplantation（ISHLT）. Eur Heart J, 37（1）: 67-119

[11] Habib G, Lancellotti P, Antunes MJ, et al. 2015. 2015 ESC guidelines for the management of infective endocarditis: the task force for the Management of Infective Endocarditis of the European Society of Cardiology（ESC）. Endorsed by: European Association for Cardio-Thoracic Surgery（EACTS）, the European Association of Nuclear Medicine（EANM）. Eur Heart J, 36（44）: 3075-3128

[12] Bedard E, Dimopoulos K, Gatzoulis MA. 2009. Has there been any progress made on preg-nancy outcomes among women with pulmonary arterial hypertension? Eur Heart J, 30（3）: 256-265

[13] Diller GP, Dimopoulos K, Broberg CS, et al. 2006. Presentation, survival prospects, and pre-dictors of death in Eisenmenger syndrome: a combined retrospective and case-control study. Eur Heart J, 27（14）: 1737-1742

[14] Dimopoulos K, Diller GP, Petraco R, et al. 2010. Hyponatraemia: a strong predictor of mortal-ity in adults with congenital heart disease. Eur Heart J, 31（5）: 595-601

[15] Dimopoulos K, Okonko DO, Diller GP, et al. 2006. Abnormal ventilatory response to exercise in adults with congenital heart disease relates to cyanosis and predicts survival. Circulation, 113（24）: 2796-2802

[16] Dimopoulos K, Diller GP, Koltsida E, et al. 2008. Prevalence, predictors, and prognostic value of renal dysfunction in adults with congenital heart disease. Circulation, 117（18）: 2320-2328

[17] Alonso-Gonzalez R, Borgia F, Diller GP, et al. 2013. Abnormal lung function in adults with congenital heart disease: prevalence, relation to cardiac anatomy, and association with sur-vival. Circulation, 127（8）: 882-890

[18] Scognamiglio G, Kempny A, Price LC, et al. 2014. C-reactive protein in adults with pulmonary arterial hypertension associated with congenital heart disease and its prognostic value. Heart, 100（17）: 1335-1341

[19] Kempny A, Diller GP, Alonso-Gonzalez R, et al. 2015. Hypoalbuminaemia predicts outcome in adult patients with congenital heart disease. Heart, 101（9）: 699-705

[20] Ross HJ, Law Y, Book WM, et al. 2016. Transplantation and mechanical circulatory support in congenital heart disease: a scientific statement from the American Heart Association. Circulation, 133（8）: 802-820

[21] Christie JD, Edwards LB, Kucheryavaya AY, et al. 2010. The registry of the International Society for Heart and Lung Transplantation: twenty-seventh official adult lung and heart-lung transplant report—2010. J Heart Lung Transplant, 29（10）: 1104-1118

[22] Broberg CS, Bax BE, Okonko DO, et al. 2006. Blood viscosity and its relationship to iron deficiency, symptoms, and exercise capacity in adults with cyanotic congenital heart disease. J Am Coll Cardiol, 48（2）: 356-365

[23] Oechslin E, Mebus S, Schulze-Neick I, et al. 2010. The adult patient with eisenmenger syn-drome: a medical update after Dana point part III: specific management and surgical aspects. Curr Cardiol Rev, 6（4）: 363-372

[24] Oechslin E. 2004. Hematological management of the cyanotic adult with congenital heart disease. Int J Cardiol, 97（Suppl 1）: 109-115

[25] Silversides CK, Salehian O, Oechslin E, et al. 2010. Canadian cardiovascular society 2009 consensus conference on the management of adults with congenital heart disease: complex congenital cardiac lesions.

Can J Cardiol, 26（3）: e98-117

［26］Perloff JK, Marelli AJ, Miner PD. 1993. Risk of stroke in adults with cyanotic congenital heart disease. Circulation, 87（6）: 1954-1959

［27］Kwaan HC, Wang J. 2003. Hyperviscosity in polycythemia vera and other red cell abnormali-ties. Semin Thromb Hemost, 29（5）: 451-458

［28］Ammash N, Warnes CA. 1996. Cerebrovascular events in adult patients with cyanotic con-genital heart disease. J Am Coll Cardiol, 28（3）: 768-772

［29］Linderkamp O, Klose HJ, Betke K, et al. 1979. Increased blood viscosity in patients with cya-notic congenital heart disease and iron deficiency. J Pediatr, 95（4）: 567-569

［30］Hoffmann A, Chockalingam P, Balint OH, et al. 2010. Cerebrovascular accidents in adult patients with congenital heart disease. Heart, 96（15）: 1223-1226

［31］Lill MC, Perloff JK, Child JS. 2006. Pathogenesis of thrombocytopenia in cyanotic congenital heart disease. Am J Cardiol, 98（2）: 254-258

［32］Perloff JK, Rosove MH, Child JS, et al. 1988. Adults with cyanotic congenital heart disease: hematologic management. Ann Intern Med, 109（5）: 406-413

［33］Dimopoulos K, Giannakoulas G, Bendayan I, et al. 2013. Cardiothoracic ratio from postero-anterior chest radiographs: a simple, reproducible and independent marker of disease severity and outcome in adults with congenital heart disease. Int J Cardiol, 166（2）: 453-457

［34］Silversides CK, Granton JT, Konen E, et al. 2003. Pulmonary thrombosis in adults with Eisenmenger syndrome. J Am Coll Cardiol, 42（11）: 1982-1987

［35］Broberg CS, Ujita M, Prasad S, et al. 2007. Pulmonary arterial thrombosis in Eisenmenger syndrome is associated with biventricular dysfunction and decreased pulmonary flow velocity. J Am Coll Cardiol, 50（7）: 634-642

［36］Perloff JK, Hart EM, Greaves SM, et al. 2003. Proximal pulmonary arterial and intrapulmonary radiologic features of Eisenmenger syndrome and primary pulmonary hypertension. Am J Cardiol, 92（2）: 182-187

［37］Daliento L, Somerville J, Presbitero P, et al. 1998. Eisenmenger syndrome. Factors relating to deterioration and death. Eur Heart J, 19（12）: 1845-1855

［38］Van De Bruaene A, Delcroix M, Pasquet A, et al. 2011. Iron deficiency is associated with adverse outcome in Eisenmenger patients. Eur Heart J, 32（22）: 2790-2799

［39］Tay EL, Peset A, Papaphylactou M, et al. 2011. Replacement therapy for iron deficiency improves exercise capacity and quality of life in patients with cyanotic congenital heart disease and/or the Eisenmenger syndrome. Int J Cardiol, 151（3）: 307-312

［40］Spence MS, Balaratnam MS, Gatzoulis MA. 2007. Clinical update: cyanotic adult congenital heart disease. Lancet, 370（9598）: 1530-1532

［41］Anker SD, Comin Colet J, Filippatos G, et al. 2009. Ferric carboxymaltose in patients with heart failure and iron deficiency. N Engl J Med, 361（25）: 2436-2448

［42］Kaemmerer H, Fratz S, Braun SL, et al. 2004. Erythrocyte indexes, iron metabolism, and hyperhomocysteinemia in adults with cyanotic congenital cardiac disease. Am J Cardiol, 94（6）: 825-828

［43］Suedekum NA, Dimeff RJ. 2005. Iron and the athlete. Curr Sports Med Rep, 4（4）: 199-202

［44］McLane JA, Fell RD, McKay RH, et al. 1981. Physiolo-gical and biochemical effects of iron deficiency on rat skeletal muscle. Am J Phys, 241（1）: C47-C54

［45］Saha A, Balakrishnan KG, Jaiswal PK, et al. 1994. Prognosis for patients with Eisenmenger syndrome of various aetiology. Int J Cardiol, 45（3）: 199-207

［46］Sandoval J, Aguirre JS, Pulido T, et al. 2001. Nocturnal oxygen therapy in patients with the Eisenmenger syndrome. Am J Respir Crit Care Med, 164（9）: 1682-1687

［47］Harinck E, Hutter PA, Hoorntje TM, et al. 1996. Air travel and adults with cyanotic congenital heart disease. Circulation, 93（2）: 272-276

［48］Broberg CS, Uebing A, Cuomo L, et al. 2007. Adult patients with Eisenmenger syndrome report flying safely on commercial airlines. Heart, 93（12）: 1599-1603

［49］Ross EA，Perloff JK，Danovitch GM，et al. 1986. Renal function and urate metabolism in late survivors with cyanotic congenital heart disease. Circulation，73（3）：396-400

［50］Oya H，Nagaya N，Satoh T，et al. 2000. Haemodynamic correlates and prognostic significance of serum uric acid in adult patients with Eisenmenger syndrome. Heart，84（1）：53-58

［51］McLaughlin VV，Archer SL，Badesch DB，et al. 2009. ACCF/AHA 2009 expert consensus document on pulmonary hypertension：a report of the American College of Cardiology Foundation task force on expert consensus documents and the American Heart Association：developed in collaboration with the American College of Chest Physicians，American Thoracic Society，Inc.，and the Pulmonary Hypertension Association. Circulation，119（16）：2250-2294

［52］Ammash NM，Connolly HM，Abel MD，et al. 1999. Noncardiac surgery in Eisenmenger syndrome. J Am Coll Cardiol，33（1）：222-227

［53］Bennett JM，Ehrenfeld JM，Markham L，et al. 2014. Anesthetic management and out-comes for patients with pulmonary hypertension and intracardiac shunts and Eisenmenger syndrome：a review of institutional experience. J Clin Anesth，26（4）：286-293

［54］Dimopoulos K，Diller GP，Piepoli MF，et al. 2006. Exercise intolerance in adults with congenital heart disease. Cardiol Clin，24（4）：641-660. vii

［55］Kempny A，Dimopoulos K，Alonso-Gonzalez R，et al. 2013. Six-minute walk test distance and resting oxygen saturations but not functional class predict outcome in adult patients with Eisenmenger syndrome. Int J Cardiol，168（5）：4784-4789

［56］Kempny A，Dimopoulos K，Uebing A，et al. 2012. Reference values for exercise limitations among adults with congenital heart disease. Relation to activities of daily life—single centre experience and review of published data. Eur Heart J，33（11）：1386-1396

［57］Verges S，Flore P，Favre-Juvin A，et al. 2005. Exhaled nitric oxide during nor-moxic and hypoxic exercise in endurance athletes. Acta Physiol Scand，185（2）：123-131

［58］Ikawa S，Shimazaki Y，Nakano S，et al. 1995. Pulmonary vascular resistance during exercise late after repair of large ventricular septal defects. Relation to age at the time of repair. J Thorac Cardiovasc Surg，109（6）：1218-1224

［59］Oelberg DA，Marcotte F，Kreisman H，et al. 1998. Evaluation of right ventricular systolic pressure during incremental exercise by Doppler echocardiogra-phy in adults with atrial septal defect. Chest，113（6）：1459-1465

［60］Mocellin R. 1986. Sports fitness in pulmonary hypertension. Wien Klin Wochenschr，98（21）：735-739

［61］Hambrecht R，Fiehn E，Weigl C，et al. 1998. Regular physical exercise corrects endothelial dysfunction and improves exercise capacity in patients with chronic heart failure. Circulation，98（24）：2709-2715

［62］Goret L，Reboul C，Tanguy S，et al. 2005. Training does not affect the alteration in pulmonary artery vasoreactivity in pulmonary hypertensive rats. Eur J Pharmacol，527（1-3）：121-128

［63］Sandberg C，Thilen U，Wadell K，et al. 2015. Adults with complex congenital heart disease have impaired skeletal muscle function and reduced confidence in performing exercise training. Eur J Prev Cardiol，22（12）：1523-1530

［64］Kaemmerer H，Mebus S，Schulze-Neick I，et al. 2010. The adult patient with Eisenmenger syndrome：a medical update after dana point part I：epidemiology，clinical aspects and diag-nostic options. Curr Cardiol Rev，6（4）：343-355

［65］Greyson CR. 2010. The right ventricle and pulmonary circulation：basic concepts. Rev Esp Cardiol，63（1）：81-95

［66］Granton J，Mercier O，De Perrot M. 2013. Management of severe pulmonary arterial hyperten-sion. Semin Respir Crit Care Med，34（5）：700-713

［67］Zaffran S，Kelly RG，Meilhac SM，et al. 2004. Right ventricular myocardium derives from the anterior heart field. Circ Res，95（3）：261-268

［68］Moceri P，Dimopoulos K，Liodakis E，et al. 2012. Echocardiographic predictors of outcome in Eisen-menger syndrome. Circulation，126（12）：1461-1468

［69］Gatzoulis MA, Beghetti M, Landzberg MJ, et al. 2014. Pulmonary arterial hypertension associated with congenital heart disease: recent advances and future directions. Int J Cardiol, 177（2）: 340-347

［70］Sztrymf B, Souza R, Bertoletti L, et al. 2010. Prognostic factors of acute heart failure in patients with pulmonary arterial hypertension. Eur Respir J, 35（6）: 1286-1293

［71］Diller GP, Alonso-Gonzalez R, Kempny A, et al. 2012. B-type natriuretic peptide concentra-tions in contemporary Eisenmenger syndrome patients: predictive value and response to dis-ease targeting therapy. Heart, 98（9）: 736-742

［72］Bansal S, Lindenfeld J, Schrier RW. 2009. Sodium retention in heart failure and cirrhosis: poten-tial role of natriuretic doses of mineralocorticoid antagonist? Circ Heart Fail, 2（4）: 370-376

［73］Hoeper MM, Granton J. 2011. Intensive care unit management of patients with severe pulmo-nary hypertension and right heart failure. Am J Respir Crit Care Med, 184（10）: 1114-1124

［74］Price LC, Wort SJ, Finney SJ, et al. 2010. Pulmonary vascular and right ven-tricular dysfunction in adult critical care: current and emerging options for management: a systematic literature review. Crit Care, 14（5）: R169

［75］Tayama E, Ueda T, Shojima T, et al. 2007. Arginine vasopressin is an ideal drug after cardiac surgery for the management of low systemic vascular resistant hypotension concomitant with pulmonary hyperten-sion. Interact Cardiovasc Thorac Surg, 6（6）: 715-719

［76］Punnoose L, Burkhoff D, Rich S. 2012. Right ventricular assist device in end-stage pulmonary arterial hypertension: insights from a computational model of the cardiovascular system. Prog Cardiovasc Dis, 55（2）: 234-243. e232

［77］Peacock A, Ross K. 2010. Pulmonary hypertension: a contraindication to the use of {beta}-adrenoceptor blocking agents. Thorax, 65（5）: 454-455

［78］Bolger AP, Sharma R, Li W, et al. 2002. Neurohormonal activation and the chronic heart fail-ure syn-drome in adults with congenital heart disease. Circulation, 106（1）: 92-99

［79］Trojnarska O. 2007. Heart failure in the adult patient with congenital heart disease. Cardiol J, 14（2）: 127-136

［80］Diller GP, Korten MA, Bauer UM, et al. 2016. Current therapy and outcome of Eisenmenger syn-drome: data of the German National Register for congenital heart defects. Eur Heart J, 37（18）: 1449-1455

［81］Magri P, Rao MA, Cangianiello S, et al. 1998. Early impairment of renal hemodynamic reserve in patients with asymptomatic heart failure is restored by angiotensin II antagonism. Circulation, 98（25）: 2849-2854

［82］Anand IS, Ferrari R, Kalra GS, et al. 1989. Edema of car-diac origin. Studies of body water and sodi-um, renal function, hemodynamic indexes, and plasma hormones in untreated congestive cardiac failure. Circulation, 80（2）: 299-305

［83］Parameshwar J, Keegan J, Sparrow J, et al. 1992. Predictors of prog-nosis in severe chronic heart fail-ure. Am Heart J, 123（2）: 421-426

［84］Ruiz-Cano MJ, Gonzalez-Mansilla A, Escribano P, et al. 2011. Clinical implications of supra-ventricu-lar arrhythmias in patients with severe pulmonary arterial hypertension. Int J Cardiol, 146（1）: 105-106

［85］Tongers J, Schwerdtfeger B, Klein G, et al. 2007. Incidence and clinical relevance of supraven-tricular tachyarrhythmias in pulmonary hypertension. Am Heart J, 153（1）: 127-132

［86］Showkathali R, Tayebjee MH, Grapsa J, et al. 2011. Right atrial flutter isthmus ablation is feasible and results in acute clinical improvement in patients with persistent atrial flutter and severe pulmonary arterial hy-pertension. Int J Cardiol, 149（2）: 279-280

［87］Hoeper MM, Galie N, Murali S, et al. 2002. Outcome after cardiopulmonary resuscitation in patients with pulmonary arterial hypertension. Am J Respir Crit Care Med, 165（3）: 341-344

［88］Chubb H, Rosenthal E. 2016. Implantable cardioverter-defibrillators in congenital heart dis-ease. Her-zschrittmacherther Elektrophysiol, 27（2）: 95-103

［89］Bedair R, Babu-Narayan SV, Dimopoulos K, et al. 2015. Acceptance and psychological impact of im-plantable defibrillators amongst adults with congenital heart disease. Int J Cardiol, 181: 218-224

肺血管扩张剂在先天性心脏病 相关性肺动脉高压患者中的应用

第16章

Rafael Alonso-Gonzalez and Pilar Escribano-Subías

缩略词

ASD	atrial septal defect	房间隔缺损
CTEPH	chronic thromboembolic pulmonary hypertension	慢性血栓栓塞性肺动脉高压
PAH	pulmonary arterial hypertension	动脉性肺动脉高压
PAH-CHD	pulmonary arterial hypertension associated with congenital heart disease	先天性心脏病相关性肺动脉高压
PAH-CTD	pulmonary arterial hypertension associated with connective tissue disease	结缔组织疾病相关性肺动脉高压
PAH-HIV	pulmonary arterial hypertension associated with human inmunodeficiency virus	人类免疫缺陷病毒相关性肺动脉高压
PDA	patent ductus arteriosus	动脉导管未闭
VSD	ventricular septal defect	室间隔缺损

一、引言

　　与CHD相关的PAH（PAH-CHD）患者是一个异质性非常高的人群，涵盖从疾病谱终末期的艾森门格综合征患者到仅偶然发现先天性心脏缺损的患者。不幸的是，现有的随机对照试验排除了多数PAH-CHD患者，目前药物治疗主要基于临床经验而非有力证据。表16.1总结了有关肺动脉高压最重要的临床试验，并详细描述了每个试验中纳入CHD相关性PAH的数量和类型。药厂开展的试验仅纳入了CHD术后（修复后）肺动脉高压患者。BREATHE-5是唯一一项关注

R. Alonso-Gonzalez，M.D.，M.Sc.（✉）
NIHR Cardiovascular BRU，Royal Brompton Hospital and the National Heart and Lung　Institute，Imperial College，London，UK
e-mail：R.Alonso@rbht.nhs.uk
P. Escribano-Subías，M.D.，Ph.D.
Pulmonary Hypertension and Adult Congenital Heart Disease Unit，Hospital 12 de Octubre，Madrid，Spain

© Springer International Publishing AG 2017
K. Dimopoulos，G.-P. Diller（eds.），*Pulmonary Hypertension in Adult Congenital Heart Disease*，Congenital Heart Disease in Adolescents and Adults，DOI 10.1007/978-3-319-46028-4_16

艾森门格综合征患者的试验。继BREATHE-5之后，也有一些针对艾森门格人群的小型研究。

本章将重点讨论PAH治疗在PAH-CHD中的作用。

表16.1　肺动脉高压的随机对照试验

作者	时间	药物	人数	病因学	CHD数量（%）和类型
Barst等	1996	依前列醇	41	IPAH	没有
Olschewski等	2002	伊洛前列素	203	IPAH，PAH-CTD，CTEPH，食欲抑制剂	没有
Simonneau等	2002	曲前列尼尔	469	IPAH，PAH-CHD	109（23.2%）
				PAH-CHD	术后PAH
					艾森门格
Galiè等	2005	西地那非	278	IPAH、PAH-CTD、PAH-CHD	6（2.2%）
					术后PAH
Galiè等	2006	波生坦	54	艾森门格	双向或反向分流
Galiè等	2008	安立生坦	202＋192	IPAH，PAH-CTD，PAH-HIV，食欲抑制剂	没有
Galiè等	2009	他达拉非	405	IPAH，PAH-CTD，PAH-HIV，食欲抑制剂，PAH-CHD	32（7.9%）ASD（sat＞88%）
					15（3.7%）术后PAH（VSD、PDA）
Pulido等	2013	马昔腾坦	742	IPAH，PAH-CTD，PAH-HIV，食欲抑制剂，药物相关PAH，PAH-CHD	62（8.4%）术后PAH
Ghofrani等	2013	利奥西呱	443	IPAH，PAH-CTD，PAH-HIV，食欲抑制剂，安非他明相关PAH，PAH-CHD	35（8%）术后PAH

二、PAH-CHD的肺血管扩张剂

（一）内皮素受体拮抗剂

内皮素-1（ET-1）是一种主要由血管内皮细胞合成的多肽，是血管平滑肌细胞强有力的收缩剂和丝裂原。ET-1与两类受体结合，内皮素-A（ET_A）和内皮素-B（ET_B）受体：ET_A受体存在于平滑肌细胞，而ET_B受体位于内皮细胞和平滑肌细胞。ET_A和ET_B受体的激活介导了ET-1的血管收缩和促有丝分裂作用。内皮ET_B受体受到刺激后可促进ET-1的清除，并激活一氧化氮（NO）及前列环素的释放。ET-1系统的激活已在PAH患者的血浆和肺组织得到证实。

内皮素受体拮抗剂包括波生坦、安立生坦和马昔腾坦。这些药物可阻断ET-1受体，减少ET-1的不良作用（如血管的收缩、增殖、炎症和纤维化）。波生坦和马昔腾坦可同时作为ET_A和ET_B受体的竞争性拮抗剂，而安立生坦则对ET_A受体的选择性更高。

波生坦是PAH-CHD中研究最多的药物：它是至今唯一一个针对艾森门格综合征患者进行过大型随机对照试验的药物。内皮素拮抗剂波生坦治疗的随机试验-5（BREATHE-5）是一项持续16周的、多中心、随机、双盲、安慰剂对照研究，旨在评价波生坦对脉氧饱和度（主要安全性终点）和肺血管阻力（PVR）（主要疗效终点）的影响。其中包括54例年龄＞12岁、世界卫生组织（WHO）功能分级为Ⅲ级、6分钟步行距离（6MWD）为150～450 m、脉氧饱和度为70%～90%的患者。所有患者均有艾森门格综合征，但动脉导管未闭和复杂先天性心脏病患者被排除在外。校正安慰剂效应后，波生坦对脉氧测定的影响为1.0%［95%置信区间，CI：(-0.7，2.8)］，表明波生坦不会使血氧饱和度恶化。与安慰剂相比，波生坦可显著降低PVR（-472.0 dyne·sec/cm^5；$P = 0.038\,3$）。在治疗12周后，平均肺动脉压下降5.5 mmHg（$P = 0.036\,3$），6MWD增加53.1 m（$P = 0.007\,9$）。30例患者在完成BREATHE-5研究后被继续纳入一项24周的开放标签研究，该研究表明，患者的运动能力和功能分级的改善可维持40周。上述结果与分流位置（三尖瓣前或三尖瓣后）无关。随后的非随机研究提示波生坦的作用在更长一段时间约2年后可能消失。不过，最近的数据已经推翻了这一点，显示波生坦治疗对运动能力、心搏量和生活质量的长期有益作用。Diller等最近报道了一项由79例接受肺血管扩张剂治疗的艾森门格综合征患者组成的队列研究，其中55例（69.6%）患者接受波生坦作为一线治疗，中位随访时间是3.3年（范围为0.2～8.9年）：6MWD在治疗早期增加，约3年后达到平台期，在长期随访期间总体无明显恶化趋势。Vis等还评价了波生坦对64例艾森门格综合征患者运动能力和生活质量的长期影响，结果表明6个月时6MWD显著改善（＋41 m；$P = 0.002$）并维持至2.5年后（$P = 0.003$）。

安立生坦是一种选择性内皮素受体拮抗剂，获批用于特发性肺动脉高压（IPAH）和结缔组织病相关性肺动脉高压（PAH-CTD）。PAH-CHD患者未纳入安立生坦的主要随机安慰剂对照研究（ARIES-1和ARIES-2）中；因此，尚无安立生坦在该人群中作用的随机数据。不过，Zuckerman等在17例艾森门格综合征患者队列中评价了安立生坦的短期（平均163天±57天）和长期（平均2.5年±0.5年）疗效。在短期随访中，患者的运动能力获得显著改善［6MWD：(389±74)～(417±77) m，$P = 0.03$］，而静息和运动时的血氧饱和度未发生变化。长期随访的结果与基线和短期随访相比，患者的运动能力、血氧饱和度、功能分级和血红蛋白浓度均保持稳定。

马昔腾坦是一种新型双重内皮素受体拮抗剂，最近被批准用于治疗IPAH、遗传性PAH、PAH-CTD、药物毒素或人类免疫缺陷病毒相关性PAH患者。尽管关键性试验纳入了62名PAH-CHD患者，但这些患者仅纳入了CHD术后PAH患者，排除了艾森门格综合征患者。而一项关于马昔腾坦治疗艾森门格综合征的试验正在进行中。

应针对PAH-CHD患者开展更多临床试验，以验证马昔腾坦和安立生坦在PAH-CHD人群中的疗效和安全性。

（二）一氧化氮途径的药物

PAH与内皮源性血管扩张剂NO的合成受损有关。在健康个体中，NO作用于平滑肌细胞，通过激活可溶性鸟苷酸环化酶（sGC）增加第二信使环磷酸鸟苷（cGMP）的生成，诱导血管舒张并抑制增殖。PAH靶向治疗可作用于NO途径的不同水平（图16.1）。然而，对于这些药物在PAH-CHD中的疗效，相关研究结果不一致。

1.一氧化氮　一氧化氮是一种强效的内源性、内皮源性血管扩张剂，通过刺激GC（sGC）增加细胞内cGMP的产生，直接松弛血管平滑肌。NO主要用于检测PAH患者血管的反应性。由于钙通道阻滞剂不适用于PAH-CHD患者，最新的国际ESC/ERS肺动脉高压诊治指南已不推荐在该人群中进行急性肺血管反应试验。然而，NO可以用于PAH-CHD危重症患者的救治，NO是这种情况下为数不多的可用治疗药物之一。

Budts等在研究包括艾森门格综合征患者在内的23名PAH-CHD患者后发现，吸入NO是安全的，且在80ppm时与循环中cGMP浓度存在剂量依赖的关系。此外，Barst等报道了REVEAL登记注册研究中纳入的353名PAH-CHD患者的结局，其中151例艾森门格综合征患者。在此队列中，急性血管反应性是入组后4年生存的独立预测因子。因此，NO在评估PAH-CHD患者的长期预后方面也可能发挥作用，但尚需进一步研究。

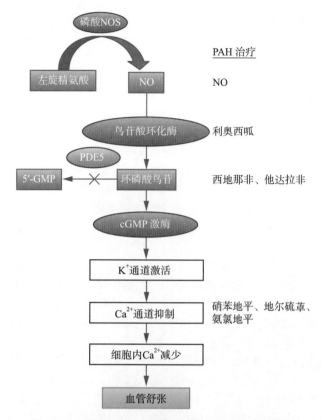

图 16.1　一氧化氮（NO）代谢途径和 PAH 药物作用靶点

图 16.1 显示 L- 精氨酸在 NO 合成酶（NOS）的催化下产生 NO。NO 激活可溶性膜结合型的鸟苷酸环化酶，合成环磷酸鸟苷（cGMP），随后激活 cGMP 激酶。这种酶可激活钾离子（K$^+$）通道并随后抑制 Ca^{2+} 通道从而减少细胞内 Ca^{2+} 的浓度，导致血管扩张。cGMP 可被磷酸二酯酶 Ⅴ 型抑制剂（PDE5）降解

　　2. 磷酸二酯酶 Ⅴ 型抑制剂　增加 PAH 中内源性 NO 活性的另一种策略是通过抑制磷酸二酯酶对 cGMP 的分解，增强 NO 依赖性 cGMP 介导的肺血管扩张。在这组药物中西地那非和他达拉非最早得到应用，在 IPAH 患者中显示出急性和长期的有益作用。然而，在 PAH-CHD 患者中使用磷酸二酯酶 Ⅴ 型抑制剂的证据弱于内皮素受体拮抗剂。

　　尽管在磷酸二酯酶 Ⅴ 型抑制剂的关键性试验中纳入了 PAH-CHD 患者（表 16.1），这些患者却很少占总人群的 10% 以上，通常，试验仅纳入了术后肺动脉高压的患者（心脏分流修复后任何时间点发生的 PAH）而不包括其他类型的 PAH-CHD。然而，有观察性研究支持西地那非在该人群中的疗效。Zhang 等在一项开放标签研究中报道了西地那非对 84 名艾森门格综合征患者治疗 1 年的影响。研究显示患者的肺血流动力学显著改善，包括肺血管阻力（−474.0 dynes·sec/cm^5，$P < 0.000\,1$）和平均肺动脉压（−4.7 mmHg，$P < 0.001$）的下降，以及症状、外周血氧饱和度和 6MWD（＋56 m，$P < 0.001$）的改善。患者对西地那非耐受良好，研究报告的不良事件并不比在 IPAH 人群中观察到的事件更频繁。在一项前瞻性开放标签的多中心试验中，Zeng 等研究了西地那非在 55 例 PAH-CHD 患者队列中的作用。研究仅纳入单纯左向右分流缺损（ASD、VSD 和 PDA）的患者。治疗 12 周后，各组 6MWD 均有明显改善（ASD，＋58.8 m，$P < 0.001$；VSD，＋42.5 m，$P = 0.006$；PDA，＋56.6 m，$P = 0.006$），肺血管阻力也显著降低（ASD，−412.6 dynes·sec/cm^5，$P < 0.001$；室间隔缺损，−453.3 dynes·sec/cm^5，$P < 0.001$；PDA，−694.9 dynes·sec/cm^5，$P = 0.046$），体循环阻力或体动脉压力无明显变化。此外，Tay 等显示，对一个由 12 例艾森门格

综合征患者组成的小队列使用西地那非治疗12周后，患者的生活质量和运动能力均得到改善。

Mukhopadhyay等在一项16例有症状艾森门格综合征患者队列的小型观察性研究中报道，他达拉非治疗12周可降低肺血管阻力并改善血氧饱和度、WHO功能分级和6MWD，提示他达拉非在该人群中有效。Mukhopadhyay等随后在一项随机、双盲、交叉试验中评估了他达拉非在28例艾森门格综合征患者队列中的作用。研究显示6MWD（$+46.4$ m，$P < 0.001$）明显改善，PVR也显著降低（-7.3 dynes·sec/cm^5，$P < 0.001$），WHO功能分级也因此显著改善。

3. 可溶性鸟苷酸环化酶（sGC）激动剂 利奥西呱是一种sGC激动剂，可直接作用于sGC，刺激cGMP生成，增加其对低水平NO的敏感性。利奥西呱可通过双重模式发挥作用，它可增加sGC对内源性NO的敏感性，也可通过与NO途径无关的其他结合位点直接刺激sGC，使平滑肌细胞舒张，产生舒血管作用。利奥西呱最近已在欧洲和美国获批用于治疗PAH。利奥西呱的获批上市基于一项关键性、随机、安慰剂对照的Ⅲ期临床研究，即肺动脉高压sGC刺激试验-1（PATENT-1），该研究表明，利奥西呱的耐受性良好，并可显著改善6MWD、PVR、氨基末端利钠肽前体（NT-proBNP）、WHO功能分级、到达临床恶化的时间和Borg呼吸困难评分。此外，PATENT-2是PATENT-1的开放标签延展研究，其结果显示，在2年间患者的运动能力和功能分级持续改善。PATENT-1试验纳入了35例先天性心脏病完全修复后的持续性/复发性PAH患者，这些患者的结局最近由Rosenkranz等在事后分析中报道。研究结果表明，治疗12周后，利奥西呱可改善患者的6MWD（$+39$ m）和WHO功能分级，并降低PVR（-250 dynes·sec/cm^5）和NT-proBNP水平。

（三）作用于前列环素途径的药物

前列环素（PGI$_2$）由内皮细胞产生，并与内皮细胞上的前列环素受体结合，引起环磷酸腺苷（cAMP）增加，从而产生舒血管和抗增殖作用。PAH患者的内源性PGI$_2$水平下降且肺部PGI$_2$合成酶的表达减少。现已研究了几种针对PGI$_2$的PAH特异性治疗途径。虽然前列环素不是PAH-CHD患者治疗的常规用药，但其在这种情况下的使用也有研究数据支持。

1. 静脉注射前列环素：依前列醇 关于PAH-CHD患者静脉应用前列环素的第一项研究在20世纪90年代末开展，当时尚无PAH的口服药物。该研究纳入了20例PAH-CHD初治患者（儿童和成人），显示治疗1年后患者的肺血管阻力指数（-1040 dynes·sec/cm^5·m^2，$P < 0.01$）和平均肺动脉压（-16 mmHg，$P < 0.01$）显著降低。心脏指数［$+2.4$ L/（min·m^2）］和纽约心脏病协会（NYHA）心功能分级显著改善。6MWD也有改善，但无统计学意义（$+52$ m，$P = 0.13$）。本研究中，药物相关并发症与在IPAH患者中的观察相同，导管相关性脓毒症未有报道。最近，据Fernandes等报道，在8名有严重症状的艾森门格综合征患者中，静脉注射前列环素有效。治疗3个月后，患者的6MWD（$+327$ m，$P = 0.01$）和NYHA心功能分级得到改善，动脉血氧饱和度从69%增至84%（$P = 0.01$）。肺血管阻力也显著降低（-1600 dynes·sec/cm^5·m^2，$P = 0.04$），并发症的发生率也较低。

静脉用前列环素理论上有较高的体动脉栓塞风险，其主要发生在缺损未修复和右向左分流的患者中。在此人群中应警惕气泡的出现，建议在中心管路中置入空气过滤器。此外，艾森门格综合征患者常处于慢性免疫缺陷状态，容易发生感染。尽管上述研究均未显示PAH-CHD患者导管相关性脓毒症的风险增加，但其样本量很小，且在该患者队列中操作时无菌技术得到了重点关注。尽管艾森门格综合征患者血栓形成的风险较高，即使在中心静脉导管存在的情况下，也不建议常规进行预防性抗凝治疗。任何患者在开始使用前列环素时，都应密切监测血小板计数，尤其是艾森门格综合征患者。

2. 皮下前列环素：曲前列尼尔 关于PAH-CHD患者使用皮下前列环素的研究报道不多。然而，在PAH患者的曲前列尼尔关键性研究中，研究人群具有良好的代表性。曲前列尼尔研究是一项为期12周、双盲、安慰剂对照的多中心试验，在470名特发性或结缔组织疾病相关性或先天性体肺分流的PAH患者中进行。该研究主要纳入NYHA心功能分级为Ⅲ级的患者，其中1/4的患者患有PAH-CHD。12周后，运动能力显著改善（+16 m，$P = 0.006$）。这种改善在基线时6MWD＜150 m的患者中更为明显，其步行距离改善51 m（$P = 0.002$）。患者的肺血管阻力降低，心脏指数增加，血流动力学有显著改善。曲前列尼尔的最常见副作用是输注部位疼痛（85%），导致8%的患者提前退出研究。一项关于曲前列尼尔治疗PAH-CHD患者的随机对照试验正在进行。这项试验目前正在招募患者，并有望揭示这一具有挑战性人群的管理。

3. 吸入性前列环素：伊洛前列素　PAH-CHD患者吸入前列环素的研究数据也很少，且多基于观察性研究。Cha等最近评估了伊洛前列素在成人PAH-CHD患者中的作用（EIGER研究）。EIGER研究是一项前瞻性多中心的观察性研究，纳入18例接受伊洛前列素治疗24周的艾森门格综合征患者。研究显示患者的6MWD（+80.4 m，$P = 0.032$）及生活质量和右心室功能得到明显改善。但其血流动力学未见改善。Yang等最近也报道了12例接受艾森门格综合征治疗的患者队列，平均应用伊洛前列素18个月后：6MWD（+93.6 m，$P = 0.013$）、NYHA心功能分级、静息和运动时的血氧饱和度均有显著改善。肺动脉平均压也有降低，但无统计学意义。伊洛前列素主要报道的副作用为轻度头痛和呼吸困难，与IPAH患者中报道的副作用相同。总之，尽管证据不足，在PAH-CHD患者的治疗中应考虑前列环素，尤其是当其他口服药物治疗失败时。

（四）钙通道阻滞剂

钙通道阻滞剂在PAH-CHD中的作用还不明确，其全身血管扩张作用和负性肌力作用引起了一些担忧。因此，尽管最近的数据显示，PAH-CHD患者的急性肺血管反应性的证据与预后相关，目前无证据表明在这种情况下常规进行急性肺血管反应性试验以评估预后或钙通道阻滞剂治疗的合理性（也可参见第14章和第16章）。

（五）联合治疗

几乎无证据表明联合治疗可用于PAH-CHD。唯一一项随机双盲交叉研究纳入了21名艾森门格综合征患者，结果显示，稳定的艾森门格综合征患者在波生坦基础上服用西地那非，其运动能力无显著改善。虽然该研究方法学可靠，但由于患者是在稳定状态下接受第二种药物治疗，因此研究结果很可能为阴性。最近，在PAH单药治疗后病情恶化患者中开展的另外两项观察性研究显示，加用第二种药物后，运动能力和血流动力学显著改善。因此，当PAH-CHD在单药治疗后恶化时，建议联合治疗。在最新的ESC/ERS肺动脉高压诊断和治疗指南中，PAH-CHD应用联合治疗为ⅡB～C级推荐；该推荐仅基于上述随机对照试验。此外，有学者推测PAH-CHD患者从早期开始使用肺血管扩张药可能减缓疾病进展。这一点同样有待证明。

三、CHD相关PAH的治疗目标

PAH患者的总体治疗目标是达到良好或可接受的运动能力和生活质量，提高或保留右心室功能并改善结局。这意味着要尽可能使患者保持在WHO功能Ⅰ～Ⅱ级。最新的ESC/ERS肺动脉高压诊治指南基于1年时死亡风险（低、中或高危）对治疗目标进行了修改（见2015 ESC/ERS肺动脉诊治指南的表13）。这些目标可能适用于一些PAH-CHD患者，但难以适用于疾病谱终末期的艾森门格综合征患者，对于这些患者应考虑不同的管理目标。Gatzoulis等提出的针对PAH-CHD的治疗目标已于近日出版（表16.2）。

表16.2 艾森门格综合征的监测和预后因素

预后较好	预后的决定因素	预后较差
否	右心室衰竭	是
否	晕厥	是
Ⅰ、Ⅱ	WHO功能分级	Ⅲ级、Ⅳ级
＞350m	6MWD	＜300m
＞85%	动脉血氧饱和度	＜85%或每年下降＞2%
转铁蛋白饱和度＞20%	铁缺乏症	转铁蛋白饱和度＜20%
正常或接近正常	血浆BNP水平	＞30 pmol/L
TAPSE≥1.5 cm	超声心动图	TAPSE＜1.5 cm
右心房面积＜25 cm^2		RA面积≥25 cm^2
RA/LA＜1.5		RA/LA比值＞1.5
RAP＜8 mmHg和CI≥2.5 L/（min·m^2）	血流动力学	RAP＞15 mmHg且CI≤2.0 L/（min·m^2）

BNP.脑利尿钠肽；CI.心脏指数；LA.左心房；RA.右心房；RAP.右心房压；TAPSE.三尖瓣环平面收缩期位移；WHO.世界卫生组织；6MWD.6分钟步行距离。改编自Gatzoulis等

四、特定PAH-CHD患者的管理

（一）节段性肺动脉高压

一些复杂CHD患者的肺灌注依赖于大的体肺动脉侧支（MAPCA），导致不同的肺血流灌注肺血管（见第6章）。由MAPCA供应的肺区常为"高灌注"，因此，存在发生肺血管疾病的风险且病变在肺部的分布并不均匀，称其为"节段性肺动脉高压"（节段性PH）。这种极不寻常的血流动力学状况目前已被归入最新ESC/ERS肺动脉高压诊断和治疗指南的第5大类。

在这种情况下，PH的诊断需要丰富的专业知识，以了解MAPCA患者的低氧饱和度是否因节段性PH导致，或与MAPCA狭窄或血栓形成导致的肺灌注不足有关。使用多普勒超声心动图检查侧支循环时，若观察到血液流速低，应警惕节段性PH的存在。然而，节段性PH的确诊需要心导管术联合选择性MAPCA插管，并应在专业中心进行。

一些观察性研究支持节段性PH患者接受PAH靶向治疗。在一项小型回顾性、多中心、节段性PH患者的病例系列研究中，Schuuring等报道了治疗12个月后6MWD（＋62 m，$P=0.03$）和NYHA心功能分级的改善。然而，还需要更多大规模的前瞻性研究以证实PAH靶向治疗对于这种肺动脉高压的有效性和安全性。

（二）存在Fontan循环的患者

Fontan手术使体循环的静脉血流不经过心室直接流入肺动脉。在这些患者中，功能性单心室将血液泵至全身，体循环静脉回流需要被动地流入肺循环。因此，维持较低的肺血管阻力对这一过程尤为重要。虽然有Fontan循环患者的心排血量可受多个因素影响，但肺血管阻力可能是其中最重要的决定因素。随着年龄的增长，患者的肺血管阻力也生理性地增加，最终可导致Fontan循环衰竭。在该人群中对PH的诊断没有明确的临界值；然而，静息时肺动脉平均压＞15 mmHg就足以阻碍Fontan转换手术（从较老的心房－肺动脉连接转换为全腔静脉－肺动脉连接）。当肺血流量极低和（或）肺部有多种血流来源的情况下，肺血管阻力的有创估计值通常难以获得。

对于肺血管阻力增加导致Fontan循环衰竭的患者，旨在降低肺血管阻力的PAH靶向治疗是

一种有吸引力的选择。然而，现有数据相互矛盾。在该人群中已使用西地那非开展了多个研究。Giardini等在27例Fontan循环患者队列中发现，西地那非改善了给药后1小时的峰值耗氧量、肺血流量和心脏指数。不幸的是，这种效应未在随后的随机对照试验中得到证实。Goldberg等在Fontan手术后的儿童和青年中进行了一项双盲、安慰剂对照的交叉研究以明确西地那非治疗6周后的效果。结果表明，患者运动高峰时的呼吸频率和分钟通气量显著降低。无氧阈二氧化碳通气当量也显著降低。仅无氧阈耗氧量在非运动高峰时有改善趋势。

有关波生坦的研究也在Fontan循环患者中进行，得到的结果同样是矛盾的。在42名Fontan循环患者的队列中，Schuuring等发现6个月的波生坦治疗既不能改善运动能力也不能提高生活质量，但NT-proBNP升高。最近，Hebert等将75名Fontan循环的稳定患者随机分为波生坦组和安慰剂组。12周后，波生坦治疗组的峰值氧耗量、运动时间和NYHA心功能分级均有显著改善。此外，研究显示患者的不良反应轻微，在两组间无明显差异。

总之，尽管一些研究表明PAH靶向药物治疗对Fontan循环的患者有积极作用，但仍没有足够的证据支持其在这类患者中的常规应用，在提出相关治疗建议之前还需要进一步研究。

总结

总体而言，三级转诊中心随访的PAH-CHD患者数量正在增加。可喜的是，该领域在过去20年中取得的重大进展使患者的生存率和生活质量得到改善。然而，对部分复杂患者的管理具有挑战性，需要专科和非专科中心之间的密切合作，以尽可能提供最佳治疗。

（晏　露　译）

参 考 文 献

[1] Barst RJ, Rubin LJ, Long WA, et al. 1996. A comparison of continuous intravenous epoprostenol（prostacyclin）with conventional therapy for primary pulmonary hypertension. N Engl J Med, 334（5）: 296-301

[2] Olschewski H, Simonneau G, Galie N, et al. 2002. Inhaled iloprost for severe pulmonary hypertension. N Engl J Med, 347（5）: 322-329

[3] Simonneau G, Barst RJ, Galie N, et al. 2002. Continuous subcutaneous infusion of treprostinil, a prostacyclin analogue, in patients with pulmonary arterial hypertension: a double-blind, randomized, placebo-controlled trial. Am J Respir Crit Care Med, 165（6）: 800-804

[4] Galie N, Ghofrani HA, Torbicki A, et al. 2005. Sildenafil citrate therapy for pulmonary arterial hypertension. N Engl J Med, 353（20）: 2148-2157

[5] Galie N, Beghetti M, Gatzoulis MA, et al. 2006. Bosentan therapy in patients with Eisenmenger syndrome: a multicenter, double-blind, randomized, placebo-controlled study. Circulation, 114（1）: 48-54

[6] Galie N, Olschewski H, Oudiz RJ, et al. 2008. Ambrisentan for the treatment of pulmonary arterial hypertension: results of the ambrisentan in pulmonary arterial hypertension, randomized, double-blind, placebo-controlled, multicenter, efficacy（ARIES）study 1 and 2. Circulation, 117（23）: 3010-3019

[7] Galie N, Brundage BH, Ghofrani HA, et al. 2009. Tadalafil therapy for pulmonary arterial hypertension. Circulation, 119（22）: 2894-2903

[8] Pulido T, Rubin LJ, Simonneau G. 2014. Macitentan and pulmonary arterial hypertension. N Engl J Med, 370（1）: 82-83

[9] Ghofrani HA, Simonneau G, Rubin LJ, et al. 2013. Riociguat for pulmonary hypertension. N Engl J Med, 369（23）: 2268

[10] Gatzoulis MA, Beghetti M, Galie N, et al. 2008. Longterm bosentan therapy improves functional capacity in Eisenmenger syndrome: results of the BREATHE-5 open-label extension study. Int J Cardiol, 127

（1）：27-32

[11] Berger RM，Beghetti M，Galie N，et al. 2010. Atrial septal defects versus ventricular septal defects in BREATHE-5，a placebo-controlled study of pulmonary arterial hypertension related to Eisenmenger's syndrome：a subgroup analysis. Int J Cardiol，144（3）：373-378

[12] Apostolopoulou SC，Manginas A，Cokkinos DV. 2007. Long-term oral bosentan treatment in patients with pulmonary arterial hypertension related to congenital heart disease：a 2-year study. Heart，93（3）：350-354

[13] Diller GP，Dimopoulos K，Kaya MG，et al. 2007. Long-term safety，tolerability and efficacy of bosentan in adults with pulmonary arterial hypertension associated with congenital heart disease. Heart，93（8）：974-976

[14] van Loon RL，Hoendermis ES，Duffels MG，et al. 2007. Long-term effect of bosentan in adults versus children with pulmonary arterial hypertension associated with systemic-to-pulmonary shunt：does the beneficial effect persist? Am Heart J，154（4）：776-782

[15] Diller GP，Alonso-Gonzalez R，Dimopoulos K，et al. 2013. Disease targeting therapies in patients with Eisenmenger syndrome：response to treatment and long-term efficiency. Int J Cardiol，167（3）：840-847

[16] Vis JC，Duffels MG，Mulder P，et al. 2013. Prolonged beneficial effect of bosentan treatment and 4-year survival rates in adult patients with pulmonary arterial hypertension associated with congenital heart disease. Int J Cardiol，164（1）：64-69

[17] Zuckerman WA，Leaderer D，Rowan CA，et al. 2011. Ambrisentan for pulmonary arterial hypertension due to congenital heart disease. Am J Cardiol，107（9）：1381-1385

[18] Arnold WP，Mittal CK，Katsuki S，et al. 1977. Nitric oxide activates guanylate cyclase and increases guanosine 3'：5'-cyclic monophosphate levels in various tissue preparations. Proc Natl Acad Sci U S A，74（8）：3203-3207

[19] Ignarro LJ，Buga GM，Wood KS，. 1987. Endothelium-derived relaxing factor produced and released from artery and vein is nitric oxide. Proc Natl Acad Sci U S A，84（24）：9265-9269

[20] Galie N，Humbert M，Vachiery JL，et al. 2016. 2015 ESC/ERS guidelines for the diagnosis and treatment of pulmonary hypertension：the joint task force for the diagnosis and treatment of pulmonary hypertension of the European Society of Cardiology（ESC）and the European Respiratory Society（ERS）endorsed by：Association for European Paediatric and Congenital Cardiology（AEPC），International Society for Heart and Lung Transplantation（ISHLT）. Eur Heart J，37（1）：67-119

[21] Budts W，Van Pelt N，Gillyns H，et al. 2001. Residual pulmonary vasoreactivity to inhaled nitric oxide in patients with severe obstructive pulmonary hypertension and Eisenmenger syndrome. Heart，86（5）：553-558

[22] Barst RJ，Ivy DD，Foreman AJ，et al. 2014. Four-and seven-year outcomes of patients with congenital heart disease-associated pulmonary arterial hypertension（from the REVEAL registry）. Am J Cardiol，113（1）：147-155

[23] Tay EL，Papaphylactou M，Diller GP，et al. 2011. Quality of life and functional capacity can be improved in patients with Eisenmenger syndrome with oral sildenafil therapy. Int J Cardiol，149（3）：372-376

[24] Zeng WJ，Lu XL，Xiong CM，et al. 2011. The efficacy and safety of sildenafil in patients with pulmonary arterial hypertension associated with the different types of congenital heart disease. Clin Cardiol，34（8）：513-518

[25] Zhang ZN，Jiang X，Zhang R，et al. 2011. Oral sildenafil treatment for Eisenmenger syndrome：a prospective，open-label，multicentre study. Heart，97（22）：1876-1881

[26] Mukhopadhyay S，Sharma M，Ramakrishnan S，et al. 2006. Phosphodiesterase-5 inhibitor in Eisenmenger syndrome：a preliminary observational study. Circulation，114（17）：1807-1810

[27] Mukhopadhyay S，Nathani S，Yusuf J，et al. 2011. Clinical efficacy of phosphodiesterase-5 inhibitor tadalafil in Eisenmenger syndrome—a randomized，placebo-controlled，double-blind crossover study. Congenit Heart Dis，6（5）：424-431

[28] Grimminger F，Weimann G，Frey R，et al. 2009. First acute haemodynamic study of soluble guanylate

cyclase stimulator riociguat in pulmonary hypertension. Eur Respir J, 33（4）: 785-792

［29］ Ghofrani HA, Galie N, Grimminger F, et al. 2013. Riociguat for the treatment of pulmonary arterial hypertension. N Engl J Med, 369（4）: 330-340

［30］ Rosenkranz S, Ghofrani HA, Beghetti M, et al. 2015. Riociguat for pul-monary arterial hypertension associated with congenital heart disease. Heart, 101（22）: 1792-1799

［31］ Christman BW, McPherson CD, Newman JH, et al. 1992. An imbalance between the excretion of thromboxane and prostacyclin metabolites in pulmonary hypertension. N Engl J Med, 327（2）: 70-75

［32］ Tuder RM, Cool CD, Geraci MW, et al. 1999. Prostacyclin synthase expression is decreased in lungs from patients with severe pulmonary hypertension. Am J Respir Crit Care Med, 159（6）: 1925-1932

［33］ Rosenzweig EB, Kerstein D, Barst RJ. 1999. Long-term prostacyclin for pulmonary hypertension with associated congenital heart defects. Circulation, 99（14）: 1858-1865

［34］ Fernandes SM, Newburger JW, Lang P, et al. 2003. Usefulness of epoprostenol therapy in the severely ill adolescent/adult with Eisenmenger physiology. Am J Cardiol, 91（5）: 632-635

［35］ Cha KS, Cho KI, Seo JS, et al. 2013. Effects of inhaled iloprost on exercise capacity, quality of life, and cardiac function in patients with pulmonary arterial hypertension secondary to congenital heart disease（the Eisenmenger syndrome）（from the EIGER study）. Am J Cardiol, 112（11）: 1834-1839

［36］ Yang SI, Chung WJ, Jung SH, et al. 2012. Effects of inhaled iloprost on congenital heart disease with Eisenmenger syndrome. Pediatr Cardiol, 33（5）: 744-748

［37］ D'Alto M, Romeo E, Argiento P, et al. 2010. Pulmonary vasoreactivity predicts long-term outcome in patients with Eisenmenger syndrome receiving bosentan therapy. Heart, 96（18）: 1475-1479

［38］ Iversen K, Jensen AS, Jensen TV, et al. 2010. Combination therapy with bosentan and sildenafil in Eisenmenger syndrome: a randomized, placebo-controlled, double-blinded trial. Eur Heart J, 31（9）: 1124-1131

［39］ D'Alto M, Romeo E, Argiento P, et al. 2012. Bosentan-sildenafil association in patients with congenital heart disease-related pulmonary arterial hypertension and Eisenmenger physiology. Int J Cardiol, 155（3）: 378-382

［40］ Diller GP, Alonso-Gonzalez R, Kempny A, et al. 2012. B-type natriuretic peptide concentrations in contemporary Eisenmenger syndrome patients: predictive value and response to disease targeting therapy. Heart, 98（9）: 736-742

［41］ Gatzoulis MA, Beghetti M, Landzberg MJ, et al. 2014. Pulmonary arterial hypertension associated with congenital heart disease: recent advances and future directions. Int J Cardiol, 177（2）: 340-347

［42］ D'Alto M, Diller GP. 2014. Pulmonary hypertension in adults with congenital heart disease and Eisenmenger syndrome: current advanced management strategies. Heart, 100（17）: 1322-1328

［43］ Schuuring MJ, Bouma BJ, Cordina R, et al. 2013. Treatment of segmental pulmonary artery hypertension in adults with congenital heart disease. Int J Cardiol, 164（1）: 106-110

［44］ Gewillig M, Brown SC, Eyskens B, et al. 2010. The fontan circulation: who controls cardiac output? Interact Cardiovasc Thorac Surg, 10（3）: 428-433

［45］ Giardini A, Balducci A, Specchia S, et al. 2008. Effect of sildenafil on haemodynamic response to exercise and exercise capacity in fontan patients. Eur Heart J, 29（13）: 1681-1687

［46］ Goldberg DJ, French B, McBride MG, et al. 2011. Impact of oral sildenafil on exercise performance in children and young adults after the fontan operation: a randomized, double-blind, placebo-controlled, crossover trial. Circulation, 123（11）: 1185-1193

［47］ Schuuring MJ, Vis JC, van Dijk AP, et al. 2013. Impact of bosentan on exercise capacity in adults after the fontan procedure: a randomized controlled trial. Eur J Heart Fail, 15（6）: 690-698

［48］ Hebert A, Mikkelsen UR, Thilen U, et al. 2014. Bosentan improves exercise capacity in adolescents and adults after fontan operation: the TEMPO（treatment with endothelin receptor antagonist in fontan patients, a randomized, placebo-controlled, doubleblind study measuring peak oxygen consumption）study. Circulation, 130（23）: 2021-2030

动脉性肺动脉高压治疗：从人工建立右向左分流通道到"治疗修复"理念

第17章

Alexander R. Opotowsky and Michael J. Landzberg

缩略词

CHD	congenital heart disease	先天性心脏病
LV	left ventricle/ventricular	左心室/左心室的
PA	pulmonary artery/arterial	肺动脉/肺动脉性的
PAH	pulmonary arterial hypertension	动脉性肺动脉高压
PAH-CHD	PAH related to congenital heart disease	先天性心脏病相关性肺动脉高压
PH	pulmonary hypertension	肺动脉高压
PVR	pulmonary vascular resistance	肺血管阻力
Qp : Qs	ratio of pulmonary-to-systemic flow	肺循环与体循环血流量比值
RA	right atrial	右心房
RHF	right heart failure	右心衰竭
RV	right ventricle/ventricular	右心室/心室
WU	Wood units	Wood单位

一、引言

　　动脉性肺动脉高压（PAH）的药物治疗在过去20年中发生了巨大变化。然而，尽管利用现有药物积极治疗，仍有一部分患者发展为进行性右心衰竭（RHF）。这些患者只剩下机械干预这一选项。这类干预分为三大类：人工建立一个允许右向左分流的通道、植入辅助装置或进行移植手术。本章将对前两种方法进行综述。

　　应该强调的是，这些非药物治疗方法围手术期死亡的风险很高，并且没有从根本上解决肺血管重构的病理生理学。因此，它们仅用于别无选择的重症患者，通常被视为对等待移植的患者采取的临时措施。这些干预措施并不常见。因此，应明确的是，仅有少数开展肺移植或与肺

A.R. Opotowsky（✉）· M.J. Landzberg

Department of Cardiology，Boston Children's Hospital，Boston，MA 02115，USA

Department of Medicine，Brigham and Women's Hospital，Boston，MA 02115，USA

e-mail：alexander.opotowsky@childrens.harvard.edu

© Springer International Publishing AG 2017

K. Dimopoulos，G.-P. Diller（eds.），*Pulmonary Hypertension in Adult Congenital Heart Disease*，Congenital Heart Disease in Adolescents and Adults，DOI 10.1007/978-3-319-46028-4_17

移植中心有密切联系的转诊中心有资质做出决策和进行此项技术。

从相反的角度来看，部分出生时存在心内或血管内分流病变的患者发生PAH。其中一些表现为艾森门格综合征：重度、不可逆的PAH伴肺血管阻力（PVR）明显升高，并导致双向或右向左分流。另一些则发生中等程度的肺血管重构。在患有严重肺血管疾病的患者中，分流病变的存在被认为是有利的，它为避免RHF的发生提供了右向左分流的"泄洪"通道，因此存在右向左分流患者的长期预后似乎优于缺损修复后残余或持续性PAH患者。随着PAH的有效药物治疗出现，人们越来越关注一些患者（即"治疗-修复"理念）。在合并中重度肺血管疾病的PAH-CHD患者中，关闭缺损可能带来危险，但在其他极轻度PAH的患者中，可能改善前期症状。目前仍不清楚如何区别可能从靶向药物治疗中获益的患者及关闭分流后可能出现进行性RHF的长期不良后果患者。

二、动脉性肺动脉高压的介入治疗

（一）在无分流的患者中建立分流

1. 原理 在部分PAH患者中发生的RHF表现为右心充盈压高和心脏指数低。简而言之，右心室（RV）在正常充盈压力下不能向高血管阻力的肺循环射入足够的血量。尽管其主要的病理生理改变可能是肺血管疾病和PVR升高，但右心对PVR升高的反应存在异质性。即使在PVR仅中度升高的患者中RHF也可能发生，而另外一些患者尽管PVR严重升高，却仍能保持代偿状态。因此，心脏对肺血管阻力升高的反应（适应性）是一个有潜在价值的独立干预靶点。

虽然关注的重点集中于RV功能，但RV功能不全和扩张所造成的后果同样值得关注。其一是心室间的不良相互作用。由于肺血管阻力增加，肥厚扩张的RV收缩期延长；这导致室间隔在收缩末期向左室腔运动，并最终造成舒张早期左心室充盈受损和左室舒张末期容积降低。在射血分数稳定的情况下，其每搏输出量受限。第二个重要后果是三尖瓣反流。考虑到三尖瓣隔瓣的附着位置，三尖瓣与二尖瓣相比更容易在心室扩张或功能障碍时发生反流。第三个后果是RV缺血，这与单支右冠状动脉供血的RV在肥厚扩张时需氧量增加有关。右冠状动脉在收缩期和舒张期通常可以持续供血，因为在整个心动周期中主动脉和RV之间都存在较大的压力梯度。由于PAH患者的RV收缩压显著升高，RV的冠状动脉供血转而主要在舒张期，类似于正常情况下灌注LV的冠状动脉供血。这些严重RV功能障碍后遗症对终末期PAH的机械干预十分关键：在心室相互作用、三尖瓣反流和心肌氧供需平衡的改善下，RV几何形态和功能即使发生微小变化，就可为整体临床状态带来显著影响。

在无分流的PAH患者中人为建立右向左分流通道的主要目标是降低RV负荷。然而，任何右向左分流均会引起全身低氧血症。这类手术的候选者往往心排血量偏低，动静脉血氧含量差高且混合静脉血氧含量低。因此，在这些心排血量低于正常的患者中，不管左向右分流的血量有多大，全身低氧血症的程度都会加重。此外，许多重度PAH患者存在与肺弥散功能受限相关的基线低氧血症，其可耐受而不发生灾难性低氧血症的右向左分流容量进一步受限。因此，只有在建立的小分流能带来总体获益时，人工建立右向左分流才是合理的。

在无心内分流的成人PAH患者中，主要有两种建立右向左分流通道的方式：房间隔造口术或Potts分流术。房间隔造口术的发展更为完善，也有更多实践经验。房间隔造口术的围手术期风险较高，对分流大小的把控能力有限，可能引起严重脑缺氧，因此研究者探索了可替代方案，即在左肺动脉和降主动脉之间建立交通（Potts分流术）。

2. 房间隔造口术 房间隔造口术是指在房间隔上制造缺损。在成人PAH患者通常采用经皮介入的方式。球囊房间隔造口术首创于20世纪60年代，目的是建立心房间交通，使体循环静脉血与肺静脉血混合，从而使氧合的血液灌注D型大动脉转位和其他CHD患者的全身组织。这项技术是穿刺房间隔，再用球囊扩张造成一个不受控制的大缺损。但对于成人PAH患者而言，不受控制的大容量分流与急性的重度低氧血症相关，可能是灾难性的。由于这些患者的目标是在低氧血症可耐受的前提下建立尽可能大的缺损，因此应使用分级方法。

自20世纪80年代和90年代以来，很多研究探索了房间隔造口术在成人PAH患者中的应用。该技术需使用Park刀或Brockenbrough针（偶尔使用射频能量）在房间隔上制造一个小孔。随后，逐步用更大直径的球囊扩张此小缺损，并随时暂停以评估缺损的血流动力学效应。根据最终缺损尺寸和术者偏好，有时也在房间隔缺损处放置支架。支架置入术的目的是尽可能使缺损保持通畅，这对于较小的缺损尤其重要。术者还可以通过放置支架对缺损的尺寸和几何形状进行更具体的调整。

即刻的血流动力学效应包括右心房容积和压力降低、左心房容积增加（常伴随压力增加）、心脏指数增加和低氧血症；对RV或肺动脉压无重要影响。由于心脏指数增加的程度大于动脉血氧饱和度下降的程度，因此体动脉的氧输送趋于增加，尽管幅度不大。这些效应与基线右心房（RA）压密切相关。RA压较高的患者表现出更显著的即刻血流动力学变化。不幸的是，RA压极高的患者尽管在术后心脏指数得到显著改善，却伴随着难以纠正的低氧血症和高死亡风险。因此，RA压＞20 mmHg通常作为房间隔造口术的禁忌证；提示其他不良结局的强预测因子包括PVR显著升高（＞55 WU×m^2）、静息动脉血氧饱和度低（≤90%）、左心充盈压明显升高及其他未经干预的预后极差的状况，因此对患者的选择至关重要。

临床改善与即刻血流动力学反应相关。心脏指数和氧输送能力在术后迅速提升的患者常出现临床改善。然而，房间隔造口术对运动后血流动力学反应的影响尚未得到深入研究。患者从心房水平分流中的获益可能在其氧需求增加时更为明显，这一假设得到了PAH心房分流动物模型的支持。此外，慢性低氧血症可引起继发性红细胞增多。这种效应可能对患者有益，因为较高的血红蛋白浓度可增加动脉的血氧运输能力。

3. Potts分流术　Potts于1946年描述了一种经典Blalock-Taussig-Thomas分流的替代方案，即在降主动脉和左肺动脉之间进行侧-侧吻合手术。在发绀型CHD中，体肺动脉分流手术的目的是增加肺血流量（左向右分流），从而增加全身血氧饱和度。但如下文所述，此结果对于成人PAH患者并不适用。在PAH患者中Potts分流术的预期效果与房间隔造口术的目标相同：减轻衰竭右心负荷。

一项小型研究首次探索了PAH儿童中外科Potts分流术的作用。这一方法的好处在于效果可中长期维持。其生理学类似于在幼儿中保留或扩大动脉导管未闭，这在该年龄段是一种不常见但可以接受的治疗方案。与房间隔造口术相比，Potts分流术的理论优势体现在以下几个方面：①分流的大小可被更精确地控制。②由于右向左分流处于头颈部血管远端，除非存在其他造成低氧血症的原因，颈动脉化学感受器和脑部都由接近正常氧饱和度的血液灌注（图17.1）。20世纪50年代，一项观察性研究比较了在头颈血管远端（即动脉导管未闭）的分流和在心房/室水平分流的艾森门格综合征患者对运动的不耐受程度，研究结果表明，前者较少出现低氧血症的相关症状。③出于类似的原因，冠状动脉灌注也免受低氧血症影响。不过，肾脏仍由低氧饱和度的血液灌注，因此将导致继发性红细胞增多。

在成人重度PAH患者中进行胸外科手术的风险很高。因此，不少研究对基于导管的Potts分流建立进行了探索。一项研究通过对解剖关系的探讨以描述了经皮建立Potts分流的潜在导管通路。另一项研究则在2013年报道了第一组接受此介入手术的患者；研究纳入的4例18～47岁PAH患者尽管已接受最大剂量的药物治疗，但仍存在顽固的严重症状。介入Potts分流术的操作步骤如下：在左PA目标部位放置血管圈套器，然后通过注射对比剂定位，将特定型号的Brockenbrough房间隔穿刺针推进至主动脉内膜/中膜；接着将尖端导丝推入穿刺针以穿过主动

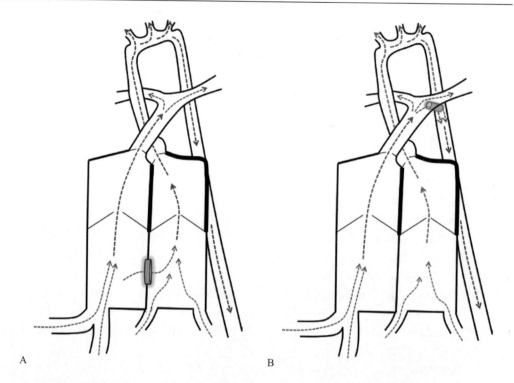

图 17.1　A.房间隔造口术允许心房水平的右向左分流。这一过程减轻了右心室负荷，增加了左心排血量，但造成了整个体动脉（包括头颈部）的低氧血症。B. Potts分流术为左肺动脉和降主动脉之间建立人工通道，右向左分流的血只供应分流点以远的体动脉，不影响头颈部动脉。与房间隔造口术类似，患者的左心排血量增加，右心室负荷降低，但在这种情况下，头颈部得到更多体动脉血液灌注而血氧并不会降低。蓝色箭头，全身静脉血，大部分为低氧饱和度血；红色箭头，完全氧合的肺静脉血；紫色箭头，中度低氧的体动脉与肺动脉的混合静脉血

脉壁，越过主动脉和左PA之间的距离，并进入左PA。随后将冠状动脉球囊导管穿过尖端导丝，再用软头导丝替换尖端导丝作为PA内的主要导轨。用圈套器抓捕导丝后，再以球囊导管作为扩张器将一根长鞘管从主动脉推入PA。该步骤可以填塞主动脉和高压PA上的裂缝以维持压力。此后，取出球囊导管，并在主动脉与左PA之间的通路放置一枚7 mm×22 mm的覆膜支架。

4名患者中有2名症状和功能明显改善。另1名患者因病危住院后死于基础疾病包括呼吸机相关性肺炎，但似乎与手术无关。第4名患者死于无法控制的纵隔出血导致的围手术期并发症。还有3名患者原定进行该手术，但所有患者均在手术前死亡，这也提示了该研究纳入患者的临床状况。

上述研究证实了在左侧PA和降主动脉之间建立分流的潜在获益，但也强调了在对患者的选择和技术层面均有待进一步探索，以识别最可能从中获益且短期结局改善的患者。鉴于接受该治疗的患者数量较少，该手术相较房间隔造口术或其他新技术的风险和临床获益目前仍不明确。

（二）其他介入方法

对于重度、药物难治性PAH的治疗，有其他许多干预方法可供选择或正在研究中。例如，在等待移植期间，患者可能从体外膜氧合或通气（例如Novalung）中获益。一些研究也正在探索经皮肺动脉去神经支配的作用。该疗法的生物学基础尚未完全确立。PAH患者似乎存在反射性的血管收缩反应，即近端PA的牵张可引起远端血管收缩。来自中国的一个研究团队报告了21名患者，其中13名接受了简单的肺动脉去神经术，8名拒绝手术。3个月后，接受该手术的患者得到显著改善：平均PAP降低（从55 mmHg降至36 mmHg），6分钟步行距离改善（324～491 m）。同一团队进行的一项纳入患者异质性更高（不仅仅是PAH）随访1年的研究再次报道了患者的

获益，尽管其改善程度大不如前（例如 mPAP 从 53.1 mmHg 降至 44.6 mmHg）。Kaplan-Meier 1 年死亡率估计值稍高于 15%。术后短期至中期的安全性问题未见报道。尽管肺动脉去神经术的前景令人振奋，但其在安全性和有效性方面，以及在当前实践中与有效药物的联合使用方面仍有一些根本问题尚未解决。不过，一些动物模型表明，肺动脉去神经支配术可能带来有益效果。目前，这些研究对重度 PAH 患者的适用性仍有待商榷，其结果也需要更科学严谨的研究设计来重复验证或进一步探索。目前已有 PAH 和与其他疾病相关的 PH 患者接受肺动脉去神经术的研究注册（例如 NCT02525926、NCT02403908、NCT02220335）。

有文献描述的其他治疗方法包括：制造室间隔缺损以减轻 RV 负荷，在主肺动脉近端束带以减轻肺血管负荷，在主动脉束带以改变 RV 对负荷增加的反应；虽然在某些特定情况下可以考虑以上干预措施，但由于缺乏证据和各种局限性，上述措施很少得到应用。

三、"治疗-修复"的理念：消除分流

虽然大多数类型的 PAH 无法预防，但及时修复先天性分流病变可能避免 PAH。大量分流和肺血管生理学正常的患者有介入修复缺损的明确指征，其运动耐力的改善和长期结局也更好，特别是在早期修复时。相反，当存在严重肺血管疾病时，禁忌修复心脏分流缺损；虽然 PAH 和右向左分流存在广泛的不良后果，上文所述的在无分流重度 PAH 患者中建立分流的原因提示，人工建立"泄洪出口"的存在可能使临床受益。事实上，与未修复 PAH-CHD 患者相比，缺损修复后持续或新发和进展性肺动脉高压患者的结局更差。

我们面临的挑战是如何对介于正常和重度 PAH 之间的、决定肺血管疾病是否可逆的临界状态血流动力学进行定义。大多数中度肺血流动力学紊乱的成人存在三尖瓣前病变（如房间隔缺损），因为三尖瓣后的大量分流（如动脉导管未闭和室间隔缺损）通常与儿童期 PAH 的发生相关。由于缺乏严格的前瞻性长期结局数据，不同专家指南的推荐意见差异很大（表 17.1）。虽然多数缺损修复后进展性 PAH 患者 Q_p/Q_s 低且 PVR 高，一部分在修复术前行右心导管检查时静息肺血流动力学完全正常或处于临界值的患者同样随后发生疾病进展。此外，过去常以二分法的眼光看待肺血管疾病的存在：存在（进展）或不存在。然而，越来越多的证据表明，即使在一些静息血流动力学正常的无症状患者中，缺损修复后也有潜在的肺血管生理和右心功能异常。

表 17.1　三个最新共识中关于房间隔缺损修复的建议

	适合修复	可能适合修复	修复禁忌
ESC GUCH 指南，2010	PVR < 5 WU 伴显著分流，伴或不伴症状（I 类）	PVR ≥ 5 WU 但 < SVR 的 2/3，或 PAP < 体动脉压力的 2/3（基线或使用血管扩张药）和左向右净分流（Q_p/Q_s > 1.5）（Ⅱb 类）	艾森门格综合征（Ⅲ类）
AHA/ACC ACHD 指南，2008	RA 或 RV 增大，伴或不伴症状（I 类）	左向右净分流，PAP < 体循环压力的 2/3，PVR < SVR 的 2/3，或对肺血管扩张药治疗/缺损封堵试验有反应时（Ⅱb 类）	重度不可逆 PAH，无左向右分流的证据（Ⅲ类）
更新临床 PH 分类，2013	PVR < 2.3 WU（< 4 WU·m²）	PVR 2.3 ~ 4.6 WU（4 ~ 8 WU·m²）	PVR > 4.6 WU（> 8 WU×m²）

I、Ⅱb 和Ⅲ类是指在相应文件中注明和定义的建议水平

ESC. 欧洲心脏病学会；AHA/ACC. 美国心脏协会/美国心脏病学会；PVR. 肺血管阻力；WU.Wood 单位；RA. 右心房；SVR. 体循环阻力；PAP. 肺动脉压；Q_p/Q_s. 肺循环与体循环血流量比；PAH. 动脉性肺动脉高压

　　考虑到缺损闭合可能带来的实质性好处以及患者对修复缺损的愿望，人们对先使用药物治疗以便实施缺损闭合术的兴趣越来越大。这通常被称为"治疗-修复"理念。在这种情况下，PAH药物治疗并非通向更安全的围手术期管理的桥梁，虽然这些药物确实有助于预防PVR轻度升高的患者发生急性RHF，但急性RHF在轻度PAH患者中较少发生，所以预防RHF一般不被视为此人群的治疗目标。不过，PAH靶向药物治疗有两个可能的目标，经验性的药物治疗试验可帮助找出一部分对药物治疗有强烈反应的患者，此类患者在缺损闭合后发生进行性、难治性重度PAH的可能性较小（尽管尚无明确证据支持）。药物治疗反应的评估包括功能状态、运动能力、心功能和血流动力学（包括肺血管反应性）。也有学者提出，肺活检有助于指导对患者的选择，尽管在多数中心并不常规进行肺活检。由于许多患者无症状且心功能尚可，短期给药以寻求改善具有挑战性；还有一些证据表明，PAH靶向药物不仅可以有急性舒血管作用，还可以在远期减轻肺血管重构。

　　早期的研究报道表明，"治疗-修复"的理念具有应用前景，但这些研究多只进行了短期随访，且仅限于少数中心，其普遍性和可重复性尚未得到证实。由于这类患者中的绝大多数在不接受PAH靶向药物治疗的情况下，数月至数年内都预后良好，因此很难确定药物治疗是否有益或在长期结局有类似的积极作用。事实上，一些研究纳入了通常被认为无须治疗即可进行修复的患者，在这些患者中PVR并非肺动脉压明显升高的唯一原因。值得注意的是，修复前有明确PAH的患者在修复后通常会自觉好转，但患者的PAH本身并未得到解决，仍需接受PAH药物治疗。尽管人们对修复术后的改善寄予厚望，但这些患者的PAH很可能是进行性的；更令人担忧的是，当可以作为"减压阀"的分流被关闭后，患者的长期预后可能更差。

　　也有一些学者建议在发生RHF的患者中可使用有孔的或带瓣膜的补片/装置闭合缺损，以允许少量的右向左分流通过。这在少数情况下可能有用，前提条件是急性RHF开窗术的窗孔必须相对较小并在一段时间后能自动闭合，以便使手术达到缺损闭合的预期受益。此外，对于明确出现进展性PAH和RHF患者，人为造成房间隔缺损或其他分流如上一节所述在技术上是可行的。不过，尚不清楚这种方法在术后即刻和上述情况下是否能带来获益。

　　如上所述，对于中等程度的肺血管疾病患者，仍缺乏判断其未来疾病进展或可逆性、从而做出治疗和修复术决策的可靠指标。PAH和CHD专家应提供个体化护理，并对患者的心肺运动试验、影像和有创血流动力学进行动态的（如运动或药物反应）重复评估。

（晏　露　译）

参 考 文 献

［1］Marcus JT, Gan CT, Zwanenburg JJ, et al. 2008. Interventricular mechanical asynchrony in pulmonary arterial hypertension: left-to-right delay in peak shortening is related to right ventricular overload and left ventricular under-filling. J Am Coll Cardiol, 51（7）: 750-757

［2］Rashkind WJ, Miller WW. 1966. Creation of an atrial septal defect without thoracotomy. A palliative approach to complete transposition of the great arteries. JAMA, 196（11）: 991-992

［3］Rich S, Lam W. 1983. Atrial septostomy as palliative therapy for refractory primary pulmonary hypertension. Am J Cardiol, 51（9）: 1560-1561

［4］Nihill MR, O'Laughlin MP, Mullins CE. 1991. Effects of atrial septostomy in patients with terminal cor pulmonale due to pulmonary vascular disease. Catheter Cardiovasc Diagn, 24（3）: 166-172

［5］Rothman A, Beltran D, Kriett JM, et al. 1993. Graded balloon dilation atrial septostomy as a bridge to lung transplantation in pulmonary hypertension. Am Heart J, 125（6）: 1763-1766

［6］Prieto LR, Latson LA, Jennings C. 2006. Atrial septostomy using a butterfly stent in a patient with severe pulmonary arterial hypertension. Catheter Cardiovasc Interv, 68（4）: 642-647

［7］Keogh AM, Mayer E, Benza RL, et al. 2009. Interventional and surgical modalities of treatment in pulmonary hypertension. J Am Coll Cardiol, 54（1 Suppl）: S67-S77

［8］Al Maluli H，DeStephan CM，Alvarez RJ Jr，et al．2015．Atrial septostomy：a contem-porary review．Clin Cardiol，38（6）：395-400

［9］Rothman A，Sklansky MS，Lucas VW，et al．1999．Atrial septostomy as a bridge to lung transplantation in patients with severe pulmonary hypertension．Am J Cardiol，84（6）：682-686

［10］Austen WG，Morrow AG，Berry WB．1964．Experimental studies of the surgical treatment of primary pulmonary hypertension．J Thorac Cardiovasc Surg，48：448-455

［11］Potts WJ，Smith S，Gibson S．1946．Anastomosis of the aorta to a pulmonary artery；certain types in con-genital heart disease．J Am Med Assoc，132（11）：627-631

［12］Blanc J，Vouhe P，Bonnet D．2004．Potts shunt in patients with pulmonary hypertension．N Engl J Med，350（6）：623

［13］Baruteau AE，Belli E，Boudjemline Y，et al．2015．Palliative Potts shunt for the treatment of children with drug-refractory pulmonary arterial hypertension：updated data from the first 24 patients．Eur J Cardio-thorac Surg 47（3）：e105-e110

［14］Boudjemline Y，Patel M，Malekzadeh-Milani S．2013．Patent ductus arteriosus stenting（transcatheter Potts shunt）for palliation of suprasystemic pulmonary arterial hypertension：a case series．Circ Cardiovasc Interv，6（2）：e18-e20

［15］Wood P．1958．The Eisenmenger syndrome or pulmonary hypertension with reversed central shunt．Br Med J，2（5098）：701-709

［16］Guo K，Langleben D，Afilalo J，et al．2013．Anatomical considerations for the development of a new transcatheter aortopulmonary shunt device in patients with severe pulmonary arterial hypertension．Pulm Circ，3（3）：639-646

［17］Esch JJ，Shah PB，Cockrill BA，et al．2013．Transcatheter Potts shunt creation in patients with severe pulmonary arterial hypertension：initial clinical experience．J Heart Lung Transplant，32（4）：381-387

［18］Zanjani KS．2013．Radiofrequency perforation may increase the safety of transcatheter Potts shunt creation．J Heart Lung Transplant 32（9）：938

［19］Chen SL，Zhang FF，Xu J，et al．2013．Pulmonary artery denervation to treat pulmonary arterial hyper-tension：the single-center，prospective，first-in-man PADN-1 study（first-in-man pulmonary artery denerva-tion for treatment of pulmonary artery hypertension）．J Am Coll Cardiol，62（12）：1092-1100

［20］Chen SL，Zhang H，Xie DJ，et al．2015．Hemodynamic，functional，and clinical responses to pulmo-nary artery denervation in patients with pulmonary arterial hypertension of different causes：phase II results from the pulmonary artery denervation-1 study．Circ Cardiovasc Interv，8（11）：e002837

［21］Galie N，Manes A．2013．New treatment strategies for pulmonary arterial hypertension：hopes or hypes？J Am Coll Cardiol，62（12）：1101-1102

［22］Rothman AM，Arnold ND，Chang W，et al．2015．Pulmonary artery denervation reduces pulmonary artery pressure and induces histological changes in an acute porcine model of pulmonary hypertension．Circ Cardiovasc Interv，8（11）：e002569

［23］Meadows J，Pigula F，Lock J，et al．2007．Transcatheter creation and enlargement of ventricular septal defects for relief of ventricular hypertension．J Thorac Cardiovasc Surg，133（4）：912-918

［24］Mocellin R，Buhlmeyer K．1975．Late banding operation in children with ventricular septal defect and pul-monary arterial hypertension．Eur J Cardiol，3（3）：205-211

［25］Khan SA，Gelb BD，Nguyen KH．2006．Evaluation of pulmonary artery banding in the setting of ventricular septal defects and severely elevated pulmonary vascular resistance．Congenit Heart Dis，1（5）：244-250

［26］Batista RJ，Santos JL，Takeshita N，et al．1997．Successful reversal of pulmonary hypertension in Eisen-menger complex．Arq Bras Cardiol，68（4）：279-280

［27］Apitz C，Honjo O，Humpl T，et al．2012．Biventricular structural and functional responses to aortic constriction in a rabbit model of chronic right ventricular pressure overload．J Thorac Cardiovasc Surg，144（6）：1494-1501

［28］Murphy JG，Gersh BJ，McGoon MD，et al．1990．Long-term outcome after surgical repair of isolated atrial septal defect．Follow-up at 27 to 32 years．N Engl J Med，323（24）：1645-1650

［29］Attie F，Rosas M，Granados N，et al．2001．Surgical treatment for secundum atrial septal defects in patients＞40 years old．A randomized clinical trial．J Am Coll Cardiol，38（7）：2035-2042

［30］ Diller GP，Gatzoulis MA. 2007. Pulmonary vascular disease in adults with congenital heart disease. Circulation，115（8）：1039-1050

［31］ Opotowsky AR，Landzberg MJ，Beghetti M. 2014. The exceptional and far-flung manifestations of heart failure in Eisenmenger syndrome. Heart Fail Clin，10（1）：91-104

［32］ Manes A，Palazzini M，Leci E，et al. 2014. Current era survival of patients with pulmonary arterial hypertension associated with congenital heart disease：a comparison between clinical subgroups. Eur Heart J，35（11）：716-724

［33］ Dimopoulos K，Peset A，Gatzoulis MA. 2008. Evaluating operability in adults with congenital heart disease and the role of pretreatment with targeted pulmonary arterial hypertension therapy. Int J Cardiol，129（2）：163-171

［34］ Beghetti M，Galie N，Bonnet D. 2012. Can "inoperable" congenital heart defects become operable in patients with pulmonary arterial hypertension? Dream or reality? Congenit Heart Dis，7（1）：3-11

［35］ Rosenzweig EB，Barst RJ. 2012. Congenital heart disease and pulmonary hypertension：pharmacology and feasibility of late surgery. Prog Cardiovasc Dis，55（2）：128-133

［36］ Krieger EV，Leary PJ，Opotowsky AR. 2015. Pulmonary hypertension in congenital heart disease：beyond Eisenmenger syndrome. Cardiol Clin，33（4）：599-609

［37］ Baumgartner H，Bonhoeffer P，De Groot NM，et al. 2010. ESC guidelines for the management of grown-up congenital heart disease（new version 2010）. Eur Heart J，31（23）：2915-2957

［38］ Warnes CA，Williams RG，Bashore TM，et al. 2008. ACC/AHA 2008 guidelines for the Management of Adults with congenital heart disease：a report of the American College of Cardiology/American Heart Association task force on practice guidelines（writing committee to develop guidelines on the management of adults with congenital heart disease）. Circulation，118（23）：e714-e833

［39］ Simonneau G，Gatzoulis MA，Adatia I，et al. 2013. Updated clinical classification of pulmonary hypertension. J Am Coll Cardiol，62（25 Suppl）：D34-D41

［40］ D'Alto M，Romeo E，Argiento P，et al. 2013. Hemodynamics of patients developing pulmonary arterial hypertension after shunt closure. Int J Cardiol，168（4）：3797-3801

［41］ Van De Bruaene A，La Gerche A，Prior DL. 2011. Pulmonary vascular resistance as assessed by bicycle stress echocardiography in patients with atrial septal defect type secundum. Circ Cardiovasc Imaging，4（3）：237-245

［42］ Santos M，Systrom D，Epstein SE，et al. 2014. Impaired exercise capacity following atrial septal defect closure：an invasive study of the right heart and pulmonary circulation. Pulm Circ，4（4）：630-637

［43］ Van De Bruaene A，De Meester P，et al. 2013. Right ventricular load and function during exercise in patients with open and closed atrial septal defect type secundum. Eur J Prev Cardiol，20（4）：597-604

［44］ Huang JB，Liu YL，Yu CT，et al. 2011. Lung biopsy findings in previously inoperable patients with severe pulmonary hypertension associated with congenital heart disease. Int J Cardiol，151（1）：76-83

［45］ Schwerzmann M，Zafar M，McLaughlin PR，et al. 2006. Atrial septal defect closure in a patient with "irreversible" pulmonary hypertensive arteriopathy. Int J Cardiol，110（1）：104-107

［46］ Frost AE，Quinones MA，Zoghbi WA，et al. 2005. Reversal of pulmonary hypertension and subsequent repair of atrial septal defect after treatment with continuous intravenous epoprostenol. J Heart Lung Transplant，24（4）：501-503

［47］ Huang ZW，Fan ZX，Sun JT，et al. 2012. The short-and medium-term results of transcatheter closure of atrial septal defect with severe pulmonary arterial hypertension. Heart Vessel，27（6）：603-609

［48］ Hoetzenecker K，Ankersmit HJ，Bonderman D，et al. 2009. Atrial septal defect repair after a 10-month treatment with bosentan in a patient with severe pulmonary arterial hypertension：a case report. J Thorac Cardiovasc Surg，137（3）：760-761

［49］ Opotowsky AR. 2015. Clinical evaluation and management of pulmonary hypertension in the adult with congenital heart disease. Circulation，131（2）：200-210

［50］ Bruch L，Winkelmann A，Sonntag S，et al. 2008. Fenestrated occluders for treatment of ASD in elderly patients with pulmonary hypertension and/or right heart failure. J Interv Cardiol，21（1）：44-49

唐氏综合征合并艾森门格综合征

第18章

Michele D'Alto and Giovanni Maria Di Marco

缩略词

AVSD	atrioventricular septal defect	房室间隔缺损
CHD	congenital heart disease	先天性心脏病
DS	Down syndrome	唐氏综合征
ERA	endothelin receptor antagonist	内皮素受体拮抗剂
PAH	pulmonary arterial hypertension	动脉性肺动脉高压
PH	pulmonary hypertension	肺动脉高压
RHC	right heart catheterization	右心导管
VSD	ventricular septal defect	室间隔缺损
6MWD	six minute walk distance	6分钟步行距离
6MWT	six minute walk test	6分钟步行试验

一、唐氏综合征的定义和流行病学

唐氏综合征（DS）是最常见的常染色体异常遗传病，在新生儿中的发生率约为1.1/1000，无明显种族差异。1846年，法国科学家Seguin对DS进行了最早描述，其重要临床特征于1866年由眼科医师Haydon Down记述。1959年，DS的遗传学病因得到揭示；1965年，WHO正式将其命名为"唐氏综合征"。

DS的流行病学近年来无明显变化。一方面，高龄产妇的增多引起DS新生儿的数量增加；另一方面，产前诊断技术的进步使更多DS孕妇得以终止妊娠。多数情况下，该疾病由21号染色体的三体异常导致，只有少数病例由Robertsonian易位、等臂染色体或环染色体畸形引发。有假说提出，21号染色体上某个特定的基因簇决定了DS的表型，如颅面部异常，先天性心脏缺损和智力障碍。然而，一些建立在人体和DS大鼠模型上的研究表明，21号染色体上的多个关键区域

M. D'Alto (✉) · G.M. Di Marco

Department of Cardiology, Second University of Naples—Monaldi Hospital, Naples, Italy

e-mail: mic.dalto@tin.it

© Springer International Publishing AG 2017

K. Dimopoulos, G.-P. Diller (eds.), *Pulmonary Hypertension in Adult Congenital Heart Disease*, Congenital Heart Disease in Adolescents and Adults, DOI 10.1007/978-3-319-46028-4_18

参与了临床表型决定过程。因此，对基因亚组的识别并不能用来区分DS的表型。

DS可引发智力障碍与多种并发症，如先天性心脏缺损、高血压、肺动脉高压、颅面部和身体发育异常、胃肠道问题、白血病、肿瘤、先天性巨结肠和Alzheimer症，为社会带来了沉重的医疗负担。

二、唐氏综合征肺动脉高压的病因

PH对DS患者的预后和生活质量有着显著影响。PH的定义为：静息状态下右心导管测得的肺动脉平均压≥25 mmHg。DS的并发症及合并症与PH的发生及加重有关（表18.1）。在DS患者中，PH最常见的病因是CHD/ES（第1大类肺动脉高压，参见2013年尼斯第五届世界肺动脉高压大会）。约43%的DS患者合并CHD。最新研究表明，DS患者合并的CHD中43%为房室间隔缺损（AVSD），31%为室间隔缺损（VSD），15%为房间隔缺损，5%为法洛四联症，4%为动脉导管未闭，还有约2%为多发性畸形（包括主动脉缩窄、肺动脉瓣狭窄或血管环）。其中，常见于DS患者的AVSD的发病机制与CRELD1异常（富含半胱氨酸表皮生长因子）和GATA4基因有关。

表18.1　DS患者中引发PH的因素

·先天性心脏病
·内皮功能不全
·呼吸系统疾病
-肥胖，巨舌症和颈部形态诱发的睡眠呼吸暂停
-呼吸合胞病毒感染
-肺气肿
-下呼吸道感染
-脊柱侧弯或胸部畸形导致的限制性呼吸病理生理
·低出生体重
·暂时性骨髓造血异常

改编自Saji

部分先天性心脏缺损如AVSD和VSD可以引发左向右分流，如果不及时加以矫正，最终可能导致PH。发生肺血管疾病的风险与分流的大小和部位有关，由于病理生理改变不同（单纯容量负荷 vs压力和容量后负荷），三尖瓣前分流引发肺血管疾病的风险低于三尖瓣后分流。ES是CHD患者在PAH终末期的表现，是一种长期左向右大量分流引发的、复杂的多系统综合征，可以导致肺动脉压力显著高于一般水平或超过体动脉压力。这种血流动力学状态最终会引起双向或右向左分流，带来包括发绀、红细胞增多和慢性右心衰竭的典型症状。

总体而言，未经矫正的心内或心外分流合并DS的患者较早发展为PAH，肺血管床损害也更为严重。这些发现在20世纪70年代被报道，当时Chi和Krovetz对DS与肺血管床之间的关系进行了探索。与非DS患者相比，DS患者更易在早期发生严重的肺血管病损害，这可能与内皮的功能障碍有关。近来研究显示，内皮细胞稳态受损可以促使PH的发生。在合并CHD-PAH和ES的DS患者体内，有利于维持血管稳态的内皮祖细胞数量减少。此外，在DS患者中观察到了高水平的炎症介质，如TNF-a、IL-6和CRP，NO合成指数和不对称二甲基精氨酸（ADMA），它们也会影响循环中内皮祖细胞的数量。Yamaki基于RHC和肺活检的结果评估了CHD的外科手术适应证。他观察到，不同于非DS患者，DS患者即使肺动脉压力升高也并不伴随血管中膜增厚，而是出现明显的内膜增厚。这些组织病理特点可能在DS患者的PAH发展中发挥作用。DS与肺循环和体循环中的小直径血管有关，这一现象随着年龄增长逐渐明显。

DS中引起PH发生及恶化的另一个原因是呼吸道疾病。在许多DS患者中，肺发育不全和肺泡数量减少意味着被毛细血管覆盖的肺泡表面积十分有限。这些肺部的结构异常可能与胎儿期肺组织吸收羊水中的毒性物质有关。此外，DS患者容易由于腺样体肿大、巨舌症和舌下垂出现上气道阻塞，引起低肌张力和低通气，以上因素均加剧了PH的进展。

有睡眠呼吸暂停或低通气症状或危险因素的DS患者应接受多导睡眠监测，因为在DS患者中PH可由睡眠呼吸暂停引发。对于手术切除腺样体后几乎无改善以及合并其他危险因素（如肥胖、明显面部发育不全或存在神经系统的并发症）的患者，应当予以特别关注。

最后，新生儿持续性肺动脉高压在DS患者中并不少见，其发病率高达1.2% ～ 5.2%。因此，DS合并肺动脉高压的患者除了CHD/ES，需要考虑所有可能引起PH的原因，并根据PH的类型予以治疗。

三、唐氏综合征患者中艾森门格综合征的治疗

在过去的20年间，心血管外科手术的管理发生了很大变化，心血管外科手术尤其是围生期进行的手术效果改善，死亡率下降。最近，纽卡斯尔地区小儿心脏病学数据库的一项研究显示，1985—1995年，62%的DS婴儿接受了先天性心脏病手术，其死亡率高达30%。相比之下，1996—2006年，72%的DS婴儿接受了先天性心脏病手术，死亡率降至5%。合并心血管异常的DS患者的1年生存率从1985—1995年的82%提高到1996—2006年的94%。尽管取得了以上进展，一些患者仍然在手术前出现了肺血管疾病，许多合并CHD的DS患者也直到成年仍未接受手术治疗。事实上，根据三级诊疗中心的数据统计，DS患者目前占据了成人ES的1/3。

针对PAH的新治疗策略在过去20年间极大地改善了PAH-CHD患者的临床状况。一项大规模随机对照临床试验和一些单中心、开放标签的研究特别表明，口服波生坦和双重内皮素受体拮抗剂可以改善PAH-CHD和艾森门格综合征（ES）患者短期和长期的运动耐量和功能分级。

越来越多的证据同样表明，磷酸二酯酶V型抑制剂单用或与ERA联合治疗均对ES患者有效。此外，尽早启动靶向药物治疗对于DS患者可能像对于特发性肺动脉高压患者一样有益。正在进行的MAESTRO研究将心功能 II 级的患者和DS患者纳入研究人群，对ES患者给予口服新型ERA（马昔腾坦），该研究可能为该疾病药物治疗的有效性提供进一步的证据。

尽管如此，大多数研究都将DS患者排除在外，导致PAH靶向药物治疗的效果在这一人群中仍未可知。由于缺少PAH靶向药物在DS人群中的疗效证据，一项最近的登记注册的研究显示，尽管合并PAH-CHD的DS患者有更早发生PAH和功能状态更差这两个明确的预后不良标志，他们接受PAH靶向药物治疗的可能性相较非DS患者大大降低。

尽管目前尚无针对DS合并PAH-CHD患者随机对照临床试验，近年来一些来自开放标签研究的数据逐渐可以获取。两项出自同一团队的研究显示口服波生坦治疗在DS合并PAH-CHD的成人患者中体现出良好的安全性和耐受性，但治疗过程中患者的生活质量没有改变，6分钟步行距离的结果也存在矛盾。在第一项研究中，24例DS合并PAH-CHD患者在接受11.5个月的波生坦治疗后6分钟步行距离增加；第二项研究中，尽管30例PAH-CHD不合并DS在随访22个月时6分钟步行距离增加，28例合并DS的患者6分钟步行距离保持不变。上述两项研究均未对患者进行侵入性血流动力学检测。由于依从性差，患者难以学习6分钟步行试验（见下节），DS患者

的的6分钟步行试验往往不可靠。在缺乏可靠的运动耐量评估手段以及患者对症状描述不充分的情况下，DS患者的功能评估受到了极大挑战。

最近，D'Alto等评估了口服波生坦在伴或不伴DS的成人PAH-CHD患者中的安全性和远期疗效，包括临床特征和血流动力学参数。接受12个月的治疗后，不管患者是否存在DS，口服标准剂量波生坦都被认为是安全的，并且患者的临床状态、运动耐量和肺血流动力学得到了明显改善。特别是当临床和血流动力学参数以从基线到随访结束变化的百分比描述时，伴或不伴DS的患者之间没有差异（表18.2）。这表明不管有无DS，波生坦对PAH-CHD患者肺循环同样有效。

就抗凝治疗而言，一般情况下，PAH-CHD合并ES的患者出血风险增加。但来自COMPERA登记注册试验的最新数据表明，对于IPAH以外其他类型的PAH如结缔组织疾病相关性PAH和PAH-CHD的患者来说，抗凝治疗并未带来明显生存获益。此外，考虑到DS患者的INR监测困难，目前不推荐对这些患者进行抗凝治疗（更多抗凝相关的信息，请参见第15章）。

表18.2　基线及口服波生坦后伴或不伴DS的患者临床和血流动力学特征

	唐氏综合征（$n=18$）			非唐氏综合征（$n=56$）		
	基线	随访	P	基线	随访	P
SpO$_2$（%）	83 ± 9	84 ± 9	0.07	84 ± 9	85 ± 8	0.2
HR（bpm）	90 ± 11	85 ± 8	0.000 1	91 ± 14	84 ± 11	0.000 3
WHO功能分级	2.9 ± 0.6	2.5 ± 0.5	0.005	2.9 ± 0.5	2.5 ± 0.5	0.000 002
运动耐量（6MWT）						
6分钟步行距离（m）	239 ± 74	288 ± 71	0.000 7	343 ± 86	389 ± 80	0.000 03
运动末心率（bpm）	117 ± 19	109 ± 9	0.03	117 ± 19	111 ± 20	0.04
运动末SpO$_2$（%）	72 ± 10	74 ± 10	0.011	69 ± 13	73 ± 12	0.005
Borg指数	5.7 ± 2.6	3.5 ± 1.6	0.000 3	5.0 ± 2.1	4.3 ± 1.9	0.001
血流动力学数据						
RAP（mmHg）	13 ± 5	12 ± 6	0.14	11 ± 4	11 ± 4	0.6
mPAP（mmHg）	66 ± 21	60 ± 17	0.06	74 ± 18	73 ± 21	0.6
mPCWP（mmHg）	11 ± 3	12 ± 3	0.16	11 ± 3	12 ± 3	0.9
Qp（L/min/m^2）	3.5 ± 1.4	4.0 ± 1.6	0.006	2.8 ± 1.0	3.5 ± 1.4	0.000 5
Qs（L/min/m^2）	3.6 ± 1.3	3.4 ± 1.7	0.37	3.3 ± 1.3	3.7 ± 1.9	0.064
Qp/Qs	1.0 ± 0.4	1.4 ± 0.7	0.003	0.9 ± 0.3	1.1 ± 0.7	0.012
PVRi（WU m^2）	20 ± 13	15 ± 9	0.007	26 ± 15	20 ± 10	0.002

6MWT.6分钟步行试验；bpm.心跳，次/分；HR.心率；mPCWP.平均肺毛细血管楔压；mPAP.平均肺动脉压；PVRI.肺血管阻力指数；Qp.肺循环血流量；Qs.体循环血流量，Qp/Qs.肺循环血流量/体循环血流量比值；RAP.右心房压；SpO$_2$.经皮血氧饱和度；WHO.世界卫生组织；WU.Wood单位。D'Alto等修正

四、唐氏综合征患者合并PAH-CHD的挑战和局限

对于合并PAH-CHD的DS患者而言，目前的诊断和预后评估都存在局限性并受到重大挑战。

由于DS患者对指令难以配合，常规的PH诊断方法如肺功能检查、高分辨CT和通气/灌注扫描在DS患者中很难得到应用。此外，作为PH核心诊断依据的RHC并非不涉及伦理和安全问题。知情同意的认定取决于当地关于心智能力的立法，这一过程同样难以明确。进行RHC时可能需要对患者进行全身麻醉，这会给PH患者或有其他麻醉危险因素（如肥胖）的患者带来风险。如需插管，患者的巨舌和颈部结构同样会增加操作的风险。

在DS合并PAH-CHD的患者中，由于缺乏随机对照研究和其他前瞻性研究及血流动力学数据（仅一项研究），基于循证的诊断方案和风险评估流程无法建立。此外，如上文所述，这类人群的PH往往与多因素相关，包括复杂心脏畸形、上呼吸道阻塞、新生儿PH和严重脊柱侧弯所致限制性肺疾病等。因此，在考虑PAH靶向治疗前，必须对患者进行全面检查以明确诊断。

从功能分级评估开始，常规的功能和预后指标都难以应用于DS患者。通常，PAH-CHD患者自出生起就多年伴随着症状，习惯于进行较低强度的日常活动，因此容易在活动中低估症状的严重性。此外，DS患者功能受限的信息常由护理人员提供，对这部分患者进行功能分级的可行性也因此受到了进一步质疑。而生活质量问卷的填写则更为困难，至今仍无针对DS患者设计的有效问卷。

运动耐量的客观指标也很难在DS人群中得到应用。作为对PAH患者评估运动耐量的标准方法，6MWT在DS患者中的有效性也受到了质疑。Vis等观察到在DS患者中6MWD无法反映心脏疾病的严重程度，而是与患者的智力水平呈负相关。进行6MWT的患者应独立以最快速度行走（不能跑），而且不能给予任何鼓励。该过程中的任何偏倚都可能导致测试结果的显著改变，6MWT在DS患者中的可靠性也因此受到影响。解决此问题并提高6MWT可靠性的可能方法有：①对患者进行培训，并仅对可明确遵循操作的患者进行6MWT；②排除严重智力障碍的患者；③允许检查者（或看护者）与患者同行（避免接触和鼓励）；④对执行6MWT的人员提供与DS患者进行交流的特殊培训；⑤安排额外的测试或访视以评估可重复性；⑥优化测试环境（安静的环境、居家场所、家庭成员等）（表18.3）。显然，这些解决方案未被国际指南普遍接受或推荐，有的甚至可能会引入偏倚。

表18.3　6分钟步行距离与唐氏综合征：存在的问题与可能的解决方法

问题	可能的解决方法
患者依从性差	环境优化（安静的环境，熟悉的场所，熟悉的人员）
可重复性差	额外的训练（使患者达到可接受的重复性）
	排除智力水平过低的患者
	多次测试以评估可重复性
DS患者特有的问题：对测试的注意力/兴趣缺乏	检查者（或看护者）应当走在患者身后，避免身体接触（如牵手）或鼓励
与患者的互动	对DS患者的检查人员进行专门培训
对于无法或不愿意进行6MWT测试的患者进行的特殊安排	安排额外的测试或访视

DS.唐氏综合征；6MWT.6分钟步行试验

总结

PH严重影响DS患者的生活质量并与病死率和致残率的升高显著相关。CHD是DS患者发生

PH的主要原因，但临床医师对引起PH的其他原因也应进行筛查和治疗。考虑到PH相关的合并症和并发症在DS患者中的多样性，所有DS患者均应接受多学科管理。

（罗　勤　译）

参 考 文 献

［1］Morris JK，Alberman E．2009．Trends in Down's syndrome live births and antenatal diagnoses in England and Wales from 1989 to 2008：analysis of data from the National Down Syndrome Cytogenetic Register．BMJ，339：b3794

［2］Wiseman FK，Alford KA，Tybulewic VL．2009．Down syndrome—recent prog-ress and future prospects．Hum Mol Genet，18（R1）：R75-R83

［3］Seguin E．1846．Traitement moral，hygiène et éducation des idiots et des autres enfants arriérés．Baillière，Paris

［4］Down JL．1866．Observations on an ethnic classification of idiots．Clinical Lecture Reports：London Hospital，3：259-262

［5］Lejeune J，Gauthier M，Turpin R．1959．Les chromosomes humains en culture de tissus．C R Hebd Seances Acad Sci，248：602-603

［6］Delabar JM，Theophile D，Rahmani Z，et al．1993．Molecular mapping of twenty-four features of Down syndrome on chromosome 21．Eur J Hum Genet，1：114-124

［7］Ohira M，Ichikawa H，Suzuki E，et al．1996．A 1.6-Mb P1-based physical map of the Down syndrome region on chromosome 21．Genomics，33：65-74

［8］Korbel JO，Tirosh-Wagner T，Urban AE，et al．2009．The genetic architecture of Down syndrome phe-notypes revealed by high-resolution analysis of human segmental trisomies．Proc Natl Acad Sci U S A，106：12031-12036

［9］Shapiro BL．1999．The Down syndrome critical region．J Neural Transm Suppl 57：41-60

［10］Asim A，Kumar A，Muthuswamy S．2015．Down syndrome：an insight of the disease．J Biomed Sci，22：41

［11］Neill CA，Zuckerberg AL．1995．Syndromes and congenital heart defects．In：Nichols DG，Cameron DE，Greeley WJ et al（eds）Critical heart disease in infants and children．Mosby，St Louis，pp 987-1012

［12］Saji T．2014．Clinical characteristics of pulmonary arterial hypertension associated with Down syndrome．Pediatr Int，56：297-303

［13］Simonneau G，Gatzoulis MA，Adatia I，et al．2013．Updated clinical classification of pulmonary hyper-tension．J Am Coll Cardiol，62（25 Suppl）：D34-D41

［14］Jaiyesimi O，Baichoo V．2007．Cardiovascular malformations in Omani Arab children with Down's syn-drome．Cardiol Young，17：166-171

［15］Vida VL，Barnoya J，Larrazabal LA．2005．Congenital cardiac disease in children with Down's syndrome in Guatemala．Cardiol Young，15：286-290

［16］Lin AE，Basson CT，Goldmuntz E，et al．2008．Adults with genetic syndromes and cardiovascular ab-normalities：clinical history and management．Genet Med，10：469-494

［17］Sarkozy A，Esposito G，Conti E，et al．2005．CRELD1 and GATA4 gene analysis in patients with non-syndromic atrioventricular canal defects．Am J Med Genet，139：236-238

［18］Thieren M，Stijns-Cailteux M，Trémouroux-Wattiez M，et al．1988．Congenital heart diseases and ob-structive pulmonary vascular diseases in Down's syndrome．A propos of 142 children with trisomy 21．Arch Mal Coeur Vaiss，81：655-661

［19］Hasegawa N，Oshima M，Kawakami H，et al．1990．Changes in pulmonary tissue of patients with con-genital heart disease and Down syndrome：a morphological and histological study．Acta Paediatr Jpn，32：60-66

［20］Greenwood RD，Nadas AS．1976．The clinical course of cardiac disease in Down's syndrome．Pediatrics

58：893-897

［21］Chi TP，Krovetz J．1975．The pulmonary vascular bed in children with Down syndrome. J Pediatr，86：533-538

［22］Irving CA，Chaudhari MP．2012．Cardiovascular abnormalities in Down's syndrome：spec-trum，management and survival over 22 years. Arch Dis Child，97：326-330

［23］Diller GP，van Eijl S，Okonko DO，et al．2008．Circulating endo-thelial progenitor cells in patients with Eisenmenger syndrome and idiopathic pulmonary arte-rial hypertension. Circulation，117：3020-3030

［24］Yamaki S．2000．The diagnosis in biopsied samples from patients with VSD and PDA. The diagnosis of pulmonary vasculopathy in lung biopsy samples for clinicians，1st edn. Medical Reviews，Osaka

［25］Cooney TP，Thurlbeck WM．1982．Pulmonary hypoplasia in Down's syndrome. N Engl J Med，307：1170-1173

［26］Yamaki S，Horiuchi T，Takahashi T．1985．Pulmonary changes in congenital heart disease with Down's syndrome：their significance as a cause of postoperative respiratory failure. Thorax，40：380-386

［27］Aurora RN，Zak RS，Karippot A，et al．2011．Practice parameters for the respiratory indications for polysomnography in children. Sleep，34：379-388

［28］Weijerman ME，van Furth AM，van der Mooren MD，et al．2010．Prevalence of congenital heart defects and persistent pulmonary hyper-tension of the neonate with Down syndrome. Eur J Pediatr，169：1195-1199

［29］Cua CL，Blankenship A，North AL．2007．Increased incidence of idio-pathic persistent pulmonary hypertension in Down syndrome neonates. Pediatr Cardiol，28：250-254

［30］Shah PS，Hellmann J，Adatia I．2004．Clinical characteristics and follow up of Down syn-drome infants without congenital heart disease who presented with persistent pulmonary hypertension of newborn. J Perinat Med，32：168-170

［31］Galiè N，Beghetti M，Gatzoulis MA，et al．2006．Bosentan therapy in patients with Eisenmenger syndrome：a multicenter，double-blind，randomized，placebo-controlled study. Circulation，114：48-54

［32］Gatzoulis MA，Beghetti M，Galiè N，et al．2008．Longer-term bosentan therapy improves functional capacity in Eisenmenger syn-drome：results of the BREATHE-5 open-label extension study. Int J Cardiol，127：27-32

［33］Sitbon O，Beghetti M，Petit J，et al．2006．Bosentan for the treatment of pulmonary arterial hypertension associated with congenital heart defects. Eur J Clin Investig，36（Suppl 3）：25-31

［34］Benza RL，Rayburn BK，Tallaj JA，et al．2006．Efficacy of bosentan in a small cohort of adult patients with pulmonary arterial hypertension related to congenital heart disease. Chest，129：1009-1015

［35］Apostolopoulou SC，Manginas A，Cokkinos DV，et al．2007．Long-term oral bosentan treatment in patients with pulmonary arterial hypertension related to congenital heart disease：a 2-year study. Heart，93：350-354

［36］D'Alto M，Vizza CD，Romeo E，et al．2007．Long term effects of bosentan treatment in adult patients with pulmonary arterial hypertension related to congenital heart disease（Eisenmenger physiology）：safety，tolerability，clinical，and haemody-namic effect. Heart，93：621-625

［37］Zhang ZN，Jiang X，Zhang R，et al．2011．Oral sildenafil treatment for Eisenmenger syndrome：a prospective，open-label，multicentre study. Heart，97：1876-1881

［38］Mukhopadhyay S，Sharma M，Ramakrishnan S，et al．2006．Phosphodiesterase-5 inhibitor in Eisenmenger syndrome：a preliminary observational study. Circulation，114：1807-1810

［39］Iversen K，Jensen AS，Jensen TV．2010．Combination therapy with bosentan and sildenafil in Eisenmenger syndrome：a randomized，placebo-controlled，double-blinded trial. Eur Heart J，31：1124-1131

［40］D'Alto M，Romeo E，Argiento P，et al．2012．Bosentan-sildenafil association in patients with congenital heart disease-related pulmonary arterial hypertension and Eisenmenger physiology. Int J Cardiol，155：378-382

［41］Galiè N，Rubin LJ，Hoeper M，et al．2008．Treatment of patients with mildly symptomatic pulmonary arterial hypertension with bosentan（EARLY study）：a double-blind，randomised controlled trial. Lancet，371：2093-2100

［42］MAESTRO（Macitentan in Eisenmenger Syndrome to Restore Exercise Capacity）. ClinicalTrials.gov identifier：NCT01743001. https：//clinicaltrials.gov/ct2/show/NCT0174300 1?term＝NCT01743001&rank＝1. Accessed 28 Aug 2015

［43］Dimopoulos K，Inuzuka R，Goletto S，et al. 2010. Improved survival among patients with Eisenmenger syndrome receiving advanced therapy for pulmo-nary arterial hypertension. Circulation，121：20-25

［44］Suzuki K，Yamaki S，Mimori S，et al. 2000. Pulmonary vascular disease in Down's syndrome with complete atrioventricular septal defect. Am J Cardiol，86：434-437

［45］Van de Bruaene A，Delcroix M，Pasquet A，et al. 2009. The Belgian Eisenmenger syndrome registry：implications for treatment strategies? Acta Cardiol，64：447-453

［46］Duffels MG，Vis JC，van Loon RL，et al. 2009. Down patients with Eisenmenger syndrome：is bosentan treatment an option? Int J Cardiol，134：378-383

［47］Duffels MG，Vis JC，van Loon RL，et al. 2009. Effect of bosentan on exercise capacity and quality of life in adults with pulmonary arterial hypertension associated with congenital heart disease with and without Down's syndrome. Am J Cardiol，103：1309-1315

［48］Vis JC，Thoonsen H，Duffels MG，et al. 2009. Six-minute walk test in patients with Down syndrome：validity and reproducibility. Arch Phys Med Rehabil 90：1423-1427

［49］D'Alto M，Romeo E，Argiento P，et al. 2013. Therapy for pulmonary arterial hypertension due to congenital heart disease and Down's syndrome. Int J Cardiol，164：323-326

［50］D'Alto M，Diller GP. 2014. Pulmonary hypertension in adults with congenital heart disease and Eisenmenger syndrome：current advanced management strategies. Heart，100：1322-1328

［51］Olsson KM，Delcroix M，Ghofrani HA，et al. 2014. Response to letters regarding article "Anticoagulation and survival in pulmonary arterial hypertension：results from the Comparative，Prospective Registry of Newly Initiated Therapies for Pulmonary Hypertension（COMPERA）". Circulation，130：e110-e112

［52］Enright PL，Sherrill DL. 1998. Reference equations for the six-minute walk in healthy adults. Am J Respir Crit Care Med，158（5 Pt 1）：1384-1387

［53］Guyatt GH，Sullivan MJ，Thompson PJ，et al. 1985. The 6-minute walk：a new measure of exercise capacity in patients with chronic heart failure. Can Med Assoc J，132：919-923

妊娠和避孕

第19章

Lorna Swan

缩略词

ACHD	adult congenital heart disease	成人先天性心脏病
BNP	brain natriuretic peptide	脑利尿钠肽
CHD	congenital heart disease	先天性心脏病
CI	cardiac index	心脏指数
LMW	low molecular weight	低分子量
PAH	pulmonary artery hypertension	动脉性肺动脉高压
PAP	pulmonary artery pressure	肺动脉压
PH	pulmonary hypertension	肺动脉高压
RA	right atrial	右心房
RV	right ventricle	右心室
TAPSE	tricuspid annular plane systolic excursion	三尖瓣环平面收缩期位移
6MWT	6 minute walk test	6分钟步行试验

一、发病率

对妊娠的肺动脉高压患者的治疗具有挑战性。尽管这类患者的预后不良已得到公认，但因数据有限，无法进行可靠的循证风险分层和指导治疗。当妊娠发生时，常建议患者流产或者药物终止妊娠。因此，肺动脉高压患者的妊娠率很难估计。病例报道可以提供一些信息，但其经常存在发表偏倚，即结局良好的病例更易被报道。美国记录的特发性肺动脉高压患者数据可以用于估计最终分娩的患者数量。此数值很小，能持续妊娠的患者只占1/500万。根据肺动脉高压的治疗情况和计划生育措施的不同，此数值在不同的国家间差异很大。英国研究者则指出妊娠妇女中肺动脉高压的发生率约为0.6/10万。在英国妊娠妇女死亡的机密调查中，6年间只有5例孕妇死于肺动脉高压。相较主动脉夹层、心力衰竭和缺血性心脏病而言肺动脉高压是更罕见的

L. Swan

Royal Brompton Hospital，Chelsea，London SW3 6NP，UK

e-mail：l.swan@rbht.nhs.uk

© Springer International Publishing AG 2017

K. Dimopoulos，G.-P. Diller（eds.），*Pulmonary Hypertension in Adult Congenital Heart Disease*，Congenital Heart Disease in Adolescents and Adults，DOI 10.1007/978-3-319-46028-4_19

孕妇死亡原因。

二、检查

　　肺动脉高压患者在病程的任何阶段都可能妊娠，而在妊娠期间或产后不久首次诊断为肺动脉高压的临床情况并不少见。决定患者预后的一个重要因素是及时准确的诊断。如果怀疑妊娠患者有肺动脉高压的问题，应该按照对非妊娠患者的标准进行全面细致的诊断检查。其可能包括有创性血流动力学检查，这种有创检查可以在少或无射线暴露的情况下进行。如果对诊断始终存疑或患者对治疗反应不佳，在妊娠期间可能需要反复行心导管检查。妊娠不应成为拒绝治疗和护理的原因，而且考虑到这类患者的高死亡率，更应该加强治疗和护理。

　　监测妊娠期间病情进展的指标如下：

- ·包括血氧饱和度在内的临床检查。
- ·脑利尿钠肽水平。
- ·右心室功能和肺动脉压力的超声评估。
- ·6分钟步行试验。
- ·心导管检查（若有需求）。
- ·胎儿生长指标。

三、妊娠期间的血流动力学变化

　　妊娠相关的心血管系统变化现在已经为人熟知。对于肺动脉高压患者来说，病情进展的一些特征表现可能带来不良影响。这些表现包括心率增快、容量负荷增加、心律失常的发生率增加。对于间隔缺损或卵圆孔未闭的患者，妊娠期间体循环阻力的下降可能导致右向左分流的增多和进行性发绀（图19.1）。

　　总体原则是妊娠妇女要适应妊娠期特别是分娩时的需求而增加自身的心排血量。在健康女性中，心排血量的增加伴有一定程度的肺血管扩张。在肺血管病的患者中，因肺血管扩张性降低导致血流量的增加导致了肺血管压力和右心室压力负荷的升高。妊娠直接作用于肺血管的具体机制仍不明确。此外，机体在妊娠特别是围生期期间处于高凝状态，栓塞风险也显著升高。

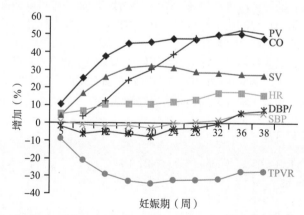

图19.1　正常妊娠期间血流动力学变化。CO.心排血量；SBP/DBP.收缩压/舒张压；HR.心率；PV.血浆容量；SV.每搏输出量；TPVR.总外周血管阻力。摘自Pregnancy and delivery in cardiac disease, P.E. Ruys, Jérôme Cornette, Jolien W. Roos-Hesselink, Journal of Cardiology, Vol 61, Issue 2 107-112, 2013 Elsevier版权许可

四、危险分层

当患者在妊娠早期或计划妊娠时出现了临床症状，对于母亲和婴儿的可能不良预后进行探讨非常重要。在这种情况下，妊娠和心脏病文献的帮助有限。最大的妊娠预后研究和心血管评分系统纳入的肺动脉高压患者很少，应用价值有限。修正的WHO妊娠风险评分将合并肺动脉高压的情况归入第Ⅳ组，"这组孕产妇死亡或发生并发症的风险极高，不建议妊娠，如果妊娠建议终止妊娠。若妊娠持续，建议启动Ⅲ级护理……（高危产科专家和多学科团队）"。当然，所有这些指导原则都是概括性的，涵盖了不同病因和严重程度的肺动脉高压。因此，不同类型的PH不能全部视为同等风险。

（一）我们能进一步进行危险分层吗？

妊娠后，有几种公认的危险因素与PH的不良结局相关。这些危险因素包括进行性症状，包括晕厥、右心衰竭的证据、活动耐量下降、BNP升高、右心房高压和心排血量降低。现无证据表明这些因素与妊娠有关，但如果未来证明这些因素对预后具有决定性作用也不足为奇。正处于研究中的妊娠PH危险因素还包括PH的病因、肺血管阻力、产科病史和分娩类型。其中一些因素不言自明，例如，产妇年龄与发病率和死亡率相关，这点在疾病进展中并不意外。其他危险因素例如分娩时的麻醉方案，则受多种混杂因素的影响（表19.1）。

表19.1　影响肺动脉高压孕妇结局/结果的可能因素

结局较好	结局的决定因素	结局较差
无	右心衰竭的证据	有
慢	临床症状进展速度	快
没有	晕厥	有
Ⅰ，Ⅱ	WHO功能分级	Ⅳ
更长（＞500 m）	6分钟步行距离	更短（＜300 m）
Peak O₂（峰值氧耗量）＞15 ml/（min·kg）	心肺运动试验	Peak O₂（峰值氧耗量）＜12 ml/（min·kg）
正常或接近正常	BNP	很高
无心包积液	超声心动图	心包积液
TAPSE＞20 mm		TAPSE＜15 mm
右心房压＜8 mmHg	血流动力学	右心房压＞15 mmHg
CI＞2.5 L/（min·m²）		CI＜2.0 L/（min·m²）
既往妊娠史	孕产史	初产妇
＜1000 dynes·sec/cm⁵	肺血管阻力	＞1000 dynes·sec/cm⁵
?局部麻醉	分娩方式	?全身麻醉
?血管反应试验阳性者	肺动脉高压的病因	?艾森门格综合征

（二）血管反应试验阳性的特发性肺动脉高压患者

对于应用钙通道阻滞剂（或其他药物）后肺血管阻力显著降低的患者，一个经常提及的问题是患者继续妊娠的风险。这些患者的心导管和超声评估的肺动脉压力和右心室功能可能已恢复正常。有少量证据表明，他们相较其他患者对妊娠的耐受性更好，但是妊娠对PH进展和长期预后的影响尚不清楚。

（三）风险减少了吗

临床经验和现有文献表明，PH引起的产妇死亡率正在降低。Behard等回顾了两个时间段的文献（1978—1996年和1997—2007年）。各项研究中患者的死亡率均下降，包括特发性PAH的死亡率（从30%降至17%）和与先天性心脏病相关的PAH的死亡率（PAH-CHD，从36%降至28%）。这一现象反映了肺血管扩张剂治疗的推广，在研究回顾的第二个时间段中，约70%的特发性肺动脉高压患者接受了靶向药物治疗。然而，近期的研究表明，即使在治疗上未取得进展，妊娠PH的死亡率也会降低。诊断和产前护理的总体改善（尤其是选择性的提早分娩）同样很重要。

最近，一项多中心研究入选了26例妊娠PH患者。在此研究中，总体孕产妇的死亡率（或需要紧急肺移植的比例）为15%。然而，其中8个孕妇因自然流产或医源性流产而告终，且入选患者大部分都对钙通道阻滞剂有效。其总体孕产妇死亡率与2012年一项大型中国研究的报道相似。近来的病例系列研究表明，严重类型的PH患者更容易出现心血管并发症（表19.2）。

表19.2　肺动脉高压患者的病例系列研究

第一作者	研究时间	孕妇人数	结局	备注
Jaix	2007—2010年（欧洲登记注册研究）	26（包括6个终止妊娠）	3名孕妇死亡（15%）	
Kiely DG	2002—2009年（谢菲尔德）	9	1名孕妇死亡（11%）	
Curry RA	1995—2010年（伦敦）	12	2名孕妇死亡（16%）	死亡发生在早期队列 主要病因是成人先天性心脏病
Katsuragi S	1982—2007年（日本）	42（包括18个终止妊娠）	1名孕妇死亡（4%）—检查	主要病因是成人先天性心脏病
Subbaiah M	2006—2012年（印度）	30（全部>28周）	1名孕妇死亡	严重的肺动脉高压定义为超声估测肺动脉收缩压>50 mmHg
Li B	2007—2011年（北京）	103（包括36例终止妊娠）	9名孕妇死亡（8.7%）	超声估测的肺动脉高压（可能包括左心疾病的患者）
Ma L.	1999—2008年（北京）	30	5名孕妇死亡（16.7%） 胎儿/新生儿死亡13%	
Monagle J	1994—2009年（澳大利亚）	19	1名孕妇死亡	研究人群包括左心疾病患者

五、孕产妇的死亡原因

PH女性患者在妊娠期间或产后最常见的死亡原因是难治性RV衰竭。多数死亡发生在产后早期。其他为人熟知的PH孕产妇死因还包括血栓栓塞和肺动脉高压危象。迄今为止，文献主要关注的是孕产妇死亡率，而对妊娠相关并发症的发生率却知之甚少。关于妊娠对PH进展和远期预后的影响，现有的了解甚至更少。在备孕的PH患者咨询时，这些不确定性都需要讨论。

六、胎儿结局

在此人群中有关胎儿结局的数据十分有限。胎儿风险主要与孕妇发绀、胎儿生长受限以及早产相关。发绀对正在发育的胚胎尤其有害。如果母亲的血氧饱和度低于85%，胎儿的存活率会低于15%。孕妇血红蛋白浓度的明显升高，如在艾森门格综合征所见，也与胎儿的不良预后有关。目前尚不清楚孕妇吸氧是否能改善胎儿结局，不过笔者所在团队的经验提示了这一点。在分娩出活婴的患者里，产妇发绀与胎儿生长受限和低出生体重风险的增加相关。当产妇发绀合并低心排血量时，婴儿的风险特别高。

七、治疗流程

肺血管扩张剂的出现彻底改变了PAH患者的治疗。目前的可用药物已有几种在妊娠患者中使用，且未出现明显的致畸作用。但已知波生坦和其他内皮素受体拮抗剂（ERA）具有致畸性，因此在妊娠期间禁用。前列腺素和磷酸二酯酶V型抑制剂西地那非均已用于PAH妊娠患者。现无数据支持在孕妇中使用利奥西呱或司来帕格，因此应避免使用。

（一）患者应何时启动治疗

有关PAH孕妇的最佳药物治疗时机，各中心之间的临床实践不同，在治疗策略上尚无共识。部分中心根据经验和"共识"发布了自己的治疗流程。最被广为接受的是英国Sheffield产前诊治流程（图19.2）。其他中心则从一开始就静脉应用前列环素类药物，同时给予患者最有效的联合治疗。在这种情况下，联合治疗（西地那非＋前列环素类药物）十分普遍。

（二）抗凝治疗

妊娠期间患者处于血栓前状态，分娩后发生血栓事件的风险极高。除艾森门格综合征患者外，这些患者中许多人在孕前或妊娠期都接受了抗凝治疗。同时，任何治疗方案都需要仔细权衡风险和预期获益。华法林有致畸性且会在胎儿全身起抗凝作用。很多单位用低分子肝素替代华法林，但用药也取决于孕妇PAH的性质、妊娠及其他危险因素。

八、产前护理

产前护理必须在多学科专业团队的指导下进行。该团队由产科医师、肺动脉高压专家、麻醉师、胎儿医学和新生儿专家组成。血液科医师、助产士和药剂师同样可能发挥作用。大多数机构建议在妊娠前3个月每月产检1次，此后每半个月产检1次。在7～9个月则应每周产检1次。所有常见的麻醉并发症都需要及时识别和恰当治疗。即使一个很小的心血管或产科并发症，例如房性心律失常，都可以导致血流动力学的不稳定。患者在产前护理的过程中可能会被要求住院，尤其是出现症状或治疗方案需要升级时。

在第7～9个月或病情更早不稳定时，分娩计划的制订要得到多学科团队所有成员的一致同意。这个分娩计划应该包括早产和其他常见的产科并发症。应该制订详细的计划以满足产妇和婴儿的产后护理需求（表19.3）。

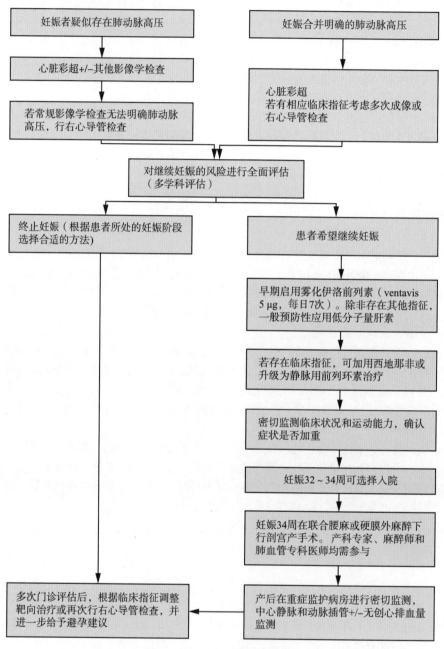

图 19.2　Sheffield产前诊治流程

表 19.3　**分娩计划表**

高危患者的分娩计划表			
如孕妇已到产房	请通知	级别	勾选
	产科医师待命	高级顾问/初级	
	麻醉医师待命	高级顾问/初级	
	心内科医师	高级顾问/初级	

高危患者的分娩计划表		
产前入院	从____周	
分娩	选择性 LSCS 或经阴道分娩	
LSCS（子宫下段剖宫产术）	第三产程：预防性加压缝合/10～20分钟5单位缩宫素/低剂量输注缩宫素（8～12毫单位/分）	
	麻醉方式：硬膜外麻醉/腰麻/腰硬联合麻醉/全身麻醉	
	评分：_____	
	产妇监测：ECG/SaO$_2$/无创血压/有创血压/CVP/_____	
	其他注意事项：_____	
	如在预订日期前进入产房请通知团队	
经阴道分娩	妇产科重症监护病房（HDU）/药物治疗	
第一产程	预防性应用抗生素：可选/若手术分娩	
	硬膜外麻醉：无/在要求时/快速实施	
	麻醉建议：_____	
	产妇监测：ECG/SaO$_2$/非侵入性BP/侵入性BP/CVP/_____	
经阴道分娩的第二产程	第二产程正常/第二产程短（若不能达到最大_____分钟推进，应予以辅助）/仅限选择辅助分娩	
经阴道分娩	正常活动Mx（催产素和控制性脐带牵拉）/缩宫素（syntocinon）输注8～12毫单位/分	
第三产程	继续应用缩宫素____小时	
分娩后	重症护理病房（最少持续_____小时）/低分子量肝素（持续时间_____）产后其他药物_____	

九、分娩

分娩和紧随其后的产后时期是风险最高的阶段。分娩的方式取决于妊娠状况、产科因素、护理后勤和患者的血流动力学状态。经阴道分娩有很多优势，尤其是其对血流动力学的影响较少；虽然孕妇的出血或栓塞风险可能增高，选择性剖宫产同样可行。实际上，分娩的方式常由妊娠状况决定，而大多数肺动脉高压患者最终行剖宫产分娩。分娩必须在多学科专家团队的指导下进行，同时需要经验丰富的心脏重症团队加入其中，包括ECMO和心室辅助装置。当制订分娩计划时，要考虑很多因素。由于经常出现早产，分娩前需应用糖皮质激素促进胎肺成熟，且需要分娩后将新生儿转入特别护理病房。

在分娩过程中，对孕妇的密切监护至关重要。其包括但并不限于心电监测、侵入性血压监测、尿路置管、右心房或中心静脉压监测和反复的血气分析。

麻醉方式应根据专家团队及上述的其他因素进行选择。在进行局部麻醉时，麻醉师将麻醉药缓慢注入，可以既达到完美的疼痛缓解，又把其对血流动力学的影响控制到最小。全身麻醉的优点是如需要可以应用一氧化氮；同时可以应用经食管超声监测右心室功能。上述事项应在预产期前数周由多学科团队会议确定，并将治疗计划记录在案。

如计划经阴道分娩，第二产程（主动用力）应受限制，需用产钳或负压吸引使胎儿被动下降。应积极处理在这类患者中很常见的产后出血。如果已经进行了剖宫产，则可以应用加压缝合以防止子宫收缩乏力。分娩时几种产科的常用药可能会使PH患者病情不稳定，应尽可能避免应用（表19.4）。

表19.4 产科用药及相应的心血管作用

药物	可能效果
缩宫素	用途：引产，预防和治疗产后出血（PPH）
	注意：大剂量可能引起低血压、胸痛、ECG改变、反射性心动过速和液体超负荷
前列腺素	
米索前列醇	用途：促宫颈成熟；终止妊娠；增强子宫张力
	注意：对血压的影响最小，但效果不如缩宫素和麦角新碱
卡波前列素（hemabate）（15-甲基PGF2α）	用途：致命性大出血（仅二线用药）
	注意：严重的支气管痉挛、肺动脉压升高、加重V/Q不匹配
麦角新碱	用途：治疗产后出血
	注意：高血压、肺动脉压升高、胸痛
利托君/沙丁胺醇（β受体激动剂）	用途：早产；宫缩抑制剂
	注意：快速性心律失常、液体超负荷
阿托西班（缩宫素受体拮抗剂）	用途：早产；宫缩抑制剂
	对心率和血压影响较小

围生期血流动力学变化

分娩时的最大挑战源于胎盘娩出和子宫收缩时循环血量的突然增加。右心室功能的维持要求充盈压处于一个狭窄的区间。充盈压过高或过低都会使右心室功能恶化。理想的右心房压为8 ~ 12 mmHg。为达到此目标，在无大量出血的情况下，分娩后应积极利尿。一些团队建议应用利尿药直到体重减轻10%或血肌酐开始升高。利尿药应在分娩后持续应用数周，并经常在出院后继续使用。

维持液体平衡和积极止血在产后护理中非常重要。出现严重不适的患者可能需要通气、静脉给药、使用正性肌力药物甚至ECMO。即使对于稳定的患者，考虑到产后的高风险，也必须视情况给予重症监护。

十、紧急避孕

在无保护性行为后的5天之内，可以使用老式宫内铜圈紧急避孕。此方法非常有效，可以阻止99%的妊娠进展。置入铜圈可能与血管迷走性晕厥有关，在重度PH的女性患者中使用时应格外小心：一些医疗组织建议将PH作为宫内节育器的禁忌证。但是，若在适当的情况下使用，其收益可能大于风险。

也可使用紧急避孕药。最常用的是左炔诺孕酮（levonelle），它在性行为后72小时内有效。左炔诺孕酮与华法林有强烈的相互作用。其功效也会被波生坦抑制，有些研究者建议PH患者所需剂量为一般基线剂量的2倍（当与波生坦合用时为2.5 ~ 3 mg），并且建议服用ERA的患者采用双重避孕方法以增加屏障。

十一、终止妊娠

在肺动脉高压患者妊娠后，应当讨论终止妊娠的问题。若妊娠不足14周，可在全身麻醉、局部阻滞或镇静下行负压吸引术终止妊娠。在妊娠满14周后，终止妊娠的程序更为复杂，通常需使用前列腺素。可以在任何阶段尝试药物流产，如应用米非司酮或米索前列醇。与手术相比，药物流产较为缓慢，且约15%的病例发生不完全流产，需要手术负压吸引。然而，任何手术都会给PH患者带来风险，如麻醉相关风险及出血、血栓形成和感染的风险。

十二、避孕

表19.5示PH患者避孕方式的WHO分级。在此分级中，WHO 1级表示使用不受限制；WHO 4级表示绝对禁忌使用。

表19.5　PH患者避孕方式的WHO分级

	WHO分级	收益	风险
联合口服避孕药	4		栓塞和疾病恶化的严重风险
黄体酮或单孕激素丸（minipill）	1b	与联合用药相比栓塞风险较低	必须严格在时间窗内服用
			依从性较差
Cerazette或同类药物	1	与联合用药相比栓塞风险较低	依赖于依从性
		时间窗更长，依从性更好	与波生坦（或其他ERAs？）相互作用
醋酸甲羟孕酮注射剂（DEPO provera）	1	高度可靠	偶可引起液体潴留
			联合抗凝时出现瘀斑
肌内注射			与波生坦（或其他ERAs？）相互作用
皮下置入避孕，如依托孕烯（nexplanon）	1	高度可靠	与波生坦（或其他ERAs？）相互作用
曼月乐避孕环（mirena）	2	高度可靠	与波生坦（或其他ERAs？）相互作用
			血管迷走性晕厥（置入或取出时）
铜圈	3	可靠	盆腔感染风险
			血管迷走性晕厥（置入或取出时）
绝育手术	3	高度可靠	外科操作需在镇静或麻醉下进行
		永久避孕	

WHO适用性标准：
1＝无使用限制/非禁忌证
2＝获益大于风险
3＝风险大于获益
4＝无法承受的风险/禁忌证

总结

总体而言，尽管近年来PH患者的妊娠结局有明显改善，肺动脉高压仍然是妊娠的禁忌证。

考虑到终止妊娠的风险较高，采取恰当的避孕措施非常重要。选择继续妊娠的患者除按时产检外，也接受多学科团队指导和管理，同时应制订完备的计划并对孕产妇，尤其是在分娩后的数日和数周进行严密监测。

（邓　丽　译）

参 考 文 献

［1］Chakravarty EF，Khanna D，Chung L. 2008. Pregnancy outcomes in systemic sclerosis，pri-mary pulmonary hypertension，and sickle cell disease. Obstet Gynecol，111（4）：927-934

［2］UK Obstetric Surveillance Study. Seventh Annual Report 2013. https：//www.npeu.ox.ac.uk/downloads/files/ukoss/annual-reports/UKOSS-Annual-Report-2013.pdf

［3］Lewis G（ed）Saving mothers' lives：reviewing maternal deaths to make motherhood safer— 2006-08. The Eighth Report of the Confidential Enquiries into Maternal Deaths in the United Kingdom

［4］Tuzcu V，Gul EE，Erdem A，. 2015. Cardiac interventions in pregnant patients without fluoroscopy. Pediatr Cardiol，36（6）：1304-1307

［5］Gelson E，et al. Cardiovascular changes in normal pregnancy. In：Heart Disease and Pregnancy. Pub RCOG Press

［6］Hunter S，Robson SC. 1992. Adaptation of the maternal heart in pregnancy. Br Heart J 86：540-543

［7］Siu SC，Sermer M，et al. 1997. Risk and predictors for pregnancy-related complications in women with heart disease. Circulation，96：2789-2794

［8］Drenthen W，Boersma E，Balci A，et al. 2010. Predictors of pregnancy complications in women with congenital heart disease. Eur Heart J，31：2124-2132

［9］Thorne S，MacGregor A，Nelson-Piercy C. 2006. Risks of contraception and pregnancy in heart disease. Heart，92：1520-1525

［10］McLaughlin VV，McGoon MD. 2006. Pulmonary arterial hypertension. Circulation，114（13）：1417-1431

［11］Bedard E，Dimopoulos K，Gatzoulis MA. 2009. Has there been any progress made on preg-nancy outcomes among women with pulmonary arterial hypertension? Eur Heart J，30：256-265

［12］Weiss BM，Zemp L，Seifert B，et al. 1998. Outcome of pulmonary vascular disease in pregnancy：a systematic overview from 1978 through 1996. J Am Coll Cardiol，31：1650-1657

［13］Jaïs X，Olsson KM，Barbera JA，et al. 2012. Pregnancy outcomes in pulmonary arterial hypertension in the modern management era. Eur Respir J，40：881-885

［14］Katsuragi S，Yamanaka K，Neki R，et al. 2012. Maternal out-come in pregnancy complicated with pulmonary arterial hypertension. Circ J，76：2249-2254

［15］Ma L，Liu W，Huang Y. 2012. Perioperative management for parturients with pulmonary hypertension：experience with 30 consecutive cases. Front Med，6：307-310

［16］Subbaiah M，Kumar S，Roy KK. 2013. Pregnancy outcome in women with pulmonary arterial hypertension：single-center experience from India. Arch Gynecol Obstet，288：305-309

［17］Kiely DG，Condliffe R，Webster V，et al. 2010. Improved survival in preg-nancy and pulmonary hypertension using a multiprofessional approach. BJOG，117：565-574

［18］Curry RA，Fletcher C，Gelson E. 2012. Pulmonary hypertension and pregnancy-a review of 12 pregnancies in nine women. BJOG，119：752-761

［19］Li B，Sun X-Y，Wang K-F. 2013. Pregnancy outcomes of 103 women with pulmonary arterial hypertension. Zhonghua Fu Chan Ke Za Zhi，48：659-662

［20］Monagle J，Manikappa S，Ingram B. 2015. Pulmonary hypertension and preg-nancy：the experience of a tertiary institution over 15 years. Ann Card Anaesth，18：153-160

［21］Presbitero P，Somerville J，Stone S. 1994. Pregnancy in cyanotic heart disease. Circulation，89：2673-2676

［22］Gelson E，Curry R，Gatzoulis MA. 2011. Effect of maternal heart disease on fetal growth. Obstet Gynecol，117：886-891

［23］Pieper PG，Lameijer H，Hoendermis ES. 2014. Pregnancy and pulmonary hypertension. Best Pract Res Clin Obstet Gynaecol，28：579-591

训练和运动的建议

第20章

Alexander Van de Bruaene，Roselien Buys，
and Werner Budts

缩略词

CHD	congenital heart disease	先天性心脏病
CPET	cardiopulmonary exercise test	心肺运动试验
HR	heart rate	心率
NYHA	New York Heart Association	纽约心脏病协会
PAH	pulmonary arterial hypertension	动脉性肺动脉高压
V_E/VCO_2	ventilation per unit of carbon dioxide production	二氧化碳通气当量

一、引言

在先天性心脏病相关性肺动脉高压（PAH-CHD）患者中，运动耐量和生活质量均有显著下降，其中艾森门格综合征患者的运动耐量受损最为严重。在特发性肺动脉高压患者中，运动训练可作为药物治疗的补充以改善运动耐量、生活质量和功能分级。尽管有关PAH-CHD患者运动训练的数据十分有限，在确保安全情况下进行的运动有望使患者整体获益。

二、PAH-CHD患者的运动能力

艾森门格综合征是PAH-CHD最严重的形式。在这些患者中，长期通过大缺损的左向右分流使得肺血管阻力和肺动脉压力呈进行性上升，最终导致分流方向的逆转。这一过程会造成全身

A.V. de Bruaene · W. Budts（✉）
Congenital and Structural Cardiology，University Hospitals Leuven，and Department of Cardiovascular Sciences，Catholic University Leuven，Leuven，Belgium
e-mail：werner.budts@uzleuven.be
R. Buys
Department of Rehabilitation Sciences，Catholic University Leuven，Leuven，Belgium

© Springer International Publishing AG 2017
K. Dimopoulos，G.-P. Diller（eds.），*Pulmonary Hypertension in Adult Congenital Heart Disease*，Congenital Heart Disease in Adolescents and Adults，DOI 10.1007/978-3-319-46028-4_20

氧饱和度下降，并带来血液和血生化的改变：红细胞计数和血红蛋白浓度增加，引起继发性红细胞增多症和血液黏度的升高。在体育锻炼期间，肺血流量明显增多，超过了肺循环的容纳限度，导致右向左分流的加剧和全身氧饱和度的进一步下降。因此，当以心肺运动试验的峰值耗氧量或6分钟步行距离作为评价指标时，这些患者的运动能力表现出明显的下降。

在没有先天性心脏病人群中，心肌功能往往是决定运动能力的首要因素。目前还没有关于ES患者运动不耐受和症状发作确切机制的数据。肺血流量减少和右向左分流产生的生理性无效腔，再加上发绀患者全身循环中化学感受器的激活，极可能造成了患者在运动中强烈的通气反应，表现为产生单位二氧化碳所需的通气量（V_E/VCO_2斜率）升高。ES患者在运动过程中倾向于过度通气，并容易过早耗尽自身的呼吸储备。此外，Broberg等发现，40%以上的艾森门格综合征患者患有阻塞性肺疾病，50%的患者肺泡弥散量低于预计值的80%，后者与较短的运动时间有关。

血红蛋白浓度和血细胞比容的升高与发绀型先天性心脏病更好的运动能力有关，但相应的代价是更高的血液黏度。考虑到严重的高黏血症症状相对罕见，当红细胞的显著增多带来相应的功能改善时，血液黏度的增加可能利大于弊。尽管一些研究表明，慢性缺氧会损害骨骼肌功能，但慢性发绀的影响从未在发绀型先天性心脏病患者中被研究过。峰值耗氧量降低和6分钟步行距离缩短似乎与发绀型PAH患者的预后有关。

PAH同样发生在先天性心脏病矫正术后肺动脉压力依然增加的患者中。Gabriels等最近报道，对于接受心脏缺损修复的年长患者，即使他们的肺动脉压力在术前是正常的，术后也往往会增加。在小缺损患者中也发现PAH，这表明PAH和血流动力学不显著的分流病变同时存在可能只是一种巧合。这些患者的PAH和压力超负荷引发了右心室功能不全，在运动过程中体现出异常的通气反应，从而导致了运动耐量的受损。此外，骨骼肌肌病在PAH患者中并不罕见，其同样可导致运动能力的下降。Diller等的研究表明，PAH与发绀无关而与峰值耗氧量有关，而峰值耗氧量可能与PAH患者的晚期临床结局有关。

另一类PAH-CHD表现为休息时肺动脉压力正常，极量运动时压力显著增加，这并不符合国际指南定义的PAH标准。Van de Bruaene等的研究表明，与对照组或接受早期修复的患者相比，房间隔缺损晚期修复的患者在运动时肺血管阻力较高。运动超声心动图可以用于识别微小的肺血管疾病，其定义为运动期间肺动脉压力－流量斜率（动力性肺血管阻力）的增加。值得注意的是，房间隔缺损患者的压力－流量斜率与峰值耗氧量显著相关。这种在运动中增加的肺血管阻力在先天性心脏病中的预后价值仍有待确定，它可能与右心随时间的形态学改变有关。

三、PAH-CHD患者的运动能力和生活质量

肺动脉高压的症状（包括运动能力下降）与患者的生活质量密切相关。近年来，越来越多的研究将生活质量作为次要终点来评价PAH靶向治疗的疗效。事实上，最新数据表明，靶向治疗不仅改善了运动能力，而且提高了生活质量。生活质量的提高与临床结局的改善有关并间接影响了PAH患者的住院次数。

在PAH患者中，生活质量低下与运动能力受损有关，这种关联在发绀型先天性心脏病患者中最为明显。靶向治疗或可提高PAH-CHD患者的运动能力和生活质量。不过也有研究表明，运动能力的增加不伴随生活质量的改善。Blok等最近报道，可以根据生活质量来预测PAH-CHD患者的死亡率。

总之，PAH-CHD患者的生活质量与运动能力有关。因此，使用一切可能的手段提高患者的运动能力，可能带来生活质量的提高和临床结局的获益。然而，对运动能力变化及其对死亡率影响的具体研究尚未在PAH-CHD患者中进行。

四、PAH-CHD 患者的运动训练数据

在冠状动脉疾病和慢性心力衰竭患者中，运动可以降低肺血管阻力并改善内皮功能、运动能力和生活质量参数。患者在监督下的运动训练也被证明是安全的，不同病因肺动脉高压患者的步行距离、运动能力、生活质量和 NYHA 功能分级都得到了改善，这一效果可能与中枢（肺和心血管）和外周（肌肉）有关。

Martinez-Quintana 等开展了一项针对 PAH-CHD 患者心脏康复的前瞻性随机研究。训练组患者每周有两天参加运动项目，为期 3 个月。训练有 10 分钟热身，包括肌肉拉伸、短时间的抗阻训练和 1～2 kg 的举重，然后在自行车测力仪上进行 24 分钟的间歇训练，基线为 10～25 W，峰值为 20～50 W。改良 Borg 量表用症状和心率定义了运动的强度。虽然作者报道运动组和对照组之间的分析数据、手部和腿部力量及生活质量没有显著差异，但训练组 6 分钟步行距离、峰值运动氧饱和度和功能分级得到了改善，并且无不良事件发生。

此后，Becker-Grunig 等报道了一个前瞻性非随机队列研究了运动训练（用侵入性检查）对确诊 PAH-CHD 患者的效果。患者在住院期间进行 3 周运动训练，每天至少 1.5 小时低功率（10～60 W）的自行车测力计间断训练，每周 7 天。此外，每周 5 天进行步行、单肌群哑铃训练（500～1000 g）和呼吸训练。训练期间的目标最大心率对应于心肺运动试验期间峰值心率的 60%～80%。接受氧疗的患者需要在训练过程中补充氧气。随后，这项运动训练在家中持续了 12 周，包括每天至少 30 分钟、每周 5 天的自行车测力仪训练，并给予患者心理支持治疗。研究结束时，患者的 6 分钟步行距离、峰值耗氧量和最大负荷量均获得显著改善。除了"身体疼痛"量表评分改善之外，患者的生活质量无显著改善。血氧饱和度及功能分级也无变化。所有患者均很好地耐受了运动训练，无严重不良事件发生，无晕厥或先兆晕厥出现。研究者认为，运动训练可以作为药物治疗的补充对 PAH-CHD 患者进行有效治疗，提高其工作能力、生活质量和进一步的预后相关参数。目前，尚无关于 PAH-CHD 运动训练效果的更进一步研究发表。

五、关于 PAH-CHD 患者运动训练的建议

近日，欧洲心脏病学会（ESC）成人先天性心脏病工作组和欧洲心血管病预防与康复协会的运动心脏病学组发布了一份关于先天性心脏缺损的青少年和成人进行体育活动的建议书，推荐了一种分阶段的运动评估法，包括评估与心室形态功能有关的五个基础参数，并考虑存在主动脉扩张、心律失常、肺动脉高压和发绀的情况（图 20.1）。当这些参数得到评估，再通过心肺运动试验客观评价患者的运动能力和对运动的反应后，就可以制订相应的运动方案。

运动方案应关注静力性运动或等长运动的占比及其强度（图 20.2）。运动强度分为低（Borg 评分 11～12，HR 为 CPET 中最大 HR 的 60%），中（Borg 评分 13～14，HR 为 CPET 中最大 HR 的 60%～75%）或高（Borg 评分 15～17，HR 为 CPET 中最大 HR 的 75%～90%）。应对患者进行随访并适当调整运动方案。

建议书鼓励 PAH-CHD 患者进行运动，规律的体育锻炼不仅可能提高运动能力（主观和客观）和生活质量，还可以预防肥胖和缺血性心脏病。定期锻炼的患者也会保持更健康的生活方式。只要规律的体育锻炼足够安全，患者就能从中受益。建议书提倡肺动脉压力轻度升高且无中心性发绀的患者应避免大量的静力性运动，且应在中等强度下运动（Borg 量表 13～14，心率为心肺运动试验中最大心率的 60%～75%）；建议肺动脉压力轻度升高伴中心性发绀的患者同样避免大量的静力性运动，但可以进行低强度的动力性运动（Borg 量表 11～12，心率为心肺运

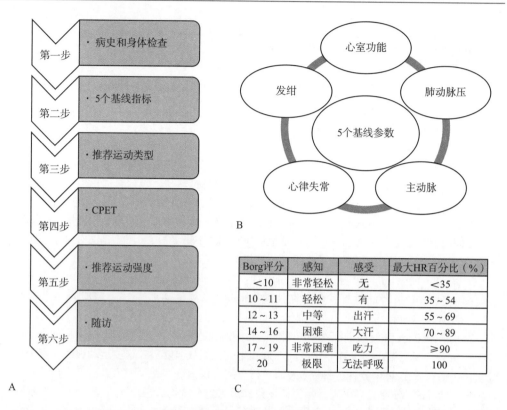

图 20.1 为患有先天性心脏病的青少年和成人提供个性化（休闲型）运动处方的建议。A.评估 ACHD 患者以提供运动处方的步骤；B.评估患者和运动建议的五个参数（基于这五个参数，制订了关于静力性运动占比和运动强度的建议见图 20.2）；C.基于 Borg 量表对运动强度的定义：患者的感知和心率（占增量心肺运动试验所达到的最大心率的百分比）。CPET.心肺运动试验；HR.心率

动试验中最大心率的 60%）；建议中重度肺动脉压力升高和中心性发绀的患者减少静力性运动，应进行低强度的动力性运动。建议运动频率为每周至少 3 ~ 4.5 小时，每次至少持续 30 分钟。不过上述建议的有效性仍有待进一步验证。

考虑到 PAH 患者在锻炼时会出现症状加重，最好采用间歇式训练的方法并将动力性的有氧运动和抗阻运动相结合。此外，加入呼吸肌训练同样可能带来益处，不过，有关 PAH-CHD 患者呼吸肌训练效果的数据仍然缺乏。

总结

关于 PAH-CHD 患者运动训练的安全性和有效性的数据很少，然而，少量研究提供的信息以及专家共识均鼓励 PAH-CHD 患者坚持身体锻炼。医师应根据具体的临床评估为患者提供个性化建议，同时也应监测所推荐活动的安全性和有效性。运动训练可以通过改变生活方式直接和间接地改善 PAH-CHD 患者的运动能力、生活质量和预后。不过，运动训练对此人群的作用还需要通过更多的研究予以确认。

1.心室					
收缩功能障碍	否	否	+	++	+++
心肌肥大	否	否	+	++	+++
压力负荷	否	+		++	+++
容量负荷	否	+			++/+++
单心室/解剖RV功能LV			是		
2.PH	否	否	+		++/+++
3.主动脉扩张	否/+	++	+++	+++	
4.心律失常					
良性	否	否	+		+++
恶性	否	否	否		是
5.休息或运动时出现发绀	否	否	否	是	
	以上全部符合时适用	以上≥1条符合时适用			以上≥1条符合时适用
体育运动	⇩	⇩	⇩	⇩	⇩
静力性运动的比例	↑↑↑	↑↑	↑↑	↑↑	↑
运动强度	↑↑↑	↑↑↑	↑↑	↑	↑
运动强度（以静力性运动为主时）	↑↑↑	↑↑	↑	↑	↑

图20.2　为患有先天性心脏病的青少年和成人提供个性化（休闲型）运动处方的建议。该建议基于五个基线参数（图20.1），包括肺动脉高压（PH）和休息或运动时出现发绀的情况，并强调在PH和发绀患者中减少运动的静态成分。RV.右心室；＋/＋＋/＋＋＋.轻度/中等/严重；↑/↑↑/↑↑↑.低/中/高

（段安琪　译）

参 考 文 献

［1］Engelfriet PM，Duffels MG，Möller T，et al. 2007. Pulmonary arterial hypertension in adults born with a heart septal defect：the euro heart survey on adult congenital heart disease. Heart，93：682-687

［2］Müller J，Hess J，Hager A. 2011. Exercise performance and quality of life is more impaired in eisenmenger syndrome than in complex cyanotic congenital heart disease with pulmonary stenosis. Int J Cardiol，150：177-181

［3］Mereles D，Ehlken N，Kreuscher S，et al. 2006. Exercise and respiratory training improve exercise capacity and quality of life in patients with severe chronic pulmonary hypertension. Circulation，114：1482-1489

［4］de Man FS，Handoko ML，Groepenhoff H，et al. 2009. Effects of exercise training in patients with idiopathic pulmonary arte-rial hypertension. Eur Respir J，34：669-675

［5］Grünig E，Ehlken N，Ghofrani A，et al. 2011. Effect of exercise and respiratory training on clinical progression and survival in patients with severe chronic pulmonary hypertension. Respiration，81：394-401

［6］Grünig E，Lichtblau M，Ehlken N，et al. 2012. Safety and efficacy of exercise training in various forms of pulmonary hypertension. Eur Respir J, 40: 84-92

[7] Budts W. 2005. Eisenmenger syndrome: medical prevention and management strategies. Expert Opin Phar-macother, 6: 2047-2060

[8] Diller GP, Dimopoulos K, Okonko D, et al. 2005. Exercise intoler-ance in adult congenital heart disease: comparative severity, correlates, and prognostic impli-cation. Circulation, 112: 828-835

[9] Kempny A, Dimopoulos K, Uebing A, et al. 2012. Reference values for exercise limitations among adults with congenital heart disease. Relation to activities of daily life—single centre experience and review of published data. Eur Heart J, 33: 1386-1396

[10] Kempny A, Dimopoulos K, Alonso-Gonzalez R, et al. 2013. Six-minute walk test distance and resting oxygen saturations but not functional class predict outcome in adult patients with eisenmenger syndrome. Int J Cardiol, 168: 4784-4789

[11] Strieder DJ, Mesko ZG, Zaver AG, et al. 1973. Exercise tolerance in chronic hypoxemia due to right-to-left shunt. J Appl Physiol, 34: 853-858

[12] Wensel R, Georgiadou P, Francis DP, et al. 2004. Differential contribution of dead space ventilation and low arterial pco2 to exercise hyperpnea in patients with chronic heart failure secondary to ischemic or idi-opathic dilated cardiomyopathy. Am J Cardiol, 93: 318-323

[13] Sietsema KE, Cooper DM, Perloff JK, et al. 1986. Dynamics of oxygen uptake during exercise in adults with cyanotic congenital heart disease. Circulation, 73: 1137-1144

[14] Gläser S, Opitz CF, Bauer U, et al. 2004. Assessment of symptoms and exercise capacity in cyanotic patients with congenital heart disease. Chest, 125: 368-376

[15] Broberg CS, Van Woerkom RC, Swallow E, et al. 2014. Lung function and gas exchange in eisen-menger syndrome and their impact on exercise capacity and survival. Int J Cardiol, 171: 73-77

[16] Broberg CS, Bax BE, Okonko DO, et al. 2006. Blood viscosity and its rela-tionship to iron deficiency, symp-toms, and exercise capacity in adults with cyanotic congenital heart disease. J Am Coll Cardiol, 48: 356-365

[17] Horscroft JA, Murray AJ. 2014. Skeletal muscle energy metabolism in environmental hypoxia: climbing towards consensus. Extrem Physiol Med, 3: 19

[18] Gea J, Casadevall C, Pascual S, et al. 2012. Respiratory diseases and muscle dysfunction. Expert Rev Respir Med, 6: 75-90

[19] de Theije C, Costes F, Langen RC, et al. 2011. Hypoxia and muscle mainte-nance regulation: implica-tions for chronic respiratory disease. Curr Opin Clin Nutr Metab Care, 14: 548-553

[20] Dimopoulos K, Okonko DO, Diller GP, et al. 2006. Abnormal ventilatory response to exercise in adults with congenital heart disease relates to cyanosis and predicts survival. Circulation, 113: 2796-2802

[21] van Riel AC, Schuuring MJ, van Hessen ID, et al. 2014. Contemporary prevalence of pulmonary arterial hyper-tension in adult congenital heart disease following the updated clinical classification. Int J Cardiol, 174: 299-305

[22] Gabriels C, De Meester P, Pasquet A, et al. 2014. A different view on predictors of pulmonary hyper-tension in secundum atrial septal defect. Int J Cardiol, 176: 833-840

[23] Galiè N, Humbert M, Vachiery JL, et al. 2016. 2015 ESC/ERS Guidelines for the diagnosis and treat-ment of pulmonary hyperten-sion: The Joint Task Force for the Diagnosis and Treatment of Pulmonary Hy-pertension of the European Society of Cardiology (ESC) and the European Respiratory Society (ERS): Endorsed by: Association for European Paediatric and Congenital Cardiology (AEPC), International Soci-ety for Heart and Lung Transplantation (ISHLT) . Eur Heart J, 37 (1): 67-119

[24] Fowler RM, Gain KR, Gabbay E. 2012. Exercise intolerance in pulmonary arterial hyperten-sion. Pulm Med, 2012: 359204

[25] Van De Bruaene A, La Gerche A, Prior DL, et al. 2011. Pulmonary vascular resistance as assessed by bicycle stress echocardiography in patients with atrial septal defect type secundum. Circ Cardiovasc Imaging, 4: 237-245

[26] Van De Bruaene A, Delcroix M, Pasquet A, et al. 2011. Iron deficiency is associated with adverse out-come in eisenmenger patients. Eur Heart J, 32: 2790-2799

[27] De Meester P, Van De Bruaene A, Herijgers P, et al. 2013. Increased pulmonary artery pressures during ex-ercise are related to persistent tricuspid regurgitation after atrial septal defect closure. Acta Cardiol, 68: 365-372

［28］ Matura LA, McDonough A, Hanlon AL, et al. 2015. Sleep disturbance, symptoms, psychological distress, and health-related quality of life in pulmonary arterial hypertension. Eur J Cardiovasc Nurs, 14: 423-430

［29］ Harzheim D, Klose H, Pinado FP, et al. 2013. Anxiety and depression disorders in patients with pulmonary arterial hypertension and chronic thromboembolic pulmonary hypertension. Respir Res, 14: 104

［30］ Halank M, Einsle F, Lehman S, et al. 2013. Exercise capacity affects quality of life in patients with pulmonary hypertension. Lung, 191: 337-343

［31］ Rival G, Lacasse Y, Martin S, et al. 2014. Effect of pulmonary arterial hypertension-specific therapies on health-related quality of life: a systematic review. Chest, 146: 686-708

［32］ Ghofrani HA, Galiè N, Grimminger F, et al. 2013. Riociguat for the treatment of pulmonary arterial hypertension. N Engl J Med, 369: 330-340

［33］ Fernandes CJ, Martins BC, Jardim CV, et al. 2014. Quality of life as a prognostic marker in pulmonary arterial hypertension. Health Qual Life Outcomes, 12: 130

［34］ Burger CD, Long PK, Shah MR, et al. 2014. Characterization of first-time hospitalizations in patients with newly diagnosed pulmonary arterial hypertension in the reveal registry. Chest, 146: 1263-1273

［35］ Bruto VC, Harrison DA, Fedak PW, et al. 2007. Determinants of health-related quality of life in adults with congenital heart disease. Congenit Heart Dis, 2: 301-313

［36］ Cha KS, Cho KI, Seo JS, et al. 2013. Effects of inhaled iloprost on exercise capacity, quality of life, and cardiac function in patients with pul-monary arterial hypertension secondary to congenital heart disease(the eisenmenger syn-drome)(from the eiger study). Am J Cardiol, 112: 1834-1839

［37］ Tay EL, Papaphylactou M, Diller GP, et al. 2011. Quality of life and functional capacity can be improved in patients with eisenmenger syndrome with oral silde-nafil therapy. Int J Cardiol, 149: 372-376

［38］ Duffels MG, Vis JC, van Loon RL, et al. 2009. Effect of bosentan on exercise capacity and quality of life in adults with pulmonary arterial hypertension associated with congenital heart disease with and without down's syndrome. Am J Cardiol, 103: 1309-1315

［39］ Rosenzweig EB, Kerstein D, Barst RJ. 1999. Long-term prostacyclin for pulmonary hyperten-sion with associated congenital heart defects. Circulation, 99: 1858-1865

［40］ Vis JC, Duffels MG, Mulder P, et al. 2013. Prolonged beneficial effect of bosentan treatment and 4-year sur-vival rates in adult patients with pulmonary arterial hypertension associated with congenital heart disease. Int J Cardiol, 164: 64-69

［41］ Blok IM, van Riel AC, Schuuring MJ, et al. 2015. Decrease in quality of life predicts mortality in adult patients with pulmonary arterial hypertension due to congenital heart disease. Neth Heart J, 23: 278-284

［42］ Belardinelli R, Paolini I, Cianci G, et al. 2001. Exercise training intervention after coronary angioplasty: the ETICA trial. J Am Coll Cardiol, 37: 1891-1900

［43］ Zafrir B. 2013. Exercise training and rehabilitation in pulmonary arterial hypertension: ratio-nale and current data evaluation. J Cardiopulm Rehabil Prev, 33: 263-273

［44］ Buys R, Avila A, Cornelissen VA. 2015. Exercise training improves physical fitness in patients with pulmonary arterial hypertension: a systematic review and meta-analysis of controlled tri-als. BMC Pulm Med, 15: 40

［45］ Martínez-Quintana E, Miranda-Calderín G, Ugarte-Lopetegui A, et al. 2010. Rehabilitation program in adult congenital heart disease patients with pulmonary hypertension. Congenit Heart Dis, 5: 44-50

［46］ Budts W, Borjesson M, Chessa M, et al. 2013. Physical activity in adolescents and adults with con-genital heart defects: individualized exercise prescription. Eur Heart J, 34: 3669-3674

［47］ Pinto NM, Marino BS, Wernovsky G, et al. 2007. Obesity is a common comorbidity in children with congenital and acquired heart disease. Pediatrics, 120: e1157-e1164

［48］ Chow CK, Redfern J, Hillis GS, et al. 2015. Effect of lifestyle-focused text messaging on risk factor modification in patients with coronary heart disease: a randomized clinical trial. JAMA, 314: 1255-1263

［49］ Apostolopoulou SC, Manginas A, Cokkinos DV, et al. 2007. Long-term oral bosentan treatment in patients with pulmonary arterial hypertension related to congenital heart disease: a 2-year study. Heart, 93: 350-354

［50］ Martini J, Cabrales P, Tsai AG, et al. 2006. Mechanotransduction and the homeostatic significance of maintaining blood viscosity in hypotension, hypertension and haemorrhage. J Intern Med, 259: 364-372

第21章

PAH-CHD的预后评估

Aleksander Kempny

缩略词

ACHD	adult congenital heart disease	成人先天性心脏病
ASD	atrial septal defect	房间隔缺损
AVSD	atrioventricular septal defect	房室间隔缺损
CHD	congenital heart disease	先天性心脏病
ES	eisenmenger syndrome	艾森门格综合征
PAH	pulmonary arterial hypertension	动脉性肺动脉高压
RV	right ventricle	右心室
SMR	standardized mortality ratio	标准化死亡比
VSD	ventricular septal defect	室间隔缺损

引言

　　有5%～10%的先天性心脏病患者随疾病进展会发生肺动脉高压，这被称为先天性心脏病相关性肺动脉高压（PAH-CHD），它会影响患者的生活质量和远期结局。艾森门格综合征（Eisenmenger Syndrome，ES）则是PAH-CHD发展到最严重阶段时的表现。PAH-CHD患者（尤其是ES患者）会出现明显的运动耐量受损，其死亡率也高于其他类型的CHD患者（图21.1）。

　　为实现对PAH-CHD患者的最佳临床管理，需要可靠的发病和死亡风险分层算法。事实上，在心血管疾病的其他领域（如心力衰竭、冠心病、心房颤动），风险评分被广泛应用于指导治疗和改善患者的结局。基于美国、英国和法国的注册登记研究，目前已建立了针对特发性肺动脉高压（IPAH）的风险分层。由于PAH-CHD的病理生理和自然病程与IPAH有着明显不同，所以IPAH的风险分层可能无法准确反映PAH-CHD患者的情况。考虑到CHD异质性高、合并症众多、性别差异及可靠风险分层的缺乏，目前对PAH-CHD进行死亡风险分层的难度依然很大。本

A. Kempny，M.D.

Adult Congenital Heart Centre and National Centre for Pulmonary Hypertension，Royal Brompton Hospital，Imperial College，London，UK

e-mail：A.Kempny@rbht.nhs.uk

© Springer International Publishing AG 2017

K. Dimopoulos，G.-P. Diller（eds.），*Pulmonary Hypertension in Adult Congenital Heart Disease*，Congenital Heart Disease in Adolescents and Adults，DOI 10.1007/978-3-319-46028-4_21

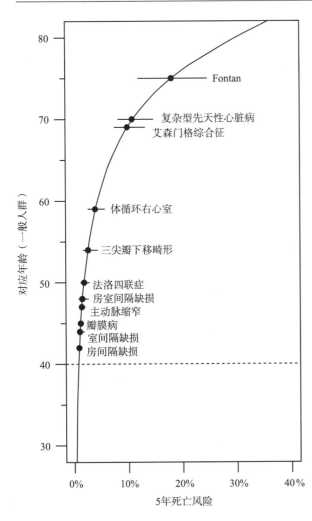

图21.1 40岁患者的5年死亡风险。根据标准化死亡比（SMR）的分析结果，将40岁成人先天性心脏病患者的5年预期死亡率同英国一般人群相比较。图中标点的横坐标表示ACHD患者的5年预期死亡率，纵坐标表示5年死亡率相似的英国一般人群所在年龄亚组。水平线表示5年死亡率的95%置信区间。黑色曲线表示基于寿命表数据得出的英国人群5年死亡率

章节将着重介绍临床实践中与重度PAH患者死亡率显著相关的参数。

（一）CHD 的解剖结构

CHD基本的解剖结构可能是影响PAH-CHD预后最重要的因素之一，其包括缺损的大小、位置及分流的方向。

Viktor Eisenmenger于1897年首次描述了一例ES患者，其生前有进行性心力衰竭、发绀，经尸检证实有巨大室间隔缺损（VSD）。后来人们发现，这种情况下的发绀由肺动脉高压引发。因此，ES一度等同于双向或右向左分流的巨大VSD合并PAH。由于无论分流发生在何位置，右向左分流都会导致患者出现心力衰竭、发绀的临床表现。因此，三尖瓣前或复杂分流的患者也被归入ES。然而，最近多项研究显示CHD的解剖结构对于发病率、死亡率及运动能力有显著影响。

基于缺损部位可将与PAH相关的CHD解剖结构异常分为4类：三尖瓣前（房间隔缺损或肺静脉异位引流）；三尖瓣后（在无三尖瓣前分流情况下的室间隔缺损或动脉导管未闭）；复杂解剖畸形（其他分流性病变，包括房室间隔缺损、单心室、大动脉转位、主肺动脉窗及共同动脉干）；手术后病变。

多数三尖瓣前缺损的患者能耐受肺血流的增多而不会发生肺血管疾病。然而，部分三尖瓣前分流的患者会出现PAH（通常在成年期）。此种情况下PAH的发生可能源于肺血管床对肺血流增多的反应：这些患者似乎更容易产生对存活不利的不良肺血管重塑。在临床实践中，通常

无法确定三尖瓣前的病变(尤其是只有中等大小房间隔缺损时)是否显著促进了PAH的发展,或者分流是否仅作为"旁观者"而其他潜在的机制导致了肺血管病的发展。与三尖瓣后和复杂分流相比,三尖瓣前病变患者的预后明显更差。这种现象似乎由多种因素共同造成,比如,其可能更易有进行性不良肺血管重塑,也易因肺血管阻力的增加发生不良心脏重塑。与三尖瓣后分流或复杂病变不同,三尖瓣前分流患者的右心室压力负荷在生命的后期才会上升。因此,右心室或许不能很好地做出适应性改变,可伴有进行性右心室扩张、过度的心室壁应力、右心室功能障碍和衰竭。

与ES患者相比,缺损修复后重度PAH的患者死亡率更高。有时,这类患者的肺血管阻力在手术时正常,但在后期逐渐升高,这可能与肺血管床的易感性不同有关。然而,更常见的是患者在接受外科手术或介入治疗时已经出现了严重的PAH,却未被识别或未作为修复缺损的禁忌证。在重度PAH尤其是静息或运动状态下逆向分流的患者中修复缺损,可以对血流动力学和组织氧合产生即刻和长期的负面影响。这或许解释了这类患者的死亡率高于其他类型PAH-CHD的原因。

虽然一些解剖学或临床特征可能与生存显著相关,但对PAH-CHD尤其是左向右分流的患者进行可靠的生存估计仍具有挑战性。尽管PAH会对左向右分流患者的预后产生不利影响已成为共识,但PAH-CHD伴持续性左向右分流的患者生存前景的个体差异可能很大。另一方面,当PAH引起逆向分流进而出现发绀时,可以明确诊断为ES。根据非限制性缺损的存在和逆向或双向分流引起的发绀,通常可以对ES进行无创诊断。目前,有数篇文献报道了ES患者的生存情况。近期的研究表明,1年、5年及10年生存率分别为94%、80%及69%(表21.1)。需要指出的是,这些研究纳入的患者很多并未接受PAH的靶向药物治疗,而靶向治疗已被证实与ES患者生存改善有关。近来证据表明,靶向治疗对于患者的生存状况、运动能力和生活质量均有积极作用,如今发达国家中大多数ES患者都接受了靶向药物治疗。人们也越来越重视PAH的保守治疗,努力使所有ES患者在专科中心接受治疗,并避免决策误区或采用过时的治疗手段,患者的生存率也随之显著提高。因此,如今ES患者的生存率可能比前述的数据更高。由于许多因素都和死亡率显著相关,已发表的生存率估计值及其模型可能具有统计学价值,但就现状而言,这些数据尚不适用于单个患者的决策。

表21-1　未接受靶向治疗的艾森门格综合征患者生存情况

人数 (例)	平均年龄 (岁)	随访时间			参考文献
		1年	5年	10年	
201	19	97%	87%	80%	Saha A,Int J Cardiol,1994
188	33	-	-	-	Daliento L,Eur Heart J,1998
161	34	91%	76%	-	Dimopoulos K,Circulation/own data,2010
109	29	-	-	-	Cantor WJ,Am J Cardiol,1999
106	34	98%	77%	58%	Oya H,Am Heart J,2002
92	38	-	83%	66%	Sandoval J,Cong Heart Dis,2012
68	29	91%	-	-	Sun YJ,J Clin Pharmacol,2013
62	-	-	-	56%	Cerone S,Arch Mal Coeur Vaiss,1992
57	21	-	-	-	Young D,Am J Cardiol,1971
47	-	-	-	-	Callegari G,Monaldi Arch Chest Dis,2004
23	32	80%	-	-	Sandoval J,Am J Resp Crit Care,2001
17	34	88%	51%	-	Adriaenssens T,Eur Heart J,2006
$\sum$ = 1131	$\bar{x}$ = 30.3	94%	80%	69%	-

平均生存率由加权平均算得。基于 Diller G-P 等 Heart 2014

（二）功能分级、6分钟步行试验与生存率

PAH-CHD患者，尤其是ES患者会出现明显的运动耐量受损。纽约心脏病协会（NYHA）的心功能分级在临床和科研中得到了广泛应用，肺动脉高压的世界卫生组织（WHO）功能分级正是基于此提出。相较于症状轻微的患者，症状明显的患者（即WHO分级≥3）具有更高的死亡风险。然而，大多数PAH-CHD患者的心功能处于Ⅱ级或Ⅲ级。由于功能分级的鉴别能力不足且在不同观察者间具有显著差异，在死亡或临床失代偿之前患者功能状态的细微变化难以被识别。在功能分级内增设亚组（如Ⅱ级内增设Ⅱa和Ⅱb）或许有所帮助，但是目前关于改良分级预后价值与鉴别能力的数据仍然缺乏。

此外，患者可能否认严重的运动受限从而被归为Ⅱ级，但6分钟步行试验（6MWT）或心肺运动试验（CPET）等客观评估手段的结果又表明其运动耐量严重受损。事实上，PAH在许多患者的生命早期就已经出现，并随时间逐渐进展，这使得患者能够耐受日常活动，同时也掩盖了症状并造成了对功能状态主、客观评估的差异。

CPET是评估CHD患者运动耐量的"金标准"。由于大多数PAH-CHD患者都有明显的运动耐量受损，所以某些CPET的标准程序可能无法完成。一些患者无法耐受通过面罩呼吸，另一些患者可能无法跟上平板的速度。这类患者也常在运动时发生头晕，可能导致跌倒和受伤。在功率自行车上进行的运动试验更为安全，且便于方案调整，即使患者功能状态极差，功率自行车也能提供合适的运动强度。然而，CPET不太符合生理状态下的运动，有些患者也不习惯这种类型的运动。尽管有上述不足，CPET仍应作为所有心血管疾病（包括PAH-CHD）在诊断和随访时选择的运动试验。

然而，对于大多数PAH-CHD患者而言，为运动耐量严重受损患者设计的简化试验，如穿梭步行试验或6MWT，可能更适用于量化运动。6MWT是PAH临床实践中最常用的手段，同时也是包括PAH-CHD在内的许多肺动脉高压临床研究的终点。对ES患者而言，6分钟步行距离和基线氧饱和度与生存率有着明确的关系（图21.2）。虽然评估呼吸困难和总体疲劳度的极量运动氧饱和度与Borg量表可能无法用于死亡风险分层，但其在患者的定期监测中很有用。

（三）影像学检查

对于所有PAH-CHD患者而言，影像学检查是基线评估和随访必不可少的组成部分。影像学

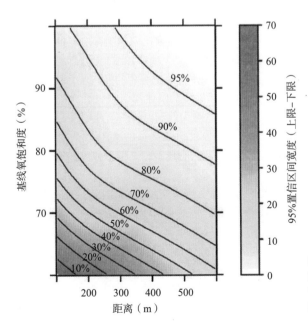

图21.2　在艾森门格综合征患者中，6分钟步行距离和静息氧饱和度与生存率的关系。图示成人艾森门格综合征患者的3年预期生存率。彩色代表了95%置信区间的宽度，即95%置信区间取值上限与下限的差值

检查可以指导对患者的管理，众多研究也表明影像学检查中心脏的大小、功能及心包积液的有无与PAH患者的生存率有着显著关联。

大多数重度PAH-CHD尤其是ES患者会发生心脏肥大。后前位X线胸片的心胸比是一种行之有效且可重复性高的心脏大小评估方法，适用于成人CHD患者的基线评估和随访监测，现已证实其与患者的死亡率呈正相关。

另外，为了明确诊断及监测疾病进展和对治疗的反应，所有患者都在基线评估和随访时接受了经胸超声心动图检查，心脏磁共振成像也逐渐被应用。经胸超声心动图检查在各类PAH的临床管理中都有重要意义，其众多参数都与生存率有明确关系，比如提示右心扩张和功能不全的参数（三尖瓣环平面收缩期位移和右心室面积变化分数减小、大量三尖瓣反流、右心房扩大和心包积液等）。超声心动图参数与ES患者的生存率显著相关（见第11章）。一项随访期长达1.5年的研究显示：在ES患者中，复合超声心动图评分对于死亡风险分层的价值高于静息血氧饱和度和脑利尿钠肽（BNP）。该评分包括三尖瓣环收缩期位移降低（< 15 mm），右心室收缩期与舒张期时间之比增大（$\geqslant 1.5$）、右心房面积增大（$\geqslant 25.0$ cm^2）和右心房与左心房面积之比增大（$\geqslant 1.5$）。

（四）血液化验

血液化验是PAH-CHD患者基线评估和随访时的必要检查，此检查对于接受靶向治疗和情况逐渐恶化的患者尤为重要。PAH在晚期会发生多器官功能障碍，现已证实诸多血液化验指标都与PAH-CHD的结局显著相关。

1.全血细胞计数与补血药物　晚期的PAH-CHD患者可能出现心力衰竭，而心力衰竭又可能与贫血及缺铁有关。PAH-CHD中的贫血一般由缺铁引起，但也可能有其他原因（见第15章）。比如：维生素B$_{12}$或叶酸缺乏、合并肾功能不全时促红细胞生成素的合成减少，又或者骨髓功能障碍和慢性炎症导致的促红细胞生成素抵抗。因此，贫血可能是成年CHD患者（除外发绀患者）死亡的强预测因子。然而，由于存在右向左分流PAH-CHD患者在静息或运动中可能发生发绀，其血红蛋白水平和死亡的关系更加复杂。对于静息血氧饱和度正常的患者来说，血红蛋白浓度的升高是逆向分流和运动时发绀的敏感指征，同时也可提示肺血管阻力的显著升高，并与较高的死亡风险有关。

对于铁储备充足的发绀型PAH-CHD患者而言，发绀越重，其血红蛋白水平就越高。血红蛋白水平和血细胞比容与发绀型PAH-CHD患者的生存率之间似乎无显著相关性。相对性贫血（即发绀型患者的血红蛋白浓度低于预期值）的存在使血红蛋白和红细胞比容与生存之间的关系更加难以判断。多项针对非CHD的心力衰竭患者的随机对照研究、一项在IPAH中进行的初期研究及一项在CHD/ES中进行的小型队列研究均显示：补铁可以改善缺铁患者的症状。

2.肌酐和钠　在CHD、PAH和ES患者中，肾功能障碍和低钠血症都很常见，它们是与死亡风险相关的疾病进展标志。多种因素共同导致了肾功能障碍和低钠血症。与获得性心力衰竭一样，PAH-CHD患者心排血量降低，肾脏灌注减少，从而导致动脉收缩并激活肾素-血管紧张素-醛固酮系统。肺淤血或者容量超负荷的患者可能需要强效的利尿治疗，但利尿反过来会影响肾功能并造成钠的丢失。

3.利钠肽　在有症状的CHD、各种类型的PAH及ES患者中，常可见到BNP升高，它和死亡风险上升相关。ES患者中BNP的升高可能由多因素引发，包括心室肌的牵拉增加和肾素-血管紧张素-醛固酮系统的激活。评估BNP可在患者的监测中发挥临床价值，且对于无法获知主、客观功能状态检查结果和靶向药物疗效的患者（如唐氏综合征或有其他合并症的患者）尤为有用。

4.高敏肌钙蛋白　Schuuring等研究发现，肺动脉压力显著升高的CHD患者中，26%存在高敏肌钙蛋白（hsTnT）浓度升高（>正常值的第99百分位数，>0.014 μg/L），与hsTnT正常的患者相比，其死亡风险上升超过7倍。其原因可能为：右心室压力负荷的增加导致心肌需氧量增加，但此时心肌灌注减少而出现缺血性损伤。同时，相当一部分患者也会有标准TnT的升高：一项研究纳入了56例临床稳定的PAH患者（其中包括PAH-CHD），结果显示14%的患者TnT升高，并且死亡率增加了5倍，采用多因素分析得到的结果相同。

5.C反应蛋白　在成人PAH-CHD患者中，C反应蛋白（CRP）常常升高（>10 mg/ml）。一项在ES患者中进行的回顾性研究显示，排除感染、近期接受输血或手术的患者后，26%的患者在基线时CRP升高。与CRP浓度正常的组相比，CRP升高（>10 mg/dl）的患者死亡率上升4倍。CRP和死亡率之间的强烈关联已在其他类型的肺动脉高压中得到证实，包括IPAH和慢性血栓栓塞性肺动脉高压。以NYHA心功能分级和6分钟步行距离作为评价指标时，高水平的CRP与疾病恶化有关。CRP与PAH-CHD患者存活和临床状态的关系，反映了炎症在心血管重塑中的作用。例如，CRP可抑制内皮一氧化氮的生成并减弱血管增殖。未来关于高敏CRP和其他炎症标志物的研究会使我们进一步了解炎症在PAH-CHD发生和发展中的作用及其对死亡率的影响。

6.血清蛋白　在获得性心力衰竭患者中（包括CHD患者），低蛋白血症尤其是低白蛋白血症十分常见，且与死亡率的显著增加和疾病进展有关。在CHD总人群中，13.3%的患者存在低蛋白血症（<35 g/L），而在ES患者中，低白蛋白血症的发生率是前者的2倍。即使在校正了年龄、肾功能和血钠后，低白蛋白血症仍与死亡风险上升3倍相关。血清白蛋白的强预测价值有许多原因，例如静脉淤血可引起跨毛细血管白蛋白漏出率增加，全身慢性炎症和内皮功能障碍会进一步放大该作用，从而导致血管通透性增加和血管外白蛋白分解。

（五）多因素死亡风险分层

虽然有许多参数被证明与PAH-CHD的死亡率有关，但在临床实践中，风险分层仍非常困难。因为在多因素分析中，能被检验的参数个数受到事件数量的限制，所以绝大多数研究只检验了非常少的参数。由于PAH-CHD（尤其是ES）是一种多器官疾病，多种因素可导致过早死亡，所以预后评估模型必然是多变量模型。最近一项研究纳入了来自多个国家共计1098例ES患者，检验了上述参数对死亡风险分层的影响。图21.3展示了现今ES患者的5年预测死亡率（利用Kempny等的数据，通过多因素Cox回归算出）。多因素Cox回归结果显示，年龄（HR 1.35/10岁，95%CI 1.14～1.61，$P<0.001$），三尖瓣前分流（HR 1.97，95%CI 1.12～3.46，$P=0.019$），静息血氧饱和度（HR 0.61/10%，95%CI 0.46～0.82，$P<0.001$），6分钟步行距离（HR 0.67/100 m，95%CI 0.54～0.82，$P<0.001$）和心包积液（HR 2.35，95%CI 1.33～4.13，$P=0.003$）是死亡的预测因子。虽然该模型有待进一步研究的验证，绝对死亡风险分层似乎是可行的（图21.3）。由于心肺移植后的死亡率依然很高（5年死亡率约为55%），5年预期死亡率>55%的ES患者可能是心肺移植的合适人选。

总结

现今成人PAH-CHD患者（尤其是ES患者、缺损修复后和小缺损患者）的死亡率依然很高。此外，对于许多CHD合并中度PAH的患者，人们也知之甚少。

由于PAH在CHD患者中常导致多器官衰竭，反映心室压力或容量超负荷（BNP）、心肌损伤（肌钙蛋白）、肾功能不全和炎症的标志物都与死亡率增加相关。此外，分流的类型方向和发绀的严重程度与死亡也密切相关。最近一项大型队列研究估计了ES患者的5年生存率，这可能会为风险分层的建立、心肺移植的转诊、靶向治疗获益人群的识别带来益处。进一步的研究应改进和外部验证PAH-CHD患者的预后评估模型，并前瞻性地探索靶向药物、补铁和抗炎治疗对

	三尖瓣前分流		年龄	三尖瓣后分流或复杂分流	
6分钟步行距离	无心包积液	有心包积液		无心包积液	有心包积液

年龄 50

三尖瓣前分流 — 无心包积液 / 有心包积液；三尖瓣后分流或复杂分流 — 无心包积液 / 有心包积液

6分钟步行距离	前·无（70 75 80 85 90）	前·有	后·无	后·有
600	23 19 15 12 9	48 40 33 27 21	12 10 8 6 5	28 22 18 14 11
500	33 26 21 17 14	62 53 44 36 30	18 14 11 9 7	38 31 25 20 16
400	44 36 30 24 19	75 67 57 49 40	25 20 16 13 10	50 42 35 28 23
300	57 48 40 33 27	87 80 71 62 53	34 28 23 18 14	64 55 46 38 31
200	71 62 53 44 37	95 91 84 76 67	46 38 31 25 20	78 69 60 51 43

年龄 40

6分钟步行距离	前·无（70 75 80 85 90）	前·有	后·无	后·有
600	18 14 11 9 7	38 31 25 20 16	9 7 6 4 3	21 17 13 10 8
500	25 20 16 13 10	50 42 34 28 23	13 10 8 6 5	29 24 19 15 12
400	34 28 22 18 14	64 55 46 38 31	19 15 12 9 7	40 33 26 21 17
300	46 38 31 25 20	78 69 60 51 42	26 21 17 13 11	52 44 36 30 24
200	59 50 42 35 28	89 82 74 65 55	36 29 24 19 15	66 57 48 40 33

年龄 30

6分钟步行距离	前·无（70 75 80 85 90）	前·有	后·无	后·有
600	13 10 8 6 5	29 23 19 15 12	7 5 4 3 3	16 12 10 8 6
500	19 15 12 9 7	39 32 26 21 17	10 8 6 5 4	22 18 14 11 9
400	26 21 17 13 11	52 44 36 29 24	14 11 9 7 5	31 25 20 16 13
300	36 29 24 19 15	66 57 48 40 33	20 16 13 10 8	41 34 28 22 18
200	48 40 33 26 21	80 71 62 53 44	28 22 18 14 11	54 46 38 31 25

年龄 20

6分钟步行距离	前·无（70 75 80 85 90）	前·有	后·无	后·有
600	10 8 6 5 4	22 18 14 11 9	5 4 3 2 2	12 9 7 6 5
500	14 11 9 7 5	30 25 20 16 13	7 6 4 3 3	16 13 10 8 6
400	20 16 12 10 8	41 34 28 22 18	10 8 6 5 4	23 19 15 12 9
300	27 22 18 14 11	54 46 38 31 25	15 12 9 7 6	32 26 21 17 13
200	38 31 25 20 16	68 59 50 42 35	21 17 13 10 8	43 36 29 24 19

静息SO$_2$（%）：70 75 80 85 90

5年死亡率的色阶：
≤10%　（10%～20%]　（20%～30%]　（30%～40%]　（40%～50%]　（50%～60%]　>60%

图21.3　预测成人ES患者5年死亡率，基于年龄（岁）、分流类型、心包积液的有无、6分钟步行距离以及静息血氧饱和度（室内空气环境下）的多因素Cox回归算出。数据来源：Kempny A，et al，Predictors of death in contemporary adult patients with Eisenmenger syndrome：A multicentre study，Circulation，2016

这类高危人群生存率的影响。

（张　毅　译）

参考文献

［1］Steele PM，Fuster V，Cohen M，et al. 1987. Isolated atrial septal defect with pulmonary vascular obstructive disease—long-term follow-up and prediction of outcome after surgical correction. Circulation，76（5）：

1037-1042. Epub 1987/11/01

[2] Kidd L, Driscoll DJ, Gersony WM, et al. 1993. Second natural history study of congenital heart defects. Results of treatment of patients with ventricular septal defects. Circulation, 87（2 Suppl）: I38-I51. Epub 1993/02/01

[3] Engelfriet PM, Duffels MG, Moller T, et al. 2007. Pulmonary arterial hypertension in adults born with a heart septal defect: the Euro Heart Survey on adult congenital heart disease. Heart, 93（6）: 682-687. Epub 2006/12/14

[4] Diller GP, Dimopoulos K, Broberg CS, et al. 2006. Presentation, survival prospects, and predictors of death in Eisenmenger syndrome: a combined retrospective and case-control study. Eur Heart J, 27（14）: 1737-1742. Epub 2006/06/24

[5] Diller GP, Kempny A, Alonso-Gonzalez R, et al. 2015. Survival prospects and circumstances of death in contemporary adult congenital heart disease patients under follow-up at a large tertiary centre. Circulation, 132（22）: 2118-2125. Epub 2015/09/16

[6] Manes A, Palazzini M, Leci E. 2014. Current era survival of patients with pulmonary arterial hypertension associated with congenital heart disease: a comparison between clinical subgroups. Eur Heart J, 35（11）: 716-724

[7] Cowie MR, Sarkar S, Koehler J, et al. 2013. Development and validation of an integrated diagnostic algorithm derived from parameters monitored in implantable devices for identifying patients at risk for heart failure hospitalization in an ambulatory setting. Eur Heart J, 34（31）: 2472-2480. Epub 2013/03/21

[8] Fonarow GC, Adams KF Jr, Abraham WT, et al. 2005. Risk stratification for in-hospital mortality in acutely decompensated heart failure: classification and regression tree analysis. JAMA, 293（5）: 572-580. Epub 2005/02/03

[9] Lee DS, Austin PC, Rouleau JL. 2003. Predicting mortality among patients hospitalized for heart failure: derivation and validation of a clinical model. JAMA, 290（19）: 2581-2587. Epub 2003/11/20

[10] Levy WC, Mozaffarian D, Linker DT, et al. 2006. The Seattle Heart Failure Model: prediction of survival in heart failure. Circulation, 113（11）: 1424-1433. Epub 2006/03/15

[11] Wu C, Camacho FT, Wechsler AS, et al. 2012. Risk score for predicting long-term mortality after coronary artery bypass graft surgery. Circulation, 125（20）: 2423-2430. Epub 2012/05/02

[12] O'Boyle F, Mediratta N, Fabri B, et al. 2012. Long-term survival after coronary artery bypass surgery stratified by EuroSCORE. Eur J Cardiothorac Surg, 42（1）: 101-106. discussion 6-7. Epub 2012/01/06

[13] Fonarow GC, Albert NM, Curtis AB, et al. 2011. Associations between outpatient heart failure process-of-care measures and mortality. Circulation, 123（15）: 1601-1610. Epub 2011/04/06

[14] Mylotte D, Pilote L, Ionescu-Ittu R, et al. 2014. Specialized adult congenital heart disease care: the impact of policy on mortality. Circulation, 129（18）: 1804-1812

[15] Benza RL, Gomberg-Maitland M, Miller DP, et al. 2012. The REVEAL Registry risk score calculator in patients newly diagnosed with pulmonary arterial hypertension. Chest, 141（2）: 354-362. Epub 2011/06/18

[16] Humbert M, Sitbon O, Chaouat A, et al. 2010. Survival in patients with idiopathic, familial, and anorexigen-associated pulmonary arterial hypertension in the modern management era. Circulation, 122（2）: 156-163. Epub 2010/06/30

[17] Lee WT, Ling Y, Sheares KK, et al. 2012. Predicting survival in pulmonary arterial hypertension in the UK. Eur Respir J, 40（3）: 604-611. Epub 2012/05/05

[18] Thenappan T, Shah SJ, Rich S, et al. 2010. Survival in pulmonary arterial hypertension: a reappraisal of the NIH risk stratification equation. Eur Respir J, 35（5）: 1079-1087. Epub 2009/12/25

[19] Partin C. 2003. The evolution of Eisenmenger's eponymic enshrinement. Am J Cardiol, 92（10）: 1187-1191. Epub 2003/12/12

[20] Wood P. 1958. The Eisenmenger syndrome or pulmonary hypertension with reversed central shunt. Br Med J, 2（5099）: 755-762. Epub 1958/09/27

[21] Hopkins WE, Waggoner AD. 2002. Severe pulmonary hypertension without right ventricular failure: the unique hearts of patients with Eisenmenger syndrome. Am J Cardiol, 89（1）: 34-38. Epub 2002/01/10

［22］Galiè N，Hoeper MM，Humbert M，et al. 2009. Guidelines for the diagnosis and treatment of pulmonary hypertension: the Task Force for the Diagnosis and Treatment of Pulmonary Hypertension of the European Society of Cardiology（ESC）and the European Respiratory Society（ERS），endorsed by the International Society of Heart and Lung Transplantation（ISHLT）. Eur Heart J，30（20）: 2493-2537. Epub 2009/08/29

［23］Dimopoulos K，Inuzuka R，Goletto S，et al. 2010. Improved survival among patients with Eisenmenger syndrome receiving advanced therapy for pulmonary arterial hypertension. Circulation，121（1）: 20-25. Epub 2009/12/23

［24］Webb G，Gatzoulis MA. 2006. Atrial septal defects in the adult: recent progress and overview. Circulation，114（15）: 1645-1653

［25］Kempny A，Sørensen Hjortshøj C，Hong G，et al. 2016. Predictors of death in adult patients with Eisenmenger syndrome. In: 10th National Heart and Lung Institute Annual Postgraduate Research Day，Imperial College，London

［26］Moceri P，Kempny A，Liodakis E，et al. 2015. Physiological differences between various types of Eisenmenger syndrome and relation to outcome. Int J Cardiol，179: 455-460

［27］Diller GP，Lammers AE，Haworth SG，et al. 2010. A modelling study of atrial septostomy for pulmonary arterial hypertension，and its effect on the state of tissue oxygenation and systemic blood flow. Cardiol Young，20（1）: 25-32. Epub 2010/02/11

［28］Diller G-P，Kempny A，Inuzuka R，et al. 2014. Survival prospects of treatment naïve patients with Eisenmenger: a systematic review of the literature and report of own experience. Heart，100（17）: 1366-1372

［29］Raphael C，Briscoe C，Davies J，et al. 2007. Limitations of the New York Heart Association functional classification system and self-reported walking distances in chronic heart failure. Heart，93（4）: 476-482

［30］Spoladore R，Fragasso G，Montanaro C，et al. 2010. NYHA Class II subgrouping: correlation with left ventricular dysfunction questionnaire（LVD-36）and ejection fraction. Minerva Cardioangiol，58（4）: 441-448

［31］Diller GP，Dimopoulos K，Okonko D，et al. 2005. Exercise intolerance in adult congenital heart disease: comparative severity，correlates，and prognostic implication. Circulation，112（6）: 828-835

［32］Kempny A，Dimopoulos K，Alonso-Gonzalez R，et al. 2013. Six-minute walk test distance and resting oxygen saturations but not functional class predict outcome in adult patients with Eisenmenger syndrome. Int J Cardiol，168（5）: 4784-4789

［33］Dimopoulos K，Giannakoulas G，Wort SJ，et al. 2008. Pulmonary arterial hypertension in adults with congenital heart disease: distinct differences from other causes of pulmonary arterial hypertension and management implications. Curr Opin Cardiol，23（6）: 545-554

［34］Irisawa H，Takeuchi K，Inui N，et al. 2014. Incremental shuttle walk test as a valuable assessment of exercise performance in patients with pulmonary arterial hypertension. Circ J，78（1）: 215-221

［35］Galiè N，Beghetti M，Gatzoulis MA，et al. 2006. Bosentan therapy in patients with Eisenmenger syndrome: a multicenter，double-blind，randomized，placebo-controlled study. Circulation，114（1）: 48-54

［36］Hoeper MM，Schwarze M，Ehlerding S，et al. 2000. Long-term treatment of primary pulmonary hypertension with aerosolized iloprost，a prostacyclin analogue. N Engl J Med，342（25）: 1866-1870

［37］ATS Committee on Proficiency Standards for Clinical Pulmonary Function Laboratories. 2002. ATS statement: guidelines for the six-minute walk test. Am J Respir Crit Care Med，166（1）: 111-117

［38］Dimopoulos K，Giannakoulas G，Bendayan I，et al. 2013. Cardiothoracic ratio from postero-anterior chest radiographs: a simple，reproducible and independent marker of disease severity and outcome in adults with congenital heart disease. Int J Cardiol，166（2）: 453-457

［39］Galie N，Humbert M，Vachiery JL，et al. 2016. 2015 ESC/ERS Guidelines for the diagnosis and treatment of pulmonary hypertension: The Joint Task Force for the Diagnosis and Treatment of Pulmonary Hypertension of the European Society of Cardiology（ESC）and the European Respiratory Society（ERS）: Endorsed by: Association for European Paediatric and Congenital Cardiology（AEPC），International Society for Heart and Lung Transplantation（ISHLT）. Eur Heart J，37（1）: 67-119

［40］Grapsa J，Pereira Nunes MC，Tan TC，et al. 2015. Echocardiographic and hemodynamic predictors of survival in precapillary pulmonary hypertension: seven-year follow-up. Circ Cardiovasc Imaging, 8 (6)

[41] Moceri P, Dimopoulos K, Liodakis E, et al. 2012. Echocardiographic predictors of outcome in eisenmenger syndrome. Circulation, 126 (12): 1461-1468

[42] van Veldhuisen DJ, Anker SD, Ponikowski P, et al. 2011. Anemia and iron deficiency in heart failure: mechanisms and therapeutic approaches. Nat Rev Cardiol, 8 (9): 485-493

[43] Van De Bruaene A, Delcroix M, Pasquet A, et al. 2011. Iron deficiency is associated with adverse outcome in Eisenmenger patients. Eur Heart J, 32 (22): 2790-2799

[44] Anker SD, Comin Colet J, Filippatos G, et al. 2009. Ferric carboxymaltose in patients with heart failure and iron deficiency. N Engl J Med, 361 (25): 2436-2448

[45] Ponikowski P, van Veldhuisen DJ, Comin-Colet J, et al. 2015. Beneficial effects of long-term intravenous iron therapy with ferric carboxymaltose in patients with symptomatic heart failure and iron deficiency-dagger. Eur Heart J, 36 (11): 657-668

[46] Viethen T, Gerhardt F, Dumitrescu D, et al. 2014. Ferric carboxymaltose improves exercise capacity and quality of life in patients with pulmonary arterial hypertension and iron deficiency: a pilot study. Int J Cardiol, 175 (2): 233-239

[47] Tay EL, Peset A, Papaphylactou M, et al. 2011. Replacement therapy for iron deficiency improves exercise capacity and quality of life in patients with cyanotic congenital heart disease and/or the Eisenmenger syndrome. Int J Cardiol, 151 (3): 307-312

[48] Dimopoulos K, Diller GP, Koltsida E, et al. 2008. Prevalence, predictors, and prognostic value of renal dysfunction in adults with congenital heart disease. Circulation, 117 (18): 2320-2328

[49] Dimopoulos K, Diller GP, Petraco R, et al. 2010. Hyponatraemia: a strong predictor of mortality in adults with congenital heart disease. Eur Heart J, 31 (5): 595-601

[50] Schuuring MJ, van Riel AC, Vis JC, et al. 2013. High-sensitivity troponin T is associated with poor outcome in adults with pulmonary arterial hypertension due to congenital heart disease. Congenit Heart Dis 8 (6): 520-526

[51] Torbicki A, Kurzyna M, Kuca P, et al. 2003. Detectable serum cardiac troponin T as a marker of poor prognosis among patients with chronic precapillary pulmonary hypertension. Circulation, 108 (7): 844-848

[52] Scognamiglio G, Kempny A, Price LC, et al. 2014. C-reactive protein in adults with pulmonary arterial hypertension associated with congenital heart disease and its prognostic value. Heart, 100 (17): 1335-1341

[53] Quarck R, Nawrot T, Meyns B, et al. 2009. C-reactive protein: a new predictor of adverse outcome in pulmonary arterial hypertension. J Am Coll Cardiol, 53 (14): 1211-1218

[54] Verma S, Wang CH, Li SH, et al. 2002. A self-fulfilling prophecy: C-reactive protein attenuates nitric oxide production and inhibits angiogenesis. Circulation, 106 (8): 913-919

[55] Arquès S, Ambrosi P, Gélisse R. 2003. Hypoalbuminemia in elderly patients with acute diastolic heart failure. J Am Coll Cardiol, 42 (4): 712-716

[56] Cowger J, Sundareswaran K, Rogers JG, et al. 2013. Predicting survival in patients receiving continuous flow left ventricular assist devices: the HeartMate II risk score. J Am Coll Cardiol, 61 (3): 313-321

[57] Uthamalingam S, Kandala J, Daley M, et al. 2010. Serum albumin and mortality in acutely decompensated heart failure. Am Heart J, 160 (6): 1149-1155

[58] Kempny A, Diller GP, Alonso-Gonzalez R, et al. 2015. Hypoalbuminemia predicts outcome in adult patients with congenital heart disease. Heart, 101 (9): 699-705

[59] Hesse B, Parving HH, Lund-Jacobsen H, Noer I. 1976. Transcapillary escape rate of albumin and right atrial pressure in chronic congestive heart failure before and after treatment. Circ Res, 39 (3): 358-362

[60] Diller GP, van Eijl S, Okonko DO, et al. 2008. Circulating endothelial progenitor cells in patients with Eisenmenger syndrome and idiopathic pulmonary arterial hypertension. Circulation, 117 (23): 3020-3030

[61] Yusen RD, et al. 2015. The Registry of the International Society for Heart and Lung Transplantation: Thirtysecond Official Adult Lung and Heart-Lung Transplantation Report-2015; Focus Theme: Early Graft Failure. J Heart Lung Transplant, 34 (10): 1264-1277

第22章

Fontan患者的管理

Annette Schophuus Jensen and Lars Søndergaard

缩略词

ACEI	angiotensin-converting enzyme inhibitors	血管紧张素转化酶抑制剂
BDG	bidirectional Glen	双向格林手术
CI	cardiac Index	心脏指数
EDVI	end-diastolic volume index	舒张末期容积指数
ESVI	end-systolic volume index	收缩末期容积指数
INR	international normalized ratio	国际标准化比值
NO	nitric oxide	一氧化氮
NYHA	New York Heart Association	纽约心脏病协会
PAH	pulmonary arterial hypertension	动脉性肺动脉高压
PLE	protein-losing enteropathy	蛋白丢失性肠病
PVR	pulmonary vascular resistance	肺血管阻力
SVC	superior vena cava	上腔静脉
UVH	univentricular heart	单心室心脏

　　单室心（UVH）和单心室生理是用来描述一组异质性的先天性心脏病患者群体的常用术语，这些患者的特征是仅有一个功能性的心室。这样的心脏缺损包括三尖瓣或二尖瓣闭锁、左心发育不全综合征、左心室双入口、室间隔完整型肺动脉闭锁、严重Ebstein畸形、不平衡性房室间隔缺损、巨大室间隔缺损合并房室瓣骑跨等。每100万名活产婴儿中约有350例患有UVH，占所有先天性心脏缺陷的3%～5%。

　　在UVH的自然病程中，患者的1年生存率低于50%，10年生存率低于10%。然而，1971年Fontan循环的发明及其后来的改进极大地改善了UVH患者的预后。如今，UVH儿童在接受Fontan手术后10年生存率超过了90%。尽管Fontan循环患者的生存率有所提高，但其仍面临许多并发症，包括运动耐量受损、心律失常、血栓栓塞事件和继发性器官并发症，如蛋白丢失性肠病（PLE）、塑型性支气管炎和肝病。

A.S. Jensen (✉) · L. Søndergaard

The Heart Centre，Rigshospitalet，University of Copenhagen，Copenhagen，Denmark

e-mail：schophuus@gmail.com

© Springer International Publishing AG 2017

K. Dimopoulos，G.-P. Diller（eds.），*Pulmonary Hypertension in Adult Congenital Heart Disease*，Congenital Heart Disease in Adolescents and Adults，DOI 10.1007/978-3-319-46028-4_22

患者运动耐量受损是由肺动脉瓣下心室缺如、肺血管阻力（PVR）升高和体循环心室舒张功能障碍等因素所致。Fontan 循环的建立和分期姑息手术的过程可部分地解释这三个因素。UVH 患者在接受 Fontan 手术前，其肺循环和体循环平行且不连续，造成心室容量超负荷和发绀，在无肺动脉狭窄的情况下，还会导致肺动脉高灌注。在新生儿时期，手术的第一个阶段是调节肺血流，其方法是环束肺动脉或阻断肺动脉与心脏的连接，并通过分流来确保肺血流量。第一个阶段完成后，患儿依然会有发绀和心室容量超负荷。手术的第二个阶段在患儿 6 ～ 18 个月时进行，将上腔静脉和肺动脉进行吻合，即 Glenn 吻合术，它可以减轻容量超负荷与发绀。手术的第三个阶段和最后阶段一般在患儿 3 ～ 4 岁时进行，将下腔静脉和肺动脉连接起来作为一个心侧或心外管道。此时，患者建立了连续的体肺循环，心室容量负荷减轻，血红蛋白充分氧合。不过，也有例外，比如接受外管道开窗术或存在静脉 - 静脉侧支循环。

一、肺动脉瓣下心室缺如

Fontan 循环患者依靠仅有的单个心室将血液泵入体循环与肺循环，相当于形成了"Fontan 门静脉系统"，即血液从一个毛细血管床流入另一个毛细血管床而不经过心脏。这一过程会导致慢性的全身静脉淤血、心排血量减少及运动耐量降低。此时，肺循环血流主要是被动的、非搏动性的或轻微搏动性的，并以体循环静脉压的升高和吸气时胸腔内负压作为驱动力。

二、肺血管阻力升高

Fontan 循环姑息手术一个重要的成功标准是 PVR 较低。由于肺动脉瓣下心室缺如，即使轻微的 PVR 上升都可能对 Fontan 循环患者的寿命造成不利影响。Mitchell 等发现，Fontan 循环衰竭后接受心脏移植的患者通常存在轻至中度肺血管疾病。UVH 患者肺血管床的高灌注，以及在姑息手术与 Fontan 循环建立前的发绀，都会导致肺血管的改变，进而引起肺血管阻力升高。Fontan 患者发生肺血管疾病的另一原因可能与非搏动性血流有关。研究表明，缺乏搏动性的血流会导致内皮功能障碍与 PVR 升高。此外，Fontan 术后晚期应用外源性一氧化氮（NO）已被证实可降低 PVR。

三、心室舒张障碍

在 Fontan 循环建立前，心室容量超负荷会引起心肌肥厚。在 Glenn 吻合及 Fontan 循环完成时，会出现心室容量减少，伴心肌肥厚。UVH 患者的心室收缩功能大多正常，但其心室顺应性降低而出现舒张功能障碍，所以需要较高的前负荷以维持正常的心排血量，尤其是在运动状态时。但由于肺动脉瓣下心室缺如且肺血管阻力升高，所以 Fontan 患者无法达到足够的前负荷，其运动耐量自然也受到了限制。

四、Fontan 循环的继发性并发症

Fontan 循环引起的慢性体循环静脉淤血和低心排血量可能会导致终末器官并发症，如肝硬化或恶性肿瘤、蛋白丢失性肠病（PLE）和塑型性支气管炎。

（一）肝功能不全、肝硬化和肝细胞癌

在接受 Fontan 姑息手术后的 UVH 患者中，肝功能不全和肝硬化是常见并发症。可观察到的病变有肝纤维化、肝硬化、局灶性结节增生和门静脉高压。Baek 等报道在 57% 的 Fontan 术

后患者中出现了肝脏的病理变化，且肝脏的并发症和Fontan循环的持续时间有关。肝硬化是一种潜在的癌前病变，可在年轻UVH患者中发展为肝细胞癌。尽管已知Fontan患者有肝脏并发症风险，想要通过诸如INR、白蛋白、甲胎蛋白肿瘤标志物等血液化验指标来监测患者也是非常困难的，因为部分患者可能正在接受口服抗凝治疗或患有亚临床或临床PLE。此外，有10%～20%的患者并不产生甲胎蛋白。影像学检查或许有所帮助，但是目前尚未就对患者筛查的方式和频率达成共识。除了改善血流动力学，尚无其他方法阻止肝硬化的发展。如果患者发生肝细胞肝癌，可能会因为门静脉高压而无法行外科切除，而肝外分流和血管异常也会分别限制放射栓塞术与化疗栓塞术两种局部疗法的应用。其他方法还有肝移植或肝、心联合移植。

（二）蛋白丢失性肠病

PLE是一种为人熟知的Fontan术后的严重并发症。虽然只有约5%的患者在Fontan术后发生PLE，但是其诊断后5年内的并发症发生率和死亡率都很高。PLE指白蛋白、免疫球蛋白和凝血因子等蛋白质从胃肠道的异常丢失。血清蛋白降低导致了血管内胶体渗透压的降低，液体从血管腔漏入间质，进而引起外周水肿、腹水或胸腔积液。其具体的病理生理机制并不明确，但可能与中心静脉压慢性升高所致的肠道淋巴管扩张，以及低心排血量引起的肠道低灌注和慢性炎症有关。对此，多种疗法现已取得了不同程度的效果。如高蛋白和高中链甘油三酯的饮食结构调整，应用减轻后负荷的药物、正性肌力药、肺血管扩张剂、低分子量肝素、皮质类固醇和奥曲肽，以及白蛋白输注、开窗术、Fontan循环的转换（由心房－肺动脉转为心外管道全腔静脉－肺动脉连接）和心脏移植。虽然心脏移植是其中最有效的治疗方法，但不一定能解决PLE的问题。

（三）塑型性支气管炎

塑型性支气管炎是Fontan姑息术后的罕见并发症，最常发生于儿童，偶见于成人患者。塑型性支气管炎是指坚硬胶冻状黏液管型阻塞了主支气管。这是一种可以引起气道阻塞和窒息的致命性并发症。其病理生理学机制尚不清楚，有学者认为与中心静脉压的升高有关。可供选择的治疗手段非常有限，有研究表明，其对雾化的尿激酶和组织纤溶酶原激活物的反应良好。此外，西地那非对某些特定的塑型性支气管炎和PLE患者同样有效。

五、Fontan患者的管理

Fontan循环的患者会出现运动耐量的降低。在儿童期和青春期早期，Fontan循环患者的平均最大运动耐量（峰值耗氧量）仅为正常人的65%。最开始只有较剧烈的活动受到限制，但随着患者年龄的增长，运动耐量的受损会愈发明显。虽然此过程的进展尚不明确，但Giardini等报道，患者的运动耐量预计每年下降约2.6%。运动耐量和Fontan循环效率的降低可能导致患者住院、出现移植需求和死亡结局。然而，部分患者的运动耐量可以维持数年稳定而不下降，这可能与其根本的形态学改变、术式及手术的时机有关。

标准的心力衰竭治疗通过抑制心肌重构、降低后负荷和提高心排血量从而改善心室功能。但这种疗法对于Fontan患者的作用似乎十分有限。这可能是因为Fontan患者的心室收缩功能大多正常，而长期前负荷减低与心室肌肥厚引起了心室的舒张功能衰竭。血管紧张素转化酶抑制剂可以同时扩张小动脉（减轻后负荷）和静脉、抑制心室重构及改善左心室舒张功能。然而，与安慰剂组相比，10周的依那普利治疗并未改变病情稳定的Fontan患者的体循环血管阻力、静息心脏指数、舒张功能和运动能力。另有一项研究探究了在单心室患者行双向Glenn术前应用依那普利的价值。尽管依那普利改善了容量超负荷所致的心室肥大，但这种效应在双向Glenn术后9个月消失，且未发现心室功能有明显改善。

长期的低前负荷状态会导致心脏重塑、顺应性降低，进而舒张期末压升高、心室充盈受损，并最终导致心排血量的进行性下降，这在一定程度上解释了患者运动耐量的逐渐降低和住院率的增加。通过门静脉系统效率的最大化来增加前负荷可能是改善Fontan循环的一种办法。体循环静脉压的升高将导致静脉慢性高压的一些列不良反应，如体静脉淤血、水肿、腹水和淋巴衰竭等。虽然利尿药可以一定程度上缓解淤血的并发症，却可能进一步加重与低心排血量相关的问题。新门静脉（Fontan门静脉）系统阻力的改变可能会对血流动力学产生重大影响。因此，应尽可能识别并处理Fontan回路中狭窄、发育不全、扭曲或侧支循环丰富的局部区域。

另一种增加心排血量的有效方法是通过心外管道与心房之间的小开窗，在淤血的肺循环周围创建旁路。在Fontan循环建立时实施开窗术通常可减少术后并发症和住院时间，而在Fontan循环建立几年后再实施开窗术，患者的耐受性可能较差。后者常因Fontan循环衰竭（通常表现为PVR和跨肺压力梯度升高）才转而寻求开窗术。但在这种情况下，对合适窗孔大小的权衡非常困难。窗孔过小，压力减小的程度不足以缓解症状。窗孔过大，虽然可能缓解淤血并增加心排血量，但也易导致无法接受的低血氧饱和度。不过，开窗术仍是失代偿期Fontan患者在移植前的潜在"桥接"疗法。

（一）肺血管扩张药在Fontan患者中的应用

由于Fontan患者肺动脉瓣下心室缺如，其肺血流被动受制于中心静脉压和心室舒张末压之间的压力梯度以及肺血管床的阻力。肺血管压力梯度的调节能力有限，尤其是在运动期间，它依赖于骨骼肌泵和呼吸运动，而这两者的效果不如肺动脉瓣下心室的泵功能。通过药物来改善肺血流并预防或延缓Fontan相关并发症是一个很有趣的方向，降低心室舒张末压和直接调节PVR的理论依据也引起了关注。Khambadkone等的研究表明，Fontan术后晚期PVR会升高，吸入NO可使其降低25%，表明这些患者存在肺内皮功能障碍，对NO具有反应性。

内源性NO是血管平滑肌张力和细胞增殖的重要介质。外源性NO是一种强效肺血管扩张药，但因其半衰期很短且需要通过呼吸机给药，因此不适用于长期治疗。磷酸二酯酶V型抑制剂可增强和延长内源性NO对于肺血管床的作用，其降低PVR的能力引起了关注。西地那非和他达拉非是已上市的口服磷酸二酯酶V型抑制剂。2008年Giardini等观察到在给予Fontan患者单次剂量的西地那非后，其运动能力迅速增加。另有两项研究进一步探究了磷酸二酯酶V型抑制剂在Fontan患者中的作用。Goldberg等发现经过6周的西地那非治疗（20 mg，每日2次），28名儿童和青年Fontan患者的峰值VO_2并无改善，但峰值运动和亚极量运动时的通气效率有了显著改善。Van de Bruaene等研究了在服用单次剂量的西地那非前后10名成年Fontan患者静息时和仰卧踏车运动时的心脏磁共振图像。西地那非可以改善运动时（主要是高强度运动）的CI。CI的增加可能来自心率的相对增加、舒张末期容积指数（EDVI）的稳定及PVR和收缩末期容积指数（ESVI）的降低。服用西地那非后，整个运动过程的PVR降低，最明显的差异出现在高强度运动时，服药前PVR在高强度运动中升高，服药后PVR却能保持不变。服用西地那非后，EDVI并没有增加。给药后心率的持续升高可能是出现此现象的原因之一。与基线相比，西地那非可增强心室充盈率，表现为在更短的舒张期内从ESVI至EDVI的增幅更大（即更高的充盈容积）。最近，一项小型研究发现给予患者6周的他达拉非治疗可以显著改善心肌功能、运动能力和NYHA心功能分级。

前列环素是一种内源性肺血管和体循环血管扩张药，且具有抑制血管平滑肌细胞增殖的作用。多种人工合成的前列环素（依前列醇、曲前列尼尔和伊洛前列素）已经上市，但由于其血浆半衰期短，临床用于扩张肺血管时需要连续静脉输注或频繁吸入给药。一项研究也已探究了前列环素类药物在Fontan患者中的疗效。Rhodes等在15例病情稳定的儿童和成年Fontan患者中研究了单次剂量的吸入伊洛前列素对运动耐量的影响，结果显示峰值氧脉搏（每搏输出量的替代指标）和峰值VO_2明显改善。这种治疗方法似乎对运动耐量严重受损的患者特别有益。

内皮素-1是最强效的血管收缩分子之一，且可以促进有丝分裂。在各类动脉性肺动脉高压（PAH）以及Fontan术后的患者中内皮素-1都会升高。内皮素-1的水平与PVR之间的联系也已被揭示。Ishida 等报道，对于 Fontan 循环的患者，肺动脉中存在着内皮素 -1 及其受体的过度表达，它们可引起肺血管收缩和重构，导致 Fontan 循环失代偿。此外，现已证实血浆内皮素 -1 水平与 PVR 升高、Fontan 循环衰竭和死亡相关。

一项随访时间最长、规模最大的随机对照研究观察了波生坦在 Fontan 患者中的作用。作为一种内皮素受体拮抗剂，波生坦具有扩血管作用且可抑制抗肺血管平滑肌的增殖。因为 Fontan 循环本身就可能影响肝功能，所以在这类患者中使用内皮素受体拮抗剂时应注意药物诱导的肝毒性。一项纳入 8 名成人 Fontan 患者的非对照研究显示，应用波生坦是安全的，并可改善 NYHA 心功能分级和心室收缩功能。然而，一项纳入 42 名成人 Fontan 患者的开放标签初始研究显示，6 个月的波生坦治疗并未明显改善峰值 VO_2。需要指出的是，约有 25% 的患者中途退出了研究。在一项纳入 75 名青少年和成人 Fontan 患者的双盲随机对照试验中，Hebert 等观察了 14 周的波生坦治疗对于运动耐量的影响及其安全性。结果显示，波生坦可以改善峰值 VO_2、运动时间和功能分级，且没有严重不良事件或肝毒性反应发生（图 22.1～图 22.3）。

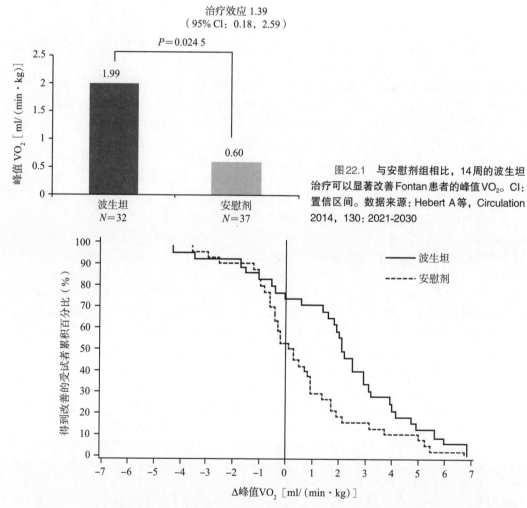

图 22.1　与安慰剂组相比，14 周的波生坦治疗可以显著改善 Fontan 患者的峰值 VO_2。CI：置信区间。数据来源：Hebert A 等，Circulation 2014，130：2021-2030

图 22.2　Herbert 等报道的得到改善的受试者累积百分比。每个点代表峰值 VO_2 较基线发生一定变化的患者百分比。两条曲线之间的垂直距离代表了两组之间峰值 VO_2 发生一定变化的患者百分比之差。两条曲线下面积的差值代表了治疗的效应。峰值 VO_2 的变化为正值的患者在波生坦组占 75%，在安慰剂组占 54%。峰值 VO_2 的变化 ≥2 的患者在波生坦组占 56%，在安慰剂组占 19%。Δ 峰值 VO_2：从基线到治疗结束时，峰值氧耗量的变化。数据来源：Hebert A 等 .Circulation 2014，130：2021-2030

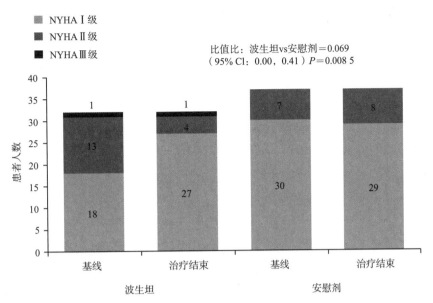

图22.3　Herbert等报道的波生坦组或安慰剂组的纽约心脏病协会（New York Heart Association，NYHA）心功能分级变化。CI：置信区间。数据来源：Hebert A等，Circulation 2014，130：2021-2030

　　尽管肺血管扩张药在Fontan患者中的应用取得了可喜结果，但仍有许多问题尚未解决。对于靶向治疗只适用于有症状患者还是可扩展至无症状患者，目前仍存在争议。此外，由于已发表研究的最长治疗持续时间为6个月，其长期疗效和安全性仍是未知数。学界也尚未就Fontan术后患者是否常规应用波生坦或其他血管扩张剂达成共识，更不用说那些出现严重并发症的患者，如PLE或塑型性支气管炎，不过有病例报道显示，血管扩张剂可能改善这类患者的病情。

　　（二）Fontan患者的抗凝治疗

　　PAH患者（尤其是特发性PAH）通常会接受口服抗凝治疗，因为多项回顾性研究显示，这类患者肺血管血栓性病变发生率较高，并且可能会有凝血和纤溶异常。但这些研究多未纳入CHD-PAH患者。

　　Fontan患者肺血栓栓塞事件的发生率较高。对于他们而言，肺栓塞的血流动力学后果可能是灾难性甚至致死性的。尽管如此，学界尚未就Fontan患者的抗凝治疗达成共识。唯一一项关于Fontan患者抗栓治疗的随机对照试验显示，在Fontan术后前两年，患者接受抗血小板治疗或接受规范抗凝治疗，其发生血栓栓塞事件的风险不存在显著差异。因此，一般建议采用抗血小板治疗，特别是接受新版改良Fontan手术（全腔静脉-肺动脉连接术，TCPC）的患者。当患者出现心律失常、心房血栓或既往有血栓栓塞史时，则建议采用抗凝治疗。美国成人先天性心脏病指南也建议，在经典Fontan姑息术后，若患者存在右心房扩张、外管道开窗或静脉-静脉侧支，应实施抗凝治疗。

（张　毅　译）

参 考 文 献

［1］Ghanayem NS，Berger S，Tweddell JS．2007．Medical management of the failing Fontan. Pediatr Cardiol，28：465-471

［2］Fontan F，Baudet E．1971．Surgical repair of tricuspid atresia. Thorax，26：240-248

［3］d'Udekem Y，Iyengar AJ，Cochrane AD，et al，2007．The Fontan procedure：contemporary techniques have improved long-term outcomes. Circulation，116：I157-I164

［4］Idorn L，Olsen M，Jensen AS．2013．Univentricular hearts in Denmark 1977 to 2009：incidence and survival. Int J Cardiol，167：1311-1316

[5] Idorn L，Juul K，Jensen AS，et al. 2013. Arrhythmia and exercise intolerance in Fontan patients：current status and future burden. Int J Cardiol，168：1458-1465

[6] Gewillig M，Goldberg DJ. 2014. Failure of the fontan circulation. Heart Fail Clin，10：105-116

[7] Mitchell MB，Campbell DN，Ivy D，et al. 2004. Evidence of pulmonary vascular disease after heart transplantation for Fontan circulation failure. J Thorac Cardiovasc Surg，128：693-702

[8] Henaine R，Vergnat M，Bacha EA，et al. 2013. Effects of lack of pulsatility on pulmonary endothelial function in the Fontan circulation. J Thorac Cardiovasc Surg，146：522-529

[9] Zongtao Y，Huishan W，Zengwei W，et al. 2010. Experimental study of nonpulsatile flow perfusion and structural remodeling of pulmonary microcirculation vessels. Thorac Cardiovasc Surg，58：468-472

[10] Khambadkone S，Li J，de Leval MR，et al. 2003. Basal pulmonary vascular resistance and nitric oxide responsiveness late after Fontan-type operation. Circulation，107：3204-3208

[11] Rychik J，Goldberg D，Rand E，et al. 2013. End-organ consequences of the Fontan operation：liver fibrosis，protein-losing enteropathy and plastic bronchitis. Cardiol Young，23：831-840

[12] Rychik J，Veldtman G，Rand E，et al. 2012. The precarious state of the liver after a Fontan operation：summary of a multidisciplinary symposium. Pediatr Cardiol，33：1001-1012

[13] Baek JS，Bae EJ，Ko JS，et al. 2010. Late hepatic complications after Fontan operation；non-invasive markers of hepatic fibrosis and risk factors. Heart，96：1750-1755

[14] Mertens L，Hagler DJ，Sauer U，et al. 1998. Protein-losing enteropathy after the Fontan operation：an international multicenter study. PLE study group. J Thorac Cardiovasc Surg，115：1063-1073

[15] John AS，Johnson JA，Khan M. 2014. Clinical outcomes and improved survival in patients with protein-losing enteropathy after the Fontan operation. J Am Coll Cardiol，64：54-62

[16] Rychik J. 2007. Protein-losing enteropathy after Fontan operation. Congenit Heart Dis，2：288-300

[17] Ostrow AM，Freeze H，Rychik J. 2006. Protein-losing enteropathy after fontan operation：investigations into possible pathophysiologic mechanisms. Ann Thorac Surg，82：695-700

[18] Johnson JN，Driscoll DJ，O'Leary PW. 2012. Protein-losing enteropathy and the Fontan operation. Nutr Clin Pract，27：375-384

[19] Do TB，Chu JM，Berdjis F，et al. 2009. Fontan patient with plastic bronchitis treated successfully using aerosolized tissue plasminogen activator：a case report and review of the literature. Pediatr Cardiol，30：352-355

[20] Haseyama K，Satomi G，Yasukochi S，et al. 2006. Pulmonary vasodilation therapy with sildenafil citrate in a patient with plastic bronchitis after the Fontan procedure for hypoplastic left heart syndrome. J Thorac Cardiovasc Surg，132：1232-1233

[21] Uzun O，Wong JK，Bhole V，et al. 2006. Resolution of protein-losing enteropathy and normalization of mesenteric Doppler flow with sildenafil after Fontan. Ann Thorac Surg，82：e39-e40

[22] Paridon SM，Mitchell PD，Colan SD，et al. 2008. A cross-sectional study of exercise performance during the first 2 decades of life after the Fontan operation. J Am Coll Cardiol，52：99-107

[23] Giardini A，Hager A，Pace Napoleone C. 2008. Natural history of exercise capacity after the Fontan operation：a longitudinal study. Ann Thorac Surg，85：818-821

[24] Gewillig M，Brown SC，Eyskens B，et al. 2010. The Fontan circulation：who controls cardiac output? Interact Cardiovasc Thorac Surg，10：428-433

[25] Gonzalez-Fernandez RA，Altieri PI，Diaz LM. 1992. Effects of enalapril on heart failure in hypertensive patients with diastolic dysfunction. Am J Hypertens，5：480-483

[26] Pouleur H，Rousseau MF，van Eyll C. 1993. Effects of long-term enalapril therapy on left ventricular diastolic properties in patients with depressed ejection fraction. SOLVD Investigators. Circulation，88：481-491

[27] Kouatli AA，Garcia JA，Zellers TM，et al. 1997. Enalapril does not enhance exercise capacity in patients after Fontan procedure. Circulation，96：1507-1512

[28] Hsu DT，Zak V，Mahony L，Sleeper LA，et al. 2010. Enalapril in infants with single ventricle：results of a multicenter randomized trial. Circulation，122：333-340

[29] Shafer KM，Garcia JA，Babb TG，et al. 2012. The importance of the muscle and ventilatory blood pumps during exercise in patients without a subpulmonary ventricle（Fontan operation）. J Am Coll Cardi-

ol，60：2115-2121

［30］Giardini A，Balducci A，Specchia S，et al. 2008. Effect of sildenafil on haemodynamic response to exercise and exercise capacity in Fontan patients. Eur Heart J，29：1681-1687

［31］Goldberg DJ，French B，McBride MG，et al. 2011. Impact of oral sildenafil on exercise performance in children and young adults after the Fontan operation：a randomized，double-blind，placebo-controlled，crossover trial. Circulation，123：1185-1193

［32］Van De Bruaene A，La Gerche A，Claessen G，et al. 2014. Sildenafil improves exercise hemodynamics in Fontan patients. Circ Cardiovasc Imaging，7：265-273

［33］Sabri MR，Zolfi-Gol A，Ahmadi A，et al. 2016. Effect of Tadalafil on myocardial and endothelial function and exercise performance after modified Fontan operation. Pediatr Cardiol，37（1）：55-61

［34］Rhodes J，Ubeda-Tikkanen A，Clair M，et al. 2013. Effect of inhaled iloprost on the exercise function of Fontan patients：a demonstration of concept. Int J Cardiol，168：2435-2440

［35］Yamagishi M，Kurosawa H，Hashimoto K. 2002. The role of plasma endothelin in the Fontan circulation. J Cardiovasc Surg，43：793-797

［36］Hiramatsu T，Imai Y，Takanashi Y，et al. 1999. Time course of endothelin-1 and adrenomedullin after the Fontan procedure. Ann Thorac Surg，68：169-172

［37］Ishida H，Kogaki S，Ichimori H，et al. 2012. Overexpression of endothelin-1 and endothelin receptors in the pulmonary arteries of failed Fontan patients. Int J Cardiol，159：34-39

［38］d'Udekem Y，Cheung MM，Setyapranata S. 2009. How good is a good Fontan? Quality of life and exercise capacity of Fontans without arrhythmias. Ann Thorac Surg，88：1961-1969

［39］Bowater SE，Weaver RA，Thorne SA. 2012. The safety and effects of bosentan in patients with a Fontan circulation. Congenit Heart Dis，7：243-249

［40］Schuuring MJ，Vis JC，van Dijk APJ，et al. 2013. Impact of bosentan on exercise capacity in adults after the Fontan procedure：a randomized controlled trial. Eur J Heart Fail，15：690-698

［41］Hebert A，Mikkelsen UR，Thilen U，et al. 2014. Bosentan improves exercise capacity in adolescents and adults after Fontan operation：the TEMPO（Treatment With Endothelin Receptor Antagonist in Fontan Patients，a Randomized，Placebo-Controlled，Double-Blind Study Measuring Peak Oxygen Consumption）study. Circulation，130：2021-2030

［42］Goldberg DJ，Paridon SM. 2014. Fontan circulation：the search for targeted therapy. Circulation，130：1999-2001

［43］Apostolopoulou SC，Papagiannis J，Rammos S. 2005. Bosentan induces clinical，exercise and hemodynamic improvement in a pre-transplant patient with plastic bronchitis after Fontan operation. J Heart Lung Transplant，24：1174-1176

［44］Do P，Randhawa I，Chin T，et al. 2012. Successful management of plastic bronchitis in a child post Fontan：case report and literature review. Lung，190：463-468

［45］Galiè N，Hoeper MM，Humbert M，et al. 2009. Guidelines for the diagnosis and treatment of pulmonary hypertension：the Task Force for the Diagnosis and Treatment of Pulmonary Hypertension of the European Society of Cardiology（ESC）and the European Respiratory Society（ERS），endorsed by the International Society of Heart and Lung Transplantation（ISHLT）. Eur Heart J，30：2493-2537

［46］Khairy P，Fernandes SM，Mayer JE，et al. 2008. Long-term survival，modes of death，and predictors of mortality in patients with Fontan surgery. Circulation，117：85-92

［47］Monagle P，Cochrane A，Roberts R，et al. 2011. A multicenter，randomized trial comparing heparin/warfarin and acetylsalicylic acid as primary thromboprophylaxis for 2 years after the Fontan procedure in children. J Am Coll Cardiol，58：645-651

［48］Warnes CA，Williams RG，Bashore TM，et al. 2008. ACC/AHA 2008 Guidelines for the Management of Adults with Congenital Heart Disease：a report of the American College of Cardiology/American Heart Association Task Force on Practice Guidelines（writing committee to develop guidelines on the management of adults with congenital heart disease）. Circulation，118：e714-e833

［49］Baumgartner H，Bonhoeffer P，De Groot NMS，et al. 2010. ESC Guidelines for the management of grown-up congenital heart disease（new version 2010）. Eur Heart J，31：2915-2957

第23章

先天性心脏病相关性肺动脉高压患者的缓和医疗与临终关怀

Laura C. Price，Edith Ubogagu，Laura Bernstein，
Jenny Wright and Konstantinos Dimopoulos

缩略语

ACP	advance care planning	预立医疗照护计划
AICD	automatic implantable cardioverter-defibrillator	植入型心律转复除颤器
BNP	brain natriuretic peptide	脑利尿钠肽
CAMPHOR	Cambridge Pulmonary Hypertension Outcome Review	剑桥肺动脉高压结局回顾量表
CCGs	Clinical Commissioning Groups	全科医师临床执业联盟
CHD	congenital heart disease	先天性心脏病
CI	cardiac index	心脏指数
CMR	cardiac magnetic resonance	心脏磁共振
CPR	cardiopulmonary resuscitation	心肺复苏术
DNACPR	do not attempt cardiopulmonary resuscitation	请勿尝试心肺复苏
EP	electrophysiology	电生理学
EpaCCS	Electronic Palliative Care Coordination System	电子化缓和医疗协调系统
ESC	European Society of Cardiology	欧洲心脏病学会
GMC	General Medical Council	英国医学总会
GP	general practitioner	全科医师
HF	heart failure	心力衰竭
IV	intravenous	静脉内
LASA	Linear Analogue Self-Assessment	线性模拟自我评价量表
LTOT	long-term oxygen therapy	长期氧疗
NHS	National Health System	英国国民卫生服务体系
NSAID	non-steroidal anti-inflammatory drug	非甾体抗炎药
PAH	pulmonary arterial hypertension	动脉性肺动脉高压

L.C. Price · E. Ubogagu · L. Bernstein · J. Wright · K. Dimopoulos（✉）
Royal Brompton Hospital & Imperial College，London，UK
e-mail：k.dimopoulos02@gmail.com

© Springer International Publishing AG 2017
K. Dimopoulos，G.-P. Diller（eds.），*Pulmonary Hypertension in Adult Congenital Heart Disease*，
Congenital Heart Disease in Adolescents and Adults，DOI 10.1007/978-3-319-46028-4_23

PAH-CHD	pulmonary arterial hypertension related to congenital heart disease	先天性心脏病相关性肺动脉高压
PH	pulmonary hypertension	肺动脉高压
RA	right atrium	右心房
RAP	right atrial pressure	右心房压力
RCT	randomized controlled trial	随机对照试验
RV	right ventricle	右心室
SOB	shortness of breath	气促
VCO_2	carbon dioxide production	二氧化碳生成量
V_E	minute ventilation	每分钟通气量
VO_2	oxygen consumption	氧耗量
VT	ventricular tachycardia	室性心动过速
WHO	World Health Organization	世界卫生组织

一、引言：PAH-CHD的疾病转归

大多数类型的先天性心脏病相关性肺动脉高压（PAH-CHD）是一种进展性疾病，具有较高的发病率和死亡率。尽管在过去30的年里，人们在疾病的管理上取得了巨大进步，但仍未找到治愈的方法，其发病率和死亡率也依然很高。PAH-CHD的疾病转归在该异质性人群中具有显著的个体差异，而且未必与肺血管病的严重程度相一致。艾森门格综合征是PAH-CHD的极端类型，成年患者预计可存活数年乃至数十年，而缺损修复后持续性（或新发）PAH的患者结局似乎更差。右心室（RV）适应不良、先天性心脏缺损和PAH的相关并发症、慢性发绀或既往手术相关的其他先天异常和并发症都会影响PAH-CHD患者的结局和生活质量。可能遇到的临床问题包括心律失常、心内膜炎、脑脓肿、肾功能障碍、限制性通气障碍、阻塞性或中枢性睡眠呼吸暂停、长期氧疗需求和骨病。这些情况会最终导致运动训练停止、疼痛、不适、心源性恶病质，并对预后产生不良影响。

猝死在PAH-CHD中并不少见，通常由室性或室上性心动过速或大咯血等事件引起，但更常见的死亡原因是进行性右心室衰竭。右心室衰竭会导致患者的运动耐量逐渐下降，并会因需要减轻充血性心力衰竭（HF）的容量负荷、上调PAH靶向药物剂量、治疗肺部感染、心律失常及其他诱发因素或合并症而反复住院。上述因素不仅会影响患者的生活质量，还会给患者及其家属带来精神和经济上的双重负担。

目前已上市的PAH靶向药物能够改善症状并可能延长寿命，却无法治愈PAH。肺移植被认为是唯一能治愈PAH-CHD的疗法。然而，很少有患者能进入等待移植名单，最终移植成功的患者则更少。这些患者通常需要在少数具有移植和先天性心脏病手术经验的中心接受心肺联合移植或肺移植加心脏缺损修补。此外，将PAH-CHD患者转诊至移植中心的适当时机仍然是未知数。患者在接受心肺联合移植后存活率仍不理想，有文献报道移植成功的患者5年存活率为60%。由于病情稳定的PAH-CHD患者的预期生存时间通常要长得多，因此移植常会被推迟至病情恶化时。但到此时，患者常已发生多器官衰竭，使移植无法进行。因此，症状的减轻和生活质量的提高成为PAH-CHD管理的重点。

缓和医疗（WHO）和临终关怀（英国医学总会）的定义

"缓和医疗是一种提供给患有危及生命疾病的患者和其家庭的，旨在提高他们的生活质量及面对危机能力的系统方法。通过对疼痛和其他问题（身体、心理、精神）的早期识别，以严谨的评估和有效管理，防止或减轻患者及其家庭所受的折磨"。对于所剩生命有限的患者应提供缓和医疗，包括处于疾病早期和不久于世的患者。表23.1总结了英国医学总会（The General Medical Council，GMC）对于适合进行临终关怀患者的定义。

表23.1 英国医学总会对于适合进行临终关怀患者的定义

当患者有可能在未来的12个月内死亡时，他们正"接近生命的终点"。这包括即将死亡（预期在几小时或几天内）的患者和以下患者：

（1）晚期、进行性、不可治愈的疾病

（2）出现了提示患者预计将在12个月内死亡的全身衰弱和合并症

（3）有因突发急性情况而猝死的风险

（4）突发灾难性事件导致的危及生命的急性病症

二、缓和医疗可为PAH-CHD患者提供什么

（一）对PAH患者提供缓和医疗的目的及其实施

虽然标准的缓和医疗并没有在全球范围内得到普及，但其所要解决的问题具有普遍性，在PAH的管理中也应统一解决。对于PAH这类危及生命的疾病，其治疗目标不仅包括延长患者寿命，还应包括维持或改善患者及其家属的生活质量。后者可以通过预防和管理痛苦来实现，包括身体、心理或精神的痛苦。缓和医疗有多种好处，它不仅仅针对濒死的患者，当开始与患者和家属讨论缓和医疗时，就应强调这一点。除了提高患者的生活质量并为患者及其家属提供支持外，缓和医疗还有助于确立和协调治疗的目标，以及提供心理、精神和丧亲之痛的支持。

缓和医疗应由具有多学科背景的团队提供，需要PAH的专科医师和护士、缓和医疗的专科医师、护士和药剂师、全科医师、职业治疗师、物理治疗师等参与其中，如果需要，还应包括慢性疼痛管理团队。首先应评估患者对自己病情的了解程度，出现症状的原因和患者预后。然后对所有症状（尤其是患者自发性描述的）进行检查，重点关注其诱发、关联因素或症状，以及症状的严重程度、持续时间以及对治疗的反应。有时会用评分工具来评估患者的症状严重程度，如Borg或改良Borg量表（表23.4）。应对患者进行随访和再评估，以记录治疗的有效性或与疾病进展相关的症状变化。

对于终末期的PAH-CHD患者，应尝试改善其症状，如果可能的话，还要尝试逆转疾病的进展。应评估药物治疗的依从性以及是否应加大剂量，在需要时应用更强的HF和PAH治疗药物并补铁。房间隔造口术和移植等也是应当考虑的选择。评估患者时，应特别关注当前血流动力学的恶化情况和其他可能加重症状的因素，如睡眠呼吸暂停、肌肉量减少和停止训练。系统性的康复计划可以解决骨骼肌病并改善这些症状。

缓和医疗应促进预立医疗照护计划（ACP）的实施，将患者对照料地点和逝世地点的偏好以及是否应在发生心搏骤停时进行心肺复苏（CPR）纳入考量。后者尤为重要，因为发生心搏骤停的PAH患者极少存活下来。一项回顾性研究纳入了超过3000例接受CPR的PAH患者，90天的生存率仅有6%。

在英国，三级PAH中心的治疗规范规定，"无论患者是否希望接受积极治疗"，患者及其照料者必须接受缓和医疗，包括症状控制及整个疾病过程中的心理、社会和精神支持。此外，他们建议，在与其全科医师达成一致的情况下，有特殊缓和医疗需求的患者应转诊至缓和医疗中

心，并应按照国家临终关怀策略进行管理。遗憾的是，许多慢性疾病患者（包括PAH患者）直到生命末期才转诊或根本就没有转诊至缓和医疗。这导致许多人在多次住院之后，并且通常是在重症监护环境下于医院死亡，而不是在家人陪伴下于家中死亡。

患者和临床医师之间的有效沟通很重要。临床医师易低估症状的严重程度，也可能把患者实际无法耐受的症状错认为是可耐受的。另一方面，当患者以为这些症状是疾病不可避免的一部分时，就可能不会向医师强调。文化、语言因素或认知障碍等也可能造成沟通障碍。医师应与患者及其家属制订以患者为中心的可行目标，包括适宜的ACP。此外，对患者及其家属的心理、精神以及居丧的支持都很重要。

（二）转诊至缓和医疗的时机与PAH-CHD预后评估的挑战

对于活动严重受限且静息或轻微用力即可出现症状的患者，缓和医疗变得至关重要。在这些患者中，应及早开展缓和医疗，以帮助患者和亲属应对疾病及其对日常生活的影响。应该在患者仍有能力参与决策的情况下，就缓和医疗和临终关怀展开讨论。转诊至缓和医疗的时机还应结合生活质量和其他患者自行报告的结局指标。疾病特异性生活质量评分似乎比通用或HF评分更合适，可用于评估受PAH影响的适用于该人群的特异性指标（图23.1）。在评估身体受限及其对生活质量的影响时，医师应注意，许多先天性心脏病患者会低估自身受限的程度，尤其是那些在生命早期发生PAH，导致日常活动适应的患者。

风险分层和经验证的结局预测因子对于帮助医师评估预后和决定是否将患者转诊至缓和医疗非常重要（见第15章和第21章，表15.5与表23.2）。PAH-CHD的自然病程和治疗反应的巨大个体差异使得预后评估与转诊时机的确定变得更加困难。有学者建议，医师应该用"意外"问题来筛选适合转诊到缓和医疗的患者："如果这个患者明年死亡了，你会感到惊讶吗？"然而，医师会高估慢性疾病患者的预期寿命，肺动脉高压（PH）治疗团队与患者及其家属之间随时间建立起的密切关系可能是原因之一。PH专科医师可能倾向于关注积极方面，鼓励患者坚持使用PAH药物，克服副作用，以努力延长寿命和缓解症状。这种乐观的治疗方法不应成为与患者就预后和生前愿望进行公开讨论的阻碍。

表23.2　动脉性肺动脉高压的风险评估

预后的决定因素 （预测的年死亡率）	低危（＜5%）	中危（5%～10%）	高危（＞10%）
右心衰竭的临床症状	无	无	有
症状的进展	无	慢	快
晕厥	无	偶尔晕厥[a]	反复晕厥[b]
WHO功能分级	Ⅰ级或Ⅱ级	Ⅲ级	Ⅳ级
6分钟步行距离	＞440 m	165～440 m	＜165 m
心肺运动试验	峰值摄氧量＞15 ml/（min·kg）（＞65%pred.）	峰值摄氧量11～15 ml/（min·kg）（35%～65%pred.）	峰值摄氧量＜11 ml/（min·kg）（＜35%pred.）
	二氧化碳通气当量斜率＜36	二氧化碳通气当量斜率36～44.9	二氧化碳通气当量斜率≥45
血浆脑利尿钠肽前体水平	脑利尿钠肽＜50 ng/L	脑利尿钠肽50～300 ng	脑利尿钠肽＞300 ng/L
	氨基末端利钠肽前体＜300 ng/L	氨基末端利钠肽前体300～1400 ng/L	氨基末端利钠肽前体＞1400 ng/L
影像学（超声心动图/心脏磁共振成像）	右心房面积＜18 cm²	右心房面积18～26 cm²	右心房面积＞26 cm²
	无心包积液	无或少量心包积液	有心包积液

续表

预后的决定因素（预测的年死亡率）	低危（＜5%）	中危（5%～10%）	高危（＞10%）
血流动力学	右心房压＜8 mmHg	右心房压8～14 mmHg	右心房压＞14 mmHg
	心脏指数≥2.5 L/(min·m²)	心脏指数2.0～2.4 L/(min·m²)	心脏指数＜2.0 L/(min·m²)
	混合静脉血氧饱和度＞65%	混合静脉血氧饱和度60%～65%	混合静脉血氧饱和度＜60%

注：纳入的变量和阈值是基于专家意见。纳入的变量和阈值适用于特发性PAH，但可能不适用于PAH-CHD。

a.在轻快或剧烈运动中偶尔发生晕厥，或在其他情况下稳定的患者，偶尔发生直立性晕厥

b.即使很少或日常的体力活动，晕厥也反复发作

emPHasis10

医院编号

姓名

出生日期

本问卷旨在确定肺动脉高压（PH）如何影响您的生活。请您认真回答每一个问题，在最能说明你最近生活情况的数字上打钩。

下面的每一项中，请在最能描述您情况的数字方框中打钩（√）

呼吸急促不会使我沮丧	0 1 2 3 4 5	呼吸急促会使我非常沮丧
呼吸急促从不会影响我交谈	0 1 2 3 4 5	呼吸急促总会影响我交谈
我白天不需要休息	0 1 2 3 4 5	我白天总是要休息
我不会感到疲倦	0 1 2 3 4 5	我总会感到疲倦
我精力旺盛	0 1 2 3 4 5	我无精打采
上一层楼后我不会感到气促	0 1 2 3 4 5	上一层楼后我感到非常气促
虽然有PH但在公共/拥挤场所我感到自信	0 1 2 3 4 5	因为我有PH所以我在公共/拥挤场所非常不自信
PH不会控制我的生活	0 1 2 3 4 5	PH完全控制了我的生活
我很独立	0 1 2 3 4 5	我非常不独立
我不觉得我是个负担	0 1 2 3 4 5	我总觉得我是个负担

总分：

日期：

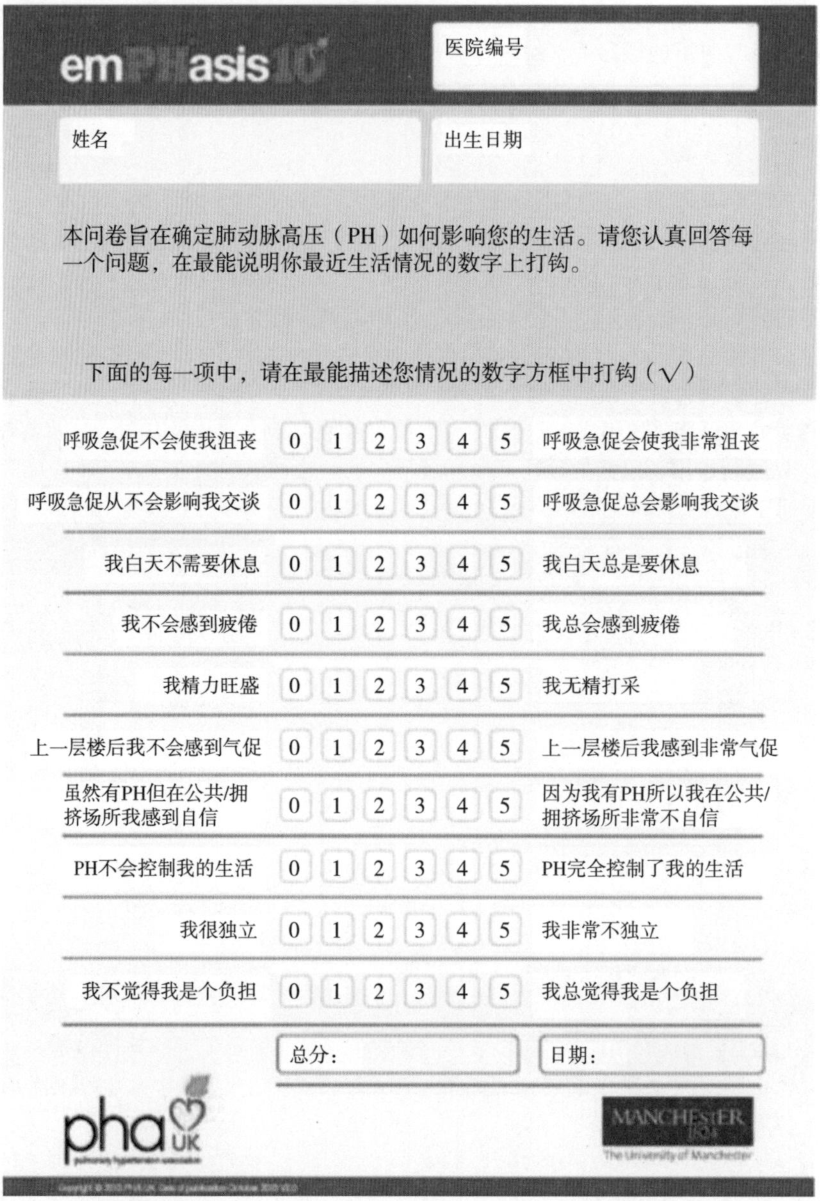

图23.1　emPHasis-10问卷

三、在PAH-CHD患者中实施缓和医疗的方法：与心力衰竭和慢性肺疾病的相似之处及年轻患者的缓和医疗

在其他慢性疾病中，越来越多的证据表明早期进行缓和医疗咨询对患者的生活质量乃至寿命有积极作用。遗憾的是，关于PAH-CHD患者中理想的缓和医疗实施方式及其获益的资料非常少。因此，本文提到的多数资料是由心力衰竭（HF）和慢性肺疾病中外推得到的。欧洲心脏学会的HF指南建议，对于因失代偿而频繁入院的患者或生活质量差的心功能Ⅳ级患者（尤其是那些不适合进行心脏移植和机械循环支持治疗的难治性患者）理应提供缓和医疗。指南建议经常评估患者的生理、心理和精神需求，着重缓解原发疾病或合并症的相关症状。目前，有关研究正在验证一种帮助医师评估不可逆间质性肺病患者的缓和医疗需求的"需求评估"工具，其未来可能适用于PAH-CHD人群（表23.3）。

表23.3　缓和医疗的适应证

谁需要缓和医疗？	为什么？
高症状负担或难治性症状	可以改善症状控制和生活质量
重大心理困扰	减少心理困扰
难以应对他们的疾病	增强患者的应对策略
复杂的家庭和社会需求	为家庭照料者提供帮助并满足患者的社会需求
对其病程和总体预后的重大和（或）持续性误解	增进患者对预后的了解
预后可能不良，预期寿命有限（即，如果患者在1年内死亡，您不会感到惊讶）	提前制定预立医疗照护计划，为任何可能的不良事件做准备（不仅包括生命的终止）

改编自参考文献22、23

（一）PAH-CHD的躯体症状

PAH患者承受着很高的症状负担，其中既有与疾病本身相关的，也有与药物作用相关的。重度呼吸困难、疲倦、焦虑、沮丧和抑郁在PAH患者及其家属中有较高的发生率，且与已发表的数据相比，这些症状似乎比癌症患者更普遍。口服和胃肠外用药均可引起（从轻微到严重不等的）副作用：常见副作用有口服用药引起的胃肠道症状、"红眼"、头痛和外周水肿，以及前列腺素类药物引起的剧痛、恶心和腹泻。此外，胃肠外用药通常难以管理，耗时且可能增加背景焦虑和疾病相关的不适。尽可能减少症状并改善生活质量应成为PAH-CHD的患者管理中不可缺少的一部分。

最近，一项研究向PAH（包括PAH-CHD）医师调查了终末期PAH患者最常见的症状（图23.2）。劳力性呼吸困难、疲倦和水肿是最常见的症状，其次是抑郁和焦虑，厌食和疼痛也极为常见。

（二）呼吸困难

呼吸困难是PAH-CHD最常见的症状，也是所有PAH治疗的主要目标。呼吸困难是一种主观症状，客观参数（如呼吸频率或氧饱和度）通常并不与其严重程度直接相关。患者完成日常任务的能力是评估呼吸困难严重程度的良好指标，而量表（例如改良Borg量表，表23.4）可用于量化呼吸困难的严重程度。

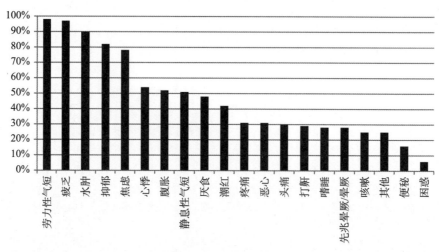

图23.2　动脉性肺动脉高压患者可以出现的症状。数据来源参考文献25。Y轴表示出现该症状患者的百分比

表23.4　改良的Borg呼吸困难量表

分值	呼吸困难的程度
0	一点也不觉得呼吸困难
0.5	非常非常轻微的呼吸困难，几乎难以察觉
1	非常轻微的呼吸困难
2	轻度的呼吸困难
3	中度的呼吸困难
4	略严重的呼吸困难
5	严重的呼吸困难
6	
7	非常严重的呼吸困难
8	
9	非常非常严重的呼吸困难（接近极限）
10	极度的呼吸困难，达到极限

　　启动或强化PAH治疗和使用利尿剂能够降低RV充盈压并改善RV功能，从而改善呼吸困难（以及疲乏或水肿）的症状。最新的PAH指南指出，虽然目前没有针对在PAH中应用利尿药的随机对照试验（RCTs），但临床经验显示，容量超负荷患者可借此明显减轻症状。利尿药的种类及剂量由医师决定。在重度PAH和有RV功能障碍的患者中，RV充盈的优化尤为重要，应避免可能损害心排血量的RV充盈压过高或过低。对于静脉输注利尿药无效的严重淤血和RV功能障碍的患者，静脉应用多巴酚丁胺可能有效。

　　尽管证据有限，世界卫生组织功能分级（WHO FC）2级或3级的患者也可以考虑进行运动训练，以改善其呼吸困难程度和生活质量。当疾病进展到更晚期，对于药物难治性呼吸困难可以尝试使用阿片类药物，因为阿片类药物可减弱低氧驱动的通气，并有助于减轻容量负荷。当肾功能损害时，应慎用吗啡，应考虑换用其他更适宜的阿片类药物，如芬太尼和阿芬太尼，甚至羟考酮。在非恶性疾病中使用阿片类药物的证据来自关于慢性阻塞性肺疾病患者的研究。应用阿片类药物缓解HF患者呼吸困难的证据很少。临床医师应参考当地的阿片类药物使用指南。

非药物疗法，包括使用直接对准面部的手持式风扇，可以帮助减少呼吸困难的感觉，尽管其尚未在PAH中被严谨地验证。

（三）疼痛

在慢性HF的晚期，疼痛很普遍，最常发生在小腿，也可影响胸、背和大关节。常规询问患者的疼痛情况并进行适当处理非常重要。应考虑进行物理治疗或热/冷治疗。在HF患者中（PAIN-HF研究），似乎只有阿片类药物可有效减轻疼痛。对于其他治疗无效的晚期HF患者，应考虑使用低剂量的阿片类药物，并根据肾功能进行调整：通过肾脏代谢的药物（如吗啡和羟考酮）需谨慎使用，应考虑更适合应用于肾功能受损患者的其他阿片类药物，如芬太尼，阿芬太尼或丁丙诺啡透皮贴剂。也应避免使用非甾体抗炎药（NSAID），因为它们可能影响肾功能并可能导致水钠潴留。

（四）恶病质、厌食、恶心

已证实在不同病因的晚期HF患者中均有神经激素和细胞因子的激活，并可导致厌食、体重减轻（恶病质）和骨骼肌病。胃肠道和肝淤血也可能会导致厌食。应优化PAH和HF的药物治疗，并在发生肌萎缩时根据当前体重的下降调整剂量。饮食方面应以优化卡路里摄入为目标，晚期疾病患者需少食多餐。

因为药物治疗、肠道水肿和肝肾功能不全，晚期HF患者普遍会有恶心的症状。应检查患者的当前用药是否会导致恶心，同时还应优化容量状态，并考虑使用质子泵抑制剂。应参考当地指南来决定应用何种止吐药，因为一些止吐药（如氟哌啶醇、昂丹司琼和多潘立酮）可能会延长QT间期。

（五）心理、精神和社会支持

和HF一样，PAH对患者及其家属会产生显著的影响。躯体和社会功能常会受到影响，包括工作、两性关系、家庭和社会生活及经济上的不确定性。反复住院和高副作用负担的烦琐治疗会增加患者的心理压力，而这种心理压力同样威胁着患者的生命。抑郁问题在疾病晚期和高症状负荷的患者中尤为突出，对于这类人群应定期筛查抑郁并为他们提供心理咨询。对于HF患者，帕罗西汀可减轻抑郁，并可以从心理角度改善生活质量。也可考虑使用其他药物，对于接受三环类抗抑郁药治疗的患者须监测其QT间期，对于与接受5-羟色胺再摄取抑制剂治疗的患者须监测其钠水平，精神支持也同样重要。

（六）寿命仅有数天至数周患者的管理（临终关怀）

与晚期疾病患者及其家属就照护方式进行坦诚的沟通至关重要。当晚期患者医疗管理策略已达到最优时，在所有延长寿命的干预措施用尽之前，为继续提高患者的症状控制、生命质量和舒适感，医师应尝试将这些患者转诊至缓和医疗团队。

即使预期寿命较短，许多患者也会寻求侵入性或高负担的治疗，以免失去疾病改善的希望。医师可以采用"按最好的情况期待，按最坏的情况准备"的方法，例如，即使正与患者一起共同努力，以延长其寿命，仍可以进行关于生命结束的温和对话，以确定其在病情不尽人意时期望的照料和临终地点。医师在与临终患者及其家属交流时必须开诚布公，但也需要注意方式方法。表23.5为进行这些交流提供了一份粗略的指南，应根据每个患者的信息需求、对自身状况的接受程度和事实可能造成的痛苦程度进行调整。

表23.5 针对PAH患者临终谈话的框架

临终谈话的步骤	
第一步： 与患者及其亲人交流	随着认知功能的恶化，有关患者期望的交流应迅速进行，重要议题包括： ·期望的照料地点 ·期望的临终地点 ·使用机械支持及其可能的影响，包括需要机器辅助一切基本功能及丧失与朋友或家人交谈的能力 ·在心脏或肺停止工作时，是否进行心肺复苏 ·医疗的限度，包括： -分步的症状管理计划，特别是对于出院回家进行临终照料的患者（避免不必要的再次入院） -为患者及其家属提供精神和情感支持的资源 如果患者决定在家度过生命最后的数周或数月，应给当地医疗团队和家属提供明确的用药说明
第二步： 延寿治疗的合理化	停止治疗是一个很棘手的问题，很少有患者同意完全停用PAH治疗药物。停用关键药物可能会加速患者死亡，这其中包含复杂的道德问题 在生命末期时，药物治疗应相应做出调整，因为患者可能不耐受某些药物 晚期心力衰竭患者由于低血压，可能不再耐受大剂量用药，治疗方案应做出相应的调整。停止有循证医学支持的治疗措施可能适合某些患者。当停止治疗时，应制定症状管理计划。应尽可能维持那些可改善症状的延寿治疗

若有自主能力的患者表明他们不愿知道自己的生命何时进入最终的倒计时，应做好记录并尊重该决定。除此之外，所有生命所剩无几的患者及其家属都应得到告知，并就他们的需求（共同决策）、偏好和如何进行临终关怀进行个体化讨论（个体化关怀计划）。

·首先确定患者想要了解情况：关于目前的病情变化、病情恶化情况及生命将尽的可能性。

·建立他们对自身预后的了解。

·确定患者希望把谁纳入到他们的临终关怀中，包括他们的家人、亲戚、照料者、信仰支持、联合健康专家团队（含缓和医疗小组）。

·确定他们在文化、精神和情感上的偏好，以及去世前、去世时和去世后几天的管理方面的偏好。

·确定他们对其目前和未来管理的关切和焦虑（目前、临终时、去世后）。

·与患者及其家属探讨其希望在何处接受临终关怀，即临终关怀机构、家庭、医院等。

·针对生命最后几天的可预期症状制订相应的管理计划，包括疼痛、呼吸困难、恶心/呕吐、呼吸道分泌物和终末激越以及其他专科症状（如出血）。

·向患者解释需要通过皮下注射预期药物来控制这些症状，当其不再能吞咽且有继续进行症状管理的指征时，需通过注射泵持续输注。

·探讨临终前临床辅助营养和水化的风险和获益，包括保持良好的口腔护理、经口摄入液体和食物及其他适当的营养和水化途径的重要性，以及皮下补液和肠内及肠外营养的局限性。

·建立体液和代谢废物的管理，需要时可以考虑置管，并在生命结束时进行适当的肠道管理。

·最后说明对患者及其家属的实际支持，包括探视时间、住宿和停车位。

在与患者、患者家属和其他护理人员一起讨论、确定这些意向后，将其作为患者的个体化关怀计划详细记录。

四、与患者及其家属的沟通

对缓和医疗目的的误解会使患者及其家属难以接受这种理念。根据疾病分期、年龄和合并症的不同，缓和医疗的讨论也有所不同。虽然很难估计PAH患者的预期寿命，但重要的是让患者及其家属在治疗早期（最好是确诊时）就知道PAH可能会影响其寿命，并建立好长期管理计划（ACP），并定期审查和更新。还应澄清患者或家属的错误认识，并在适当时告知其估计的预后。

在介绍缓和医疗时，最好将其作为一种与其他治疗手段相结合的为患者及其家属提供支持（或支持性治疗）的方式，注重症状的管理与与医疗团队的沟通。在讨论缓和医疗时（特别是当其包含了ACP），最好有家属在场且情况稳定的患者能参与其中。患者在得知其预后时可能会感到惊讶，应使患者明白，预估的生存时间未必准确。在进行缓和医疗的同时，PAH医师持续参与治疗是有帮助的。或许可采用"问－答－再问"和"按最好的情况期待，按最坏的情况准备"的交流方法，并且交流应以说明管理计划作为结束。当患者的状态或期望发生变化时，应与患者及其家属再次进行沟通。沟通过程应以患者为中心，平衡现实和感性，主题应包括患者的价值观和信念。

PAH是一种很严重的疾病，因此，关于预后、治疗目标和ACP的交流最好在诊断前后进行。然而，许多PAH-CHD患者是在儿童时期确诊的，因此在患者疾病发展过程中的其他时机应就前述内容进行首次或再次沟通。例如，因功能状态下降而开始新的治疗时或当延长生命的治疗方法已用尽时。此外，因病情加重而反复住院、开始静脉输注治疗或转诊至移植时也是开展此类交流的时机。对无法控制的呼吸困难或其他症状以及日常活动依赖他人程度的关注，可能有助于就转诊至缓和治疗展开讨论。

在临床实践中，与临终患者的交流可能出现各种复杂情况，我们认为应该更开放地去讨论这个问题。PH医师很可能与患者及其家属建立了长期的关系，而触发这种讨论的因素尚无广泛认可的标准。在PAH患者中，特别是在PAH-CHD患者中，目前还没有研究调查患者对于何时进行此类公开的讨论以及其是否在临床实践中有意义的看法。我们的临床经验是，早期进行讨论可能会很困难，却对患者最有帮助。一些患者可能适合在门诊进行此类讨论，而对于另一些患者，在住院期间首次进行这些讨论可能更加合适。必须给予患者及其家属时间去思考所谈的内容及其引起的问题。如果在这些情况下尚未做出决定，则应在患者入院当日就是否复苏（不要尝试心肺复苏，DNACPR）做出决定。理想情况下，还应有患者和家属熟悉的PH医师和专科护士在场，这应该是护理患者的基本标准。另一点需要注意的是，一旦患者和家属就ACP达成一致意见，在患者同意的情况下，应将其与其他相关专业人员共享，即他们的全科医师、社区缓和医疗服务和非工作时间服务人员，以促进患者期望的实现。在英国，一旦就ACP达成了一致，将会通过电子化缓和医疗协调系统（EPaCCS）来分享信息。

五、应用缓和医疗来改善PAH患者生活质量的阻碍因素

缓和医疗的提供者对缓和医疗的认识和误解可能是其在PH中应用的一个主要障碍。Fenstad等调查了对于治疗PAH（包括药物治疗和临终关怀）有充分自信的PH医师。在PAH的整个病程中，相对较少的医师常规开展缓和医疗。医师普遍担心缓和医疗会被患者视为医师"放弃了希望"，或认为"缓和医疗"这个词本身带有负面含义。而且，医师常常觉得患者尚未到达生命的终点，并表示很难在积极治疗PAH的同时去提供缓和医疗。许多医师认为他们可以很好地处

理临终关怀；因此，没有必要转诊至缓和医疗。由于上述关于缓和医疗的错误观念，以及向患者及其亲属介绍缓和医疗的错误方式，转诊至缓和医疗的最常见阻碍仍然是患者或家属的拒绝。

Grinnan等调查了离世PAH患者的家属，以了解PAH患者的临终体验。这项调查包括了人口学信息和Edmonton症状评估量表。问卷回收率为36%，绝大多数患者（90%）的死因与PAH相关。有2/3（67%）的患者在医院去世，其中绝大多数（83%）发生在重症监护室。患者的照料中很少涉及缓和医疗，许多监护人不知道有缓和医疗和临终关怀服务。患者有较高的症状负担，尤其是呼吸困难、疲倦、食欲缺乏、焦虑、不适和抑郁，并可能是大多数患者在医院去世的原因。与已发表的数据相比，在PAH患者中，上述症状的负担似乎更高，表明应用缓和医疗的潜在获益更大。尽管如此，在少数接受缓和医疗的患者中，在重症监护环境下去世的比例依然很高，表明需要更加努力地推广ACP和治疗极限的概念。这项研究表明，在家中与医院死亡的患者之间，症状评分无显著差异。此外，指导当地医疗团队如何管理接受PAH治疗的患者，尤其是接受静脉输注前列环素类药物的患者，可能会减少患者入住重症监护病房的需求。

Swetz等研究了PAH患者的生活质量，并评估了缓和医疗改善生活质量的能力，以及阻碍其在该人群中早期应用的因素。这是一项通过美国肺动脉高压学会发布的互联网调查。症状负担通过线性模拟自我评价量表（LASA）评估，生活质量通过剑桥肺动脉高压结局回顾量表（CAMPHOR）评估。整体问卷回收率为41%，其中有效问卷占88%。平均年龄为48.9岁，86%为女性，42%为特发性PAH患者。结果显示，患者的总体生活质量（40%）、身体健康（56%）、社会活动（49%）和情感健康（49%）受到负面影响，57%和38%的患者出现疲乏和疼痛的症状。虽然大多数患者认为他们的PAH医师对PAH进展/治疗计划非常了解（92%），但他们对生活质量管理方面的治疗手段满意度较低（77%）。仅有少数患者考虑过缓和医疗（8%）或使用疼痛管理（4%）或接受缓和医疗（1%）。最常见的原因是认为患者状况良好/"未生病"（63%）或未建议患者接受缓和医疗（22%）。不到50%的患者表达了对生命支持、复苏和临终关怀的意愿。进行任何类型ACP的患者则更少，比如和家属交流（38.4%）、立下生前愿望（33.7%）或者签署长期有效的医疗授权委托书（25.4%）。极少患者（13.8%）和PH医师就ACP进行过讨论。

患者未寻求缓和医疗咨询的原因包括：误将其等同于临终关怀和生命的终结，许多患者认为尽管其具有支持作用，但他们的状况还达不到需要缓和医疗的地步，或者认为他们在接受缓和医疗后需要停用PAH药物，另一部分人则未听说过缓和医疗。不幸的是，PH患者和缓和医疗提供者对于缓和医疗的认知水平仍然很低。这项研究强调了需要将缓和医疗在早期纳入PH患者的治疗中。

六、英国缓和医疗的实施及其资金来源

不同服务的资助模式各不相同，由慈善捐款和国家拨款提供的资金，使大多数临终关怀机构能够为所有人提供免费的缓和医疗。全伦敦有32个全科医生临床执业联盟（CCG），各自提供不同数量的专业缓和医疗服务，且接受多渠道赞助。伦敦所有的综合医院都有缓和医疗团队，且所有的缓和医疗团队（除了一个例外）都由英国国民卫生服务体系（NHS）信托基金直接资助。在伦敦的15个住院部里，有11个隶属慈善机构，并主要由慈善机构提供资金；剩余4个由NHS资助。

七、猝死及植入型心律转复除颤器在PAH-CHD患者中的应用价值

虽然猝死在PH中并不少见，但现行PH指南并未对哪些患者应接受植入型心律转复除颤器

（AICD）治疗提供指导。AICD用于其他疾病心脏性猝死的一级或二级预防。对于在心脏性猝死或伴血流动力学显著改变的恶性心动过速后存活的患者，建议使用AICD进行二级预防。应在权衡了患者的预期寿命及死亡方式后，再决定是否植入AICD。美国心脏学会成人先天性心脏病指南对此做了一般性评论："对于发生过心搏骤停或发生过血流动力学显著改变/持续性室性心动过速的患者，推荐使用AICD是合理的"。欧洲心脏病学会指南明确了晚期心脏性猝死风险最大的5种先天性心脏病（法洛四联症、大动脉转位、先天性矫正型转位、主动脉瓣狭窄和单心室），并为单个患者以及总体CHD人群提供了相应的建议（表23.6），但其没有将患者的功能状态和总体预后纳入考虑。另一方面，欧洲心脏病学会HF指南建议功能状态良好且预期寿命超过1年的患者应接受AICD植入以提高生存率。此外，该指南还强调了ACP的重要性，应考虑患者对于离世地点和心肺复苏的倾向，包括是否停用AICD。该指南不推荐将AICD用于纽约心脏病协会心功能分级为Ⅳ级、有严重的药物难治性症状且不适合移植的患者，因为此类患者的预期寿命非常有短，他们更可能死于泵功能衰竭而不是心律失常。在晚期PAH-CHD患者中采纳类似的建议是合理的，因为这类患者同样更可能死于充血性心衰而非心律失常。另外，植入AICD并在镇静下检测植入效果可能会对PAH患者带来很大的风险。由于上述原因，目前很少有PAH-CHD患者接受AICD植入。

表23.6　欧洲心脏病学会关于在成人先天性心脏病患者中应用植入型心律转复除颤器（AICD）的指南

在成人先天性心脏病患者中应用AICD的指征
·AICD植入适用于由不可逆原因引起的心搏骤停的幸存者
·有自发性、持续性室性心动过速的患者应接受有创血流动力学检查和电生理评价。推荐的治疗手段包括通过导管消融或手术切除消除室性心动过速。如果失败，则建议植入ICD
·对于原因不明的晕厥和心室功能受损的患者行有创血流动力学检查和电生理评价是合理的。在没有明确、可逆病因的情况下，植入AICD是合理的
·可考虑对有成对室性期前收缩或非持续性室性心动过速的患者行电生理评价，以判断出现持续性室性心动过速的风险
·预防性抗心律失常治疗不适用于无症状的孤立性室性期前收缩患者

如向患者建议使用AICD，则应告知AICD的用途及其植入和运作时的可能并发症，包括不当电击的风险。对于极晚期的患者，为了维持患者临终时的生活质量，在与患者及其家属进行了适当的讨论后，可以考虑停用AICD（休克疗法）。目前已有学者提出了针对HF患者的AICD停用办法，并将伦理问题和知情同意纳入了考量。

总结

尽管在治疗管理层面我们已取得诸多进展，但PAH仍然是一种危及患者生命的疾病。缓和医疗对于疾病晚期的患者具有重要意义，它可以为患者及其家属提供支持，并使患者在院内和院外均能维持一定的生活质量。对于PAH患者来说，最佳的治疗必须通过协同合作、以人为本、多学科团队、医患互助的方式提供，而缓和医疗是其中必不可少的一环。

对于病情严重、持续恶化的终末期PAH患者，及时转诊至缓和医疗中心，可以将缓和医疗服务整合到常规的医疗管理中，其目的是在对于尚无治愈方法、极具挑战性的疾病进行管理的同时，对患者生活质量进行优化。在疾病进展过程中，适时地将缓和医疗纳入PAH的常规治疗管理，将有助于消除人们对缓和医疗的误解，并通过专家团队之间的协作，最大限度地提高患者的生活质量。

（张　毅　译）

参考文献

［1］Dimopoulos K，Wort SJ，Gatzoulis MA. 2014. Pulmonary hypertension related to congenital heart disease：a call for action. Eur Heart J，35：691-700

［2］Manes A，Palazzini M，Leci E，et al. 2013. Current era survival of patients with pulmonary arterial hypertension associated with congenital heart disease：a comparison between clinical subgroups. Eur Heart J，35（11）：716-724

［3］Galiè N，Beghetti M，Gatzoulis MA，et al. 2006. Bosentan therapy in patients with Eisenmenger syndrome：a multicenter，double-blind，randomized，placebo-controlled study. Circulation，114：48-54

［4］Dimopoulos K，Inuzuka R，Goletto S，et al. 2010. Improved survival among patients with Eisenmenger syndrome receiving advanced therapy for pulmonary arterial hypertension. Circulation，121：20-25

［5］Diller G-P，Alonso-Gonzalez R，Dimopoulos K. 2013. Disease targeting therapies in patients with Eisenmenger syndrome：response to treatment and longterm efficiency. Int J Cardiol，167：840-847

［6］World Health Organization. WHO definition of palliative care［Internet］.［cited 2016 Jun 26］. about：reader?url＝http%3A%2F%2Fwww.who.int%2Fcancer%2Fpalliative%2Fdefinition%2 Fen%2F

［7］General Medical Council. Treatment and care towards the end of life：good practice in decision making［Internet］.［cited 2016 Jun 26］. http：//www.gmc-uk.org/guidance/ethical_guidance/end_of_life_care.asp

［8］Hoeper MM，Granton J. 2011. Intensive care unit management of patients with severe pulmonary hypertension and right heart failure. Am J Respir Crit Care Med，184：1114-1124

［9］Lindell KO，Liang Z，Hoffman LA. 2015. Palliative care and location of death in decedents with idiopathic pulmonary fibrosis. Chest，147：423-429

［10］Elkington H，White P，Addington-Hall J. 2005. The healthcare needs of chronic obstructive pulmonary disease patients in the last year of life. Palliat Med，19：485-491

［11］Grinnan DC，Swetz KM，Pinson J，et al. 2012. The end-of-life experience for a cohort of patients with pulmonary arterial hypertension. J Palliat Med，15：1065-1070

［12］PHA UK. emPHasis-10—Pulmonary hypertension professionals［Internet］.［cited 2016 Jun 26］. http：//www.phprofessionals.org.uk/emphasis-10/

［13］Galiè N，Humbert M，Vachiery J-L，et al. 2015. 2015 ESC/ERS Guidelines for the diagnosis and treatment of pulmonary hypertension：The Joint Task Force for the Diagnosis and Treatment of Pulmonary Hypertension of the European Society of Cardiology（ESC）and the European Respiratory Society（ERS）Endorsed by：Association for European Paediatric and Congenital Cardiology（AEPC），International Society for Heart and Lung Transplantation（ISHLT）. Eur Heart J，37（1）：67-119

［14］The Gold Standards Framework Centre In End of Life Care CIC. Prognostic Indicator Guidance October 2011.pdf［Internet］.［cited 2016 Jun 26］. http：//www.goldstandardsframework.org.uk/cd-content/uploads/files/General%20Files/Prognostic%20Indicator%20 Guidance%20October%202011.pdf

［15］Pattison M，Romer AL. 2001. Improving care through the end of life：launching a primary care clinic-based program. J Palliat Med，4：249-254

［16］Murray S，Boyd K. 2011. Using the "surprise question" can identify people with advanced heart failure and COPD who would benefit from a palliative care approach. Palliat Med，25：382

［17］Goggin J CTS Inspirations | Summer 2012 California Thoracic Society 2 End-of-Life Care Challenges in Chronic Lung Disease［Internet］.［cited 2015 Oct 31］. https：//www.calthoracic. org/sites/default/files/pdfs/End-of-LifeCareChallenges_Goggin.pdf

［18］Zimmermann C，Swami N，Krzyzanowska M，et al. 2014. Early palliative care for patients with advanced cancer：a cluster-randomised controlled trial. Lancet，383：1721-1730

［19］Temel JS，Greer JA，Muzikansky A，et al. 2010. Early palliative care for patients with metastatic non-small-cell lung cancer. N Engl J Med, 363: 733-742

[20] Tobler D, de Stoutz N, Greutmann M. 2011. Supportive and palliative care for adults dying from congenital heart defect. Curr Opin Support Palliat Care, 5: 291-296

[21] McMurray JJV, Adamopoulos S, Anker SD, et al. 2012. ESC Guidelines for the diagnosis and treatment of acute and chronic heart failure 2012: The Task Force for the Diagnosis and Treatment of Acute and Chronic Heart Failure 2012 of the European Society of Cardiology. Developed in collaboration with the Heart Failure Association (HFA) of the ESC. Eur Heart J, 33: 1787-1847

[22] Leblanc JG. 2009. Creating a global climate for pediatric cardiac care. World J Pediatr, 5: 89-92

[23] McIlvennan CK, Allen LA. 2016. Palliative care in patients with heart failure. BMJ, 353: i1010

[24] Boland JW, Reigada C, Yorke J, et al. 2016. The adaptation, face, and content validation of a needs assessment tool: progressive disease for people with interstitial lung disease. J Palliat Med, 19: 549-555

[25] Fenstad ER, Shanafelt TD, Sloan JA, et al. 2014. Physician attitudes toward palliative care for patients with pulmonary arterial hypertension: results of a cross-sectional survey. Pulm Circ, 4: 504-510

[26] Naeije R, Manes A. 2014. The right ventricle in pulmonary arterial hypertension. Eur Respir Rev, 23: 476-487

[27] Smallwood N, Le B, Currow D, et al. 2015. Management of refractory breathlessness with morphine in patients with chronic obstructive pulmonary disease. Intern Med J, 45: 898-904

[28] Jennings AL, Davies AN, Higgins JP, et al. 2001. Opioids for the palliation of breathlessness in terminal illness. Cochrane Database Syst Rev, 4: CD002066

[29] Oxberry SG, Torgerson DJ, Bland JM, et al. 2011. Short-term opioids for breathlessness in stable chronic heart failure: a randomized controlled trial. Eur J Heart Fail, 13: 1006-1012

[30] Johnson MJ, McDonagh TA, Harkness A, et al. 2002. Morphine for the relief of breathlessness in patients with chronic heart failure--a pilot study. Eur J Heart Fail, 4: 753-756

[31] Galbraith S, Fagan P, Perkins P, et al. 2010. Does the use of a handheld fan improve chronic dyspnea? A randomized, controlled, crossover trial. J Pain Symptom Manag, 39: 831-838

[32] Goodlin SJ, Wingate S, Albert NM, et al. 2012. Investigating pain in heart failure patients: the pain assessment, incidence, and nature in heart failure (PAIN-HF) study. J Card Fail, 18: 776-783

[33] Doehner W, Frenneaux M, Anker SD. 2014. Metabolic impairment in heart failure: the myocardial and systemic perspective. J Am Coll Cardiol, 64: 1388-1400

[34] Piepoli MF, Crisafulli A. 2014. Pathophysiology of human heart failure: importance of skeletal muscle myopathy and reflexes. Exp Physiol, 99: 609-615

[35] Freedland KE, Carney RM, Rich MW, et al. 2015. Cognitive behavior therapy for depression and self-care in heart failure patients: a randomized clinical trial. JAMA Intern Med, 175: 1773-1782

[36] Sullivan M, Levy WC, Russo JE, et al. 2004. Depression and health status in patients with advanced heart failure: a prospective study in tertiary care. J Card Fail, 10: 390-396

[37] Gottlieb SS, Kop WJ, Thomas SA, et al. 2007. A double-blind placebo-controlled pilot study of controlled-release paroxetine on depression and quality of life in chronic heart failure. Am Heart J, 153: 868-873

[38] Leadership Alliance for the Care of Dying, People (LACDP). One chance to get it right [Internet]. [cited 2016 Jun 26]. https://www.gov.uk/government/uploads/system/uploads/attachment_data/file/323188/One_chance_to_get_it_right.pdf

[39] The National Institute for Health and Care Excellence (NICE). Care of dying adults in the last days of life | Guidance and guidelines | NICE [Internet]. [cited 2016 Jun 26]. https://www.nice.org.uk/guidance/ng31

[40] Maciasz RM, Arnold RM, Chu E, et al. 2013. Does it matter what you call it? A randomized trial of language used to describe palliative care services. Support Care Cancer, 21: 3411-3419

[41] Goodlin S. Palliative care for patients with advanced heart failure [Internet]. [cited 2016 Jun 26]. http://www.uptodate.com/contents/palliative-care-for-patients-with-advanced-heart-failure

[42] Bernacki RE, Block SD, American College of Physicians High Value Care Task Force. 2014. Commu-

nication about serious illness care goals: a review and synthesis of best practices. JAMA Intern Med 174: 1994-2003

[43] Fried TR, O'Leary JR. 2008. Using the experiences of bereaved caregivers to inform patient-and caregiver-centered advance care planning. J Gen Intern Med, 23: 1602-1607

[44] Heffner JE, Fahy B, Hilling L, et al. 1996. Attitudes regarding advance directives among patients in pulmonary rehabilitation. Am J Respir Crit Care Med, 154: 1735-1740

[45] Shannon SE, Long-Sutehall T, Coombs M. 2011. Conversations in end-of-life care: communication tools for critical care practitioners. Nurs Crit Care, 16: 124-130

[46] Back AL, Arnold RM, Quill TE. 2003. Hope for the best, and prepare for the worst. Ann Intern Med, 138: 439-443

[47] Goodlin SJ. 2009. Palliative care in congestive heart failure. J Am Coll Cardiol, 54: 386-396

[48] Janssen DJA, Spruit MA, Schols JMGA, et al. 2012. Predicting changes in preferences for life-sustaining treatment among patients with advanced chronic organ failure. Chest, 141: 1251-1259

[49] Reinke LF, Engelberg RA, Shannon SE, et al. 2008. Transitions regarding palliative and end-of-life care in severe chronic obstructive pulmonary disease or advanced cancer: themes identified by patients, families, and clinicians. J Palliat Med, 11: 601-609

[50] Swetz KM, Shanafelt TD, Drozdowicz LB, et al. 2012. Symptom burden, quality of life, and attitudes toward palliative care in patients with pulmonary arterial hypertension: results from a cross-sectional patient survey. J Heart Lung Transplant, 31: 1102-1108

[51] McKenna SP, Ratcliffe J, Meads DM, et al. 2008. Development and validation of a preference based measure derived from the Cambridge Pulmonary Hypertension Outcome Review (CAMPHOR) for use in cost utility analyses. Health Qual Life Outcomes, 6: 65

[52] London Cancer Alliance, PAllE8, Marie Curie. A review of specialist palliative care provision and access across London—london-spc-provision-report.pdf [Internet]. [cited 2016 Jun 26]. https: //www.mariecurie.org.uk/globalassets/media/documents/research/london-spc-provision-report.pdf

[53] Warnes CA, Williams RG, Bashore TM, et al. 2008. ACC/AHA 2008 guidelines for the management of adults with congenital heart disease. J Am Coll Cardiol, 52: e143-e263

[54] Baumgartner H, Bonhoeffer P, De Groot NMS. 2010. ESC Guidelines for the management of grown-up congenital heart disease (new version 2010). Eur Heart J, 31: 2915-2957

George Giannakoulas and Michael A. Gatzoulis

缩略词

ACHD	adult congenital heart disease	成人先天性心脏病
CHD	congenital heart disease	先天性心脏病
PAH	pulmonary arterial hypertension	动脉性肺动脉高压

在过去20年间，动脉性肺动脉高压（PAH）越来越多地受到了医学界、卫生部门、患者协会和制药行业的关注。大量多中心随机对照试验的设计和完成以及新药物的研发延长了PAH患者的预期寿命，改善了其生活质量。然而，这些随机对照研究大多排除了艾森门格综合征患者，即存在双向或右向左分流的重度PAH患者。由于与特发性PAH有相似之处，先天性心脏病相关性肺动脉高压（PAH-CHD）和既往修复术后的PAH患者成为主要PAH临床试验唯一纳入的成人先天性心脏病（ACHD）亚组。然而，在大型PAH临床试验中，这个亚组的患者只占很小的比例（通常小于总入组人数的10%）。尽管近年来取得了一些进展，但仍有必要加强临床研究、深化顶尖ACHD中心之间的合作，从而攻克PAH-CHD中存在争议和缺乏证据支持的领域。

1897年，Viktor Eisenmenger首次从解剖和临床两方面描述了一例伴有发绀和室间隔缺损、出现心力衰竭并死于咯血的男性患者，这种综合征也因此以他的名字命名。此后，人们对于PAH-CHD的理解和治疗取得了重大的进展。然而，还有很多问题需要解决。首先，我们需要关于PAH-CHD流行病学的可靠数据。例如，全球艾森门格综合征患者的确切数量仍然是一个未知数。既往研究多基于超声心动图进行诊断，纳入患者时先天性心脏病的早期修复或姑息手术也未普及。虽然在绝大多数发达国家中，现今这种情况已不复存在，但在一些发展中国家可能并非如此。此外，关于儿童PAH-CHD患者的自然病史和有效管理的资料很少。有文献报道，与成

G. Giannakoulas，M.D.

Cardiology Department，AHEPA Hospital，Aristotle University of Thessaloniki，Thessaloniki，Greece
e-mail：g.giannakoulas@gmail.com

M.A. Gatzoulis，M.D.，Ph.D.，F.A.C.C.，F.E.S.C.（✉）

Adult Congenital Heart Centre and Centre for Pulmonary Hypertension，Royal Brompton Hospital，London，UK

National Heart and Lung Institute，Imperial College，Sydney Street，London SW3 6NP，UK
e-mail：m.gatzoulis@rbht.nhs.uk

© Springer International Publishing AG 2017

K. Dimopoulos，G.-P. Diller（eds.），*Pulmonary Hypertension in Adult Congenital Heart Disease*，Congenital Heart Disease in Adolescents and Adults，DOI 10.1007/978-3-319-46028-4_24

人患者相比，这些儿童患者的结局更差。目前，唐氏综合征患者在艾森门格综合征人群中占有相当大的比例（在某些情况下高达1/3），评估此类患者功能状态的最佳方法仍有待研究。

尽管当前指南已经明确了对于左向右分流合并PAH患者进行缺损封堵的标准，但是仍有许多疑问有待解决。例如，对静息时肺血管阻力达到临界值患者的管理、应用肺血管扩张药评估手术机会的远期影响和预后相关性，以及分期治疗方法的应用（如使用单向活瓣关闭局部缺损或以小开窗术作为安全阀）。关键的是，不能仅基于手术可行性或其他技术问题决定是否干预和封堵缺损，否则原有疾病可进展为更恶性的PAH，从而损害患者的长期预后。左向右分流合并PAH的患者需要在具有PAH治疗和临界病例管理经验的三级PAH中心进行随访，这些中心可将患者纳入长期随访的临床研究或国际注册登记研究。只有在远期获益明确时，存在PAH的左向右分流CHD患者才可以接受缺损修复术。目前尚不清楚何种情况下这种获益可以确保，外科手术和介入治疗都可能带来长期不利。此外，"治疗−修复"方案在该人群中的适应证（即先采用PAH靶向药物治疗，如果治疗效果良好，则考虑封堵缺损）是基于专家意见，尚无重要证据支持。

肺血管床对相似血流动力学刺激的反应在不同患者之间存在差异，这意味着患者间肺血管疾病的潜在易感性不同，其可能与未知的遗传因素有关。在唐氏综合征患者和房间隔缺损所致PAH患者中，不同的PAH表型和自然史也支持这一观点。一些心脏缺损患者即使在儿童时期及时修复且不存在显著的残余血流动力学病变，在他们的生命后期也会发生PAH（如大动脉转位修复后的PAH）。未来还需要更多的研究以了解CHD及其他疾病中发生PAH的遗传和分子机制，这些机制最终都会引起肺血管床组织学的紊乱。为此，CHD和PAH医师与遗传学家、流行病学家应紧密合作，将PAH-CHD患者纳入国内和国际注册登记研究并对其基因型和表型进行详细分类。

传统观念认为，PAH-CHD的生存前景远好于其他类型的PAH，但最近的研究结果并不支持这一观点。现有证据表明，至少在最严重的PAH-CHD患者（即艾森门格综合征）中，PAH靶向药物安全有效，并可改善其血流动力学、6分钟步行试验距离、功能分级和生存预后。因此，像治疗特发性PAH患者一样积极治疗这些患者是恰当的。尽管靶向药物对于PAH-CHD的积极作用目前已得到广泛认可，但一些疑问仍有待解决，如启动药物治疗的时机、联合用药的适应证和最佳策略（起始联合还是序贯联合）、前列环素类药物应用以及基于PAH-CHD特殊病理生理学途径（如炎症）的新型疗法的潜在价值。此外，单纯左向右分流的PAH-CHD患者靶向药物的效果仍不清楚，在这类左向右分流导致肺血增多的患者中，再给予增加肺血流量的PAH靶向药物似乎不合适，甚至可能加速肺血管疾病的进展。因此，虽然Bologna肺动脉高压组的数据在意向治疗分析后表明PAH-CHD患者确实对PAH靶向药物治疗反应良好，但医师在治疗这类患者时仍迟疑不定。其他尚未探究的领域还有靶向药物在复杂性先天性心脏病（例如单心室伴PAH）和节段性PH患者中的应用，这类患者以往均被主要的临床试验排除在外。

目前尚不清楚是否应对PAH-CHD患者采取针对特发性PAH的以目标为导向的治疗策略，以及具体的治疗目标。对于易合并血栓或出血的艾森门格综合征患者，最佳的抗血小板和口服抗凝方案也尚不明确。此外，还需要更多的数据以明确物理康复和运动处方、补铁治疗、长期氧疗等治疗的效果。最后，针对PAH-CHD尤其是艾森门格综合征成人患者的临床试验应采用哪个指标作为临床研究终点同样尚无定论。事实上，成人艾森门格综合征患者的病情较为稳定，在确诊后可存活数十年，在这种不常见的疾病中难以应用如死亡率或并发症这样的主要终点。因此，PAH-CHD中心之间需加强合作并开展多中心的随机试验，以克服样本量过小的限制，并从国内和国际机构争取足够的资金支持。最后，同特发性PAH一样，应就运动耐量以外能反映临床变化的其他终点（如生活质量和总体预后）达成共识。

最近，对艾森门格综合征以外人群的PAH靶向治疗引起不少关注。事实上，Fontan患者就属于尚无疗法的一大人群。严格地说，这些患者并不符合PAH的诊断标准。然而，最近的证据表明，Fontan循环中存在肺血管床的异常，并伴有心排血量降低和肺血管阻力增加，理论上可通过 PAH 靶向药物调节。尽管最近的随机对照试验显示，波生坦或其他肺血管扩张剂对重要心肺指标具有微小但统计学显著的治疗效果，但还需要进一步的研究以明确哪些 Fontan 患者是靶向药物真正的应答者，以及尽早用药是否能使疗效最大化。

对于 PAH-CHD 中存在争议且缺乏证据支持的领域，随机对照试验的开展存在固有困难。在这类患者中设盲困难，临床试验的资金来源也难以保证，除非可充分证明其性价比高于标准疗法，或制药行业对其产生兴趣。因此，需要在专业中心的合作下开展临床研究，组织国际注册登记研究并制定专家意见和共识。

对于 PAH-CHD 患者而言，在三级 PAH-CHD 中心进行随访并接受多学科治疗（如电生理、麻醉、妇科、血液学、高危产科、牙科等）至关重要。转诊模式的改进可减少失访或延误至疾病晚期就诊的患者，而 CHD 和 PAH 中心之间的紧密合作可改善该人群的临床结局。失访的患者应重新在三级 PAH-CHD 中心接受治疗，并在功能分级达到Ⅲ级或Ⅲ级以上时使用 PAH 靶向药物。应该摒弃过去不恰当的做法，如常规静脉放血治疗红细胞增多的患者和绝对的运动限制。对于 ACHD 尤其是 PAH 患者的教育非常关键。显然，更多的人应参与其中，为广大医疗从业人员提供 PAH-CHD 教育，并通过与三级医疗中心的直接联系建立安全机制，避免误诊误治，将风险降至最低，使这一复杂领域的患者得到最佳护理。

PAH-CHD 医师和政策制定者应将协力帮助发展中国家作为未来的目标之一。通过向这些地区的资源倾斜以及国际机构和学界的支持与合作，人们对于 PAH-CHD 的认识将会加强，诊断率也将进一步提高，从而促进 PAH 靶向治疗的普及。

过去几年里，这个领域的医疗和科研逐渐走向全球化、包容化和协同化。展望未来，国内和国际登记研究将帮助我们进一步理解异质性较大的 PAH 人群的流行病学、遗传学、自然病史和治疗结局（表 24.1）。PAH-CHD 登记注册研究应重点关注的领域包括抗凝治疗的安全性和有效性、妊娠的管理、存在分流和肺血管阻力轻中度升高患者的管理，以及对"治疗-修复"策略的长期评估。最后，我们呼吁评估 PAH 靶向药物治疗获益的随机对照试验应进一步纳入症状较轻的艾森门格综合征患者、"艾森门格综合征前期"患者（即左向右分流量大、重度 PAH 但无发绀的 PAH-CHD 患者）和 Fontan 循环患者。本书和国际指南中所介绍的 PAH-CHD 及艾森门格综合征的标准化评估方法应得到广泛应用和前瞻性的验证，这样更多的患者才可能从中受益并改善预后。

表24.1　先天性心脏病相关性肺动脉高压领域的全球愿景

对易发生 PAH 的先天性心脏病变进行早期诊断和及时修复，特别是在发展中国家（从而预防 PAH 的发生）
改进从儿童医疗中心向三级 PAH-CHD 中心转诊的模式
失访患者应重新接受专业治疗，并在功能分级达到Ⅲ级及Ⅲ级以上时接受 PAH 靶向药物治疗
开展注册登记研究/建立基因数据库，以阐明病理生理机制（例如，早期干预后仍发生 PAH 的机制）
在发达国家中，推进顶尖研究中心之间的合作；在发展中国家中，改进基础设施
推进具有共同利益的研究机构和学术组织之间的合作
支持开展国内/国际登记注册研究（例如，艾森门格综合征患者的抗凝和咯血，PAH-CHD 患者胃肠外使用前列环素类药物等）
研究 PAH-CHD 病理生理学机制（例如，炎症），以期开发新的治疗手段
鼓励设计具有新假设/目标的多中心随机试验（例如，艾森门格综合征患者的早期治疗、氧疗的潜在作用、PAH 靶向药物在 Fontan 患者中的应用）

（张　毅　译）

参 考 文 献

［1］ Kempny A，Fernández-Jiménez R，Tutarel O，et al．2013．Meeting the challenge：the evolving global landscape of adult congenital heart disease. Int J Cardiol，168（6）：5182-5189

［2］ Gatzoulis MA，Beghetti M，Landzberg MJ，et al．2014．Pulmonary arterial hypertension associated with congenital heart disease：recent advances and future directions. Int J Cardiol，177（2）：340-347

［3］ Gatzoulis MA，Alonso-Gonzalez R，Beghetti M．2009．Pulmonary arterial hypertension in paediatric and adult patients with congenital heart disease. Eur Respir Rev，18（113）：154-161

［4］ Ivy DD，Abman SH，Barst RJ，et al．2013．Pediatric pulmonary hypertension. J Am Coll Cardiol，62（25 Suppl）：D117-D126

［5］ Dimopoulos K，Wort SJ，Gatzoulis MA．2014．Pulmonary hypertension related to congenital heart disease：a call for action. Eur Heart J，35（11）：691-700

［6］ Simonneau G，Gatzoulis MA，Adatia I，et al．2013．Updated clinical classification of pulmonary hypertension. J Am Coll Cardiol，62（25 Suppl）：D34-D41

［7］ Dimopoulos K，Peset A，Gatzoulis MA．2008．Evaluating operability in adults with c ongenital heart disease and the role of pretreatment with targeted pulmonary arterial hypertension therapy. Int J Cardiol, 129（2）：163-171

［8］ Dimopoulos K，Giannakoulas G，Wort SJ，et al．2008．Pulmonary arterial hypertension in adults with congenital heart disease：distinct differences from other causes of pulmonary arterial hypertension and management implications. Curr Opin Cardiol，23（6）：545-554

［9］ Diller GP，Kempny A，Inuzuka R，et al．2014．Survival prospects of treatment naïve patients with Eisenmenger：a systematic review of the literature and report of own experience. Heart，100（17）：1366-1372

［10］ Manes A，Palazzini M，Leci E，et al．2014．Current era survival of patients with pulmonary arterial hypertension associated with congenital heart disease：a comparison between clinical subgroups. Eur Heart J，35（11）：716-724

［11］ Dimopoulos K，Inuzuka R，Goletto S，et al．2010．Improved survival among patients with Eisenmenger syndrome receiving advanced therapy for pulmonary arterial hypertension. Circulation，121（1）：20-25

［12］ Schuuring MJ，Bouma BJ，Cordina R，et al．2013．Treatment of segmental pulmonary artery hypertension in adults with congenital heart disease. Int J Cardiol，164（1）：106-110

［13］ Giannakoulas G，Boutsikou M．2015．The Gordian knot of thromboembolism in congenital heart disease. Heart，101（19）：1523-1524

［14］ Giannakoulas G，Dimopoulos K．2010．Exercise training in congenital heart disease：should we follow the heart failure paradigm? Int J Cardiol，138（2）：109-111

［15］ Dimopoulos K．2008．Trials and tribulations in adult congenital heart disease. Int J Cardiol，129：160-162

［16］ Giannakoulas G，Mouratoglou SA，Gatzoulis MA，et al．2014．Blood biomarkers and their potential role in pulmonary arterial hypertension associated with congenital heart disease. A systematic review. Int J Cardiol，174（3）：618-623

［17］ Hebert A，Mikkelsen UR，Thilen U，et al．2014．Bosentan improves exercise capacity in adolescents and adults after Fontan operation：the TEMPO（Treatment With Endothelin Receptor Antagonist in Fontan Patients，a Randomized，Placebo-Controlled，Double-Blind Study Measuring Peak Oxygen Consumption）study. Circulation，130（23）：2021-2030

［18］ Diller GP，Kempny A，Piorkowski A，et al．2014．Choice and competition between adult congenital heart disease centers：evidence of considerable geographical disparities and association with clinical or academic results. Circ Cardiovasc Qual Outcomes，7（2）：285-291

［19］ Gatzoulis MA．2006．Adult congenital heart disease：education，education，education. Nat Clin Pract Cardiovasc Med，3（1）：2-3